浙江中医临床名家

葛琳仪

总主编　方剑乔

魏佳平　主编

科学出版社

北　京

内 容 简 介

本书是“浙江中医临床名家”丛书之一，介绍了国医大师葛琳仪。葛琳仪主任医师是第二、六批全国老中医药专家学术经验继承工作指导老师，享受国务院特殊津贴，2017年荣获“国医大师”和“浙江省首批国医名师”称号，2018年成为浙江省首届“医师终身荣誉”获得者。本书共分六章：中医萌芽、名师指引、声名鹊起、高超医术、学术成就、桃李天下。重点介绍了葛琳仪教授治疗内科疾病的学术思想及临证经验，结合具体病例展现了葛氏“肺系疾病善清法、脾胃失调论和法、疑难杂病澄其源、老年病患统‘二本’、未病先防重调摄”的治疗大法，阐述了“崇博学笃行、倡多元思辨、善以和为法、主用药简练、尚以人为本”等独特的学术思想。

本书可供中医临床、科研人员及在校学生阅读使用，也可供中医爱好者参考。

图书在版编目（CIP）数据

浙江中医临床名家．葛琳仪 / 方剑乔总主编；魏佳平主编．—北京：科学出版社，2019.6

ISBN 978-7-03-061742-2

Ⅰ.①浙…　Ⅱ.①方…②魏…　Ⅲ.①葛琳仪－生平事迹②中医内科－中医临床－经验－中国－现代　Ⅳ.①K826.2②R25

中国版本图书馆CIP数据核字（2019）第124228号

责任编辑：鲍　燕　刘　亚 / 责任校对：王晓茜

责任印制：徐晓晨 / 封面设计：黄华斌

科学出版社出版

北京东黄城根北街16号

邮政编码：100717

http://www.sciencep.com

北京捷迅佳彩印刷有限公司印刷

科学出版社发行　各地新华书店经销

*

2019年6月第一版　开本：720×1000　B5

2019年11月第二次印刷　印张：15 1/4　插页：2

字数：278 000

定价：68.00元

（如有印装质量问题，我社负责调换）

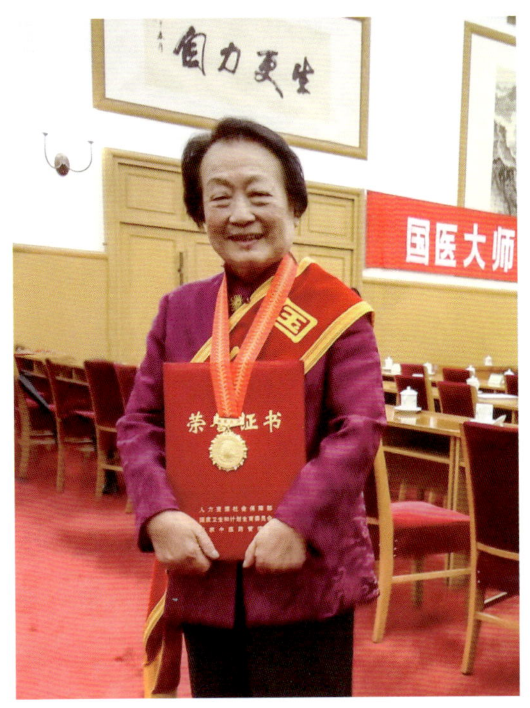

2017 年葛琳仪获国医大师荣誉称号

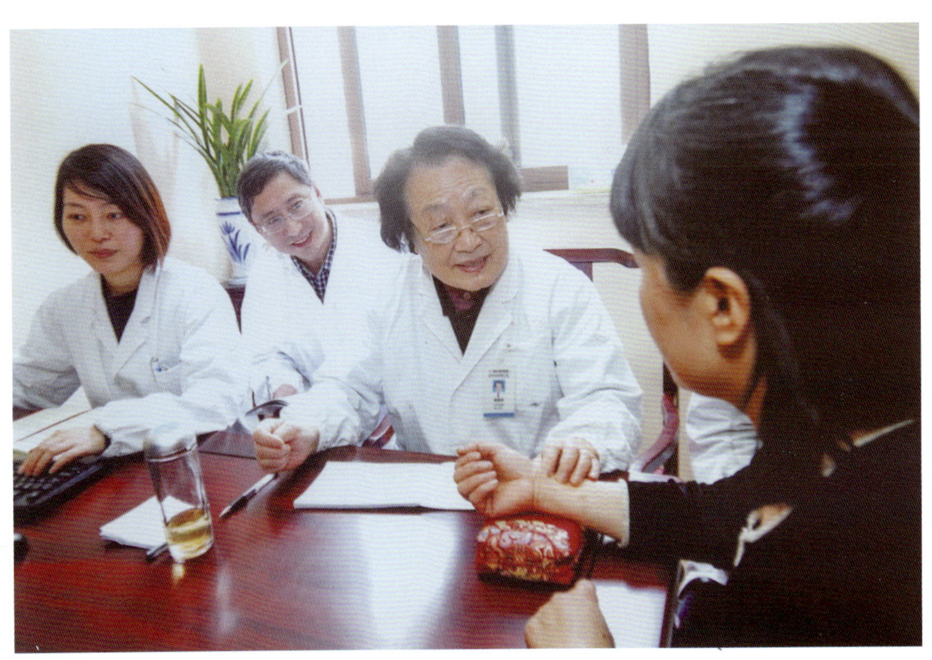

葛琳仪教授在门诊

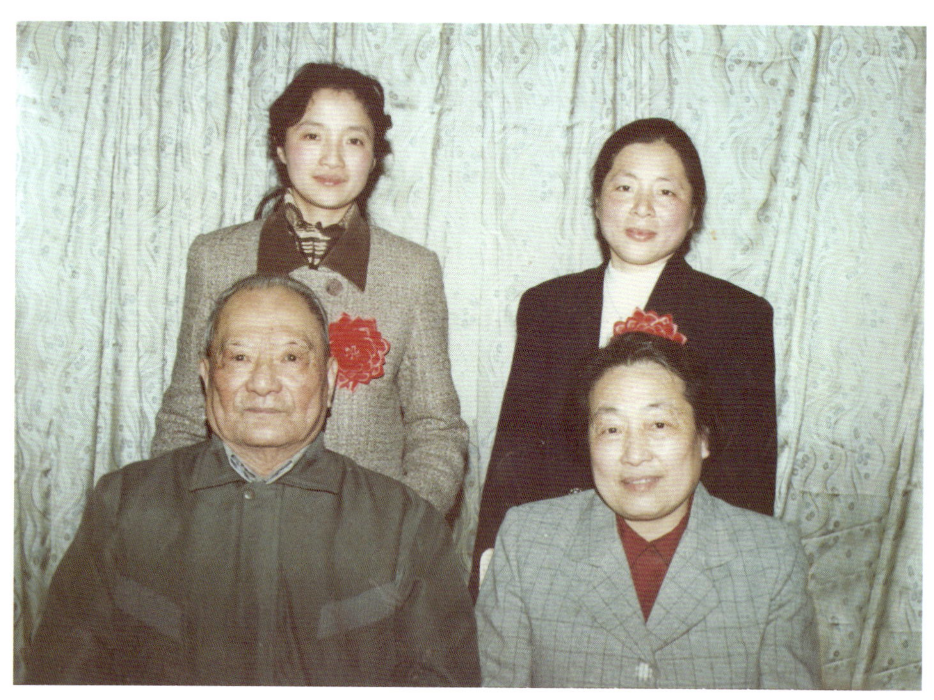

葛琳仪教授与杨继荪教授一起指导学术经验继承学生

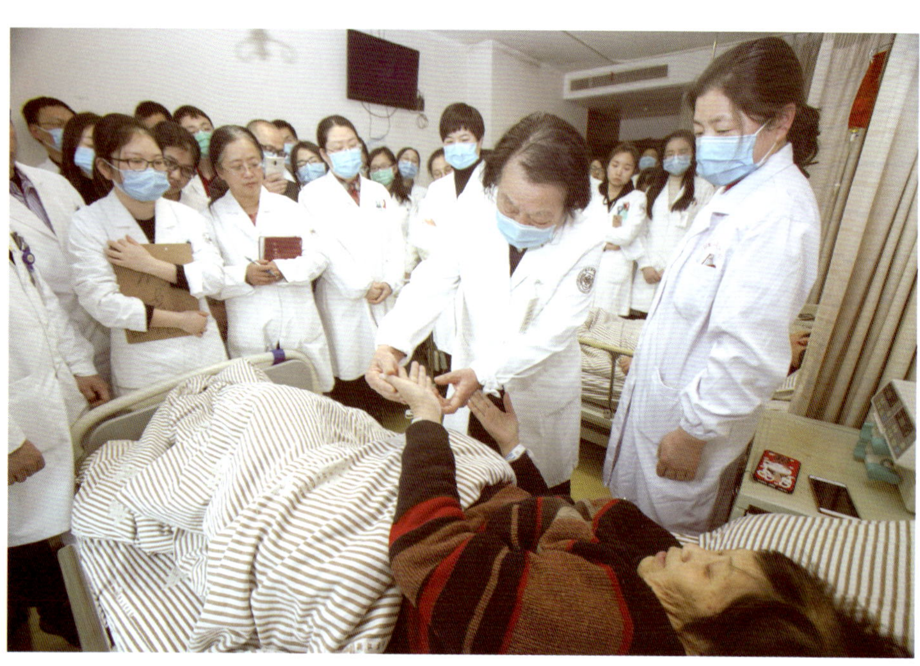

葛琳仪教授日常教学查房

浙江中医临床名家

丛书编委会

浙江中医临床名家·葛琳仪

编委会

主　审　葛琳仪

主　编　魏佳平

副主编　黄　平　夏　瑢

编　委（按姓氏笔画排序）

王　东	王友芳	关　昊	孙　菊
杨敏春	吴雨谦	汪　涛	张　烁
张芙蝼	周　璐	姜　宁	袁　晓
夏　瑢	夏涛涛	黄　平	魏佳平

总　序

中华医药，博大精深，源远流长。灵兰秘典，阴阳应象，穷万物造化之妙；《金匮》真言，药石施用，极疴疾辨治之方。诚夷夏百姓之瑰宝，中华文明之荣光。

浙派中医，守正出新，名家纷扬。丹溪景岳，《格致》《类经》，释阴阳虚实之论；桐山葛岭，《采药》《肘后》，载吴越岐黄之央。固钟灵毓秀之胜地，至道徽音之华章。

浙中医大，创业惟艰，持志以亢。忆保俶山下，庠序进修，克艰启幔；贴沙河干，省立学府，历难扬帆；钱塘江畔，名更大学，梦圆字响。望滨文南北，富春秋冬，三区鼎足，一校华光；惟天惟时，其命维新，一德以持，六艺互襄；部省共建，重校启航，黾勉奋发，踵武增华。

甲子校庆，名医辈出，几代芳华。值此浙江中医药大学建校六十周年之际，特辑撰“浙江中医临床名家”丛书，以五十二位浙江中医药大学及直属附属医院名医为体，以中医萌芽、名师指引、声名鹊起、高超医术、学术成就、桃李天下为纲，叙名家成长成才之历程，探名家学术经验之幽微，期有益于同仁之鉴法、德艺之精进。

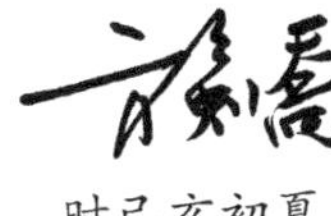

时己亥初夏

前　言

中国医药文明是5000年光辉灿烂的中华文明的重要组成部分，中医学是中华民族流传千年的瑰宝，它拥有神秘的魅力和神奇的疗法，以望闻问切、阴阳五行、脏腑经络、整体观念、辨证论治等独特的理论体系闻名于世，也深深吸引着正值桃李年华的葛琳仪，从此沉醉其中，终成一代国医大师。

1952年开始在建德第三康复医院工作期间，葛琳仪表现突出，于1954年荣立“创立功绩三等功”。她始终心系中医，经过不懈努力于1956年考取上海中医学院。求学期间，得益于良师程门雪、乔仰先等先生的谆谆教导，1962年毕业后分配至浙江省中医院。在工作期间，幸得名医吴士元、杨氏内科创始人杨继荪两位先生的悉心栽培，继承了恩师的学术思想及临证经验并不断创新发扬。

从医50余载，兢兢业业，济人无数，秉承“大医精诚”的理念，以仁爱人，以术济人，无愧初心，受益惟谦，有容乃大！葛琳仪一直怀着谦逊的态度在医学之路上稳步前行。崇尚低调，做学问严谨认真，做医生耐心勤恳，从不追求名与利，尽管朴实无华，却感人至深。在病人眼中，她是没有架子、与病人零距离的老专家；在学生心里，她是学术上的导师、心灵上的支柱；在领导、同事心中，她是引领浙江省中医药医疗、教育、科研和学术传承的担当者、带头人。行政工作退居二线后葛琳仪仍活跃在临床第一线，默默地做一名“普通”的中医师。

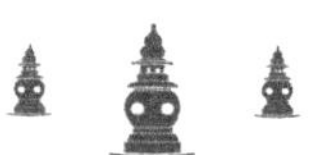

中医学绵绵流长，经久不衰的核心在于传承与创新，古人云“问渠那得清如许，为有源头活水来”，葛琳仪在担任浙江省中医院院长和浙江中医学院院长期间，积极推动了多项“医、教、研”的改革，重视中医人才的培养及中医学术的研究，为中医学的发展壮大源源不断的注入新生力量。1996年葛琳仪荣获“浙江省级名中医”称号并获国务院特殊津贴；1997年被评为全国老中医药专家学术经验继承工作指导老师；2017年荣获“国医大师”及“浙江省首批国医名师”称号；2018年成为浙江省首届“医师终身荣誉”获得者。

葛琳仪虽已耄耋之年，仍辛勤耕耘于杏林；虽已桃李满园竞芳菲，却甘愿化作春泥育学子。本书共分六个章节，内容广博，既涉及国医大师葛琳仪的成长、研学、为医之路，又涵盖了其从医一生的宝贵经验，如优势病种病案的整理、学术思想的探讨等。

通过本书，我们殷切希望各位中医学者与中医爱好者能领略一代“国医大师”的成长与成才之路，学习和继承葛琳仪的临证经验与学术思想，也衷心祝愿各位同道在中医之路上披荆斩棘，砥砺前行，从而薪火相传，不负韶华。

本书在编写过程中，由于时间仓促、编者水平所限，书中所集，虽数易其稿，仍难免有不尽人意之处，敬请贤达之士多予指正！

编　者

2019年春

目　录

第一章 中医萌芽

葛琳仪的一生几乎经历了近现代中国从战争到和平的全过程，社会的动荡、人民的疾苦、幼年家庭的负担、母亲的希望等诸多因素，影响着她的一生；在幼弟身上初次见证了中医药的神奇力量，使她心向往之。新中国的春风滋润众生，聪慧勤奋的葛琳仪顺利地通过了全国高考，迈入了中医的大门，成为全国首批中医院校学生。怀着对中医神奇疗效的憧憬，以饱满的热情，认真的态度、持之以恒的毅力，最终以优异的成绩毕业于上海中医学院（今上海中医药大学）。儿时的深刻印象，内心的强烈愿望，葛琳仪最终选择了她深爱的职业——中医医生，从此走上了研医之路，并成为一代名医。

第一节 母亲的影响

一、动荡的岁月

1933 年 6 月，葛琳仪出生在江苏吴县洞庭西山，为家中长女排行第二。吴县是江苏省苏州市现已撤销的一个县级行政单位，地理范围大致相当于今天的江苏省苏州市，包括姑苏区、吴中区、相城区、虎丘区和工业园区等五城区，历史悠久，风景秀丽，小桥流水人家汇集于一身，是一座与苏州同龄的水乡圣境。然而 1933 年的中国处在内外层层的高压之下，深重的民族危机、复杂的政治环境、多元的社会构成，连年混战，国家动荡，有根本靠不住的官僚，蚕食人的鸦片，人民饥饿、贫困、无知，哀鸿遍野。1937 年底，抗日战争全面爆发，同年 11 月，日军侵占吴县，吴县政府被日伪政权取代，开始

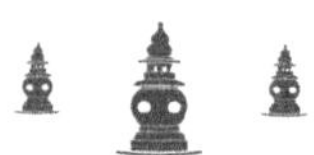

了长达8年的侵略统治。在那个兵荒马乱的年代，征粮征地征战，粮食药品优先供给战场，一切资源优先为战争服务，粮食供应紧张，食不果腹；物资极度匮乏，衣衫褴褛，居无定所，每天面临着随时失去生命的威胁，战争、饥饿、灾荒、瘟疫等天灾人祸充斥着整个民间。百姓不仅饱受战争之苦流离失所、忍饥挨饿，恶劣的医疗环境同样严重威胁着老百姓的生命。

我国大宗医疗卫生设施始现于20世纪末叶，主要是由西方传教士引入，但直到南京国民政府成立以后，尤其是1928年卫生部成立之后，公共医疗卫生事业才真正步入轨道，并出现大踏步式的发展，医务人员与医疗设备的数量逐年增长，但是仍然不能满足人民的就医需求。由于医疗条件落后，常见病如消化系统疾病、小儿腹泻及肠炎、烈性传染病如天花、霍乱等导致大量人口死亡，甚至一些现代人司空见惯的疾病，如感冒、发烧、咳嗽等也常常成为人们的致命杀手。民国时期，随着公共医疗卫生事业的发展，一些对人们的生命健康构成重大威胁的疾病在城市中逐步得到控制。城市医疗卫生状况的改善和人口死亡率的降低，不仅提高了城市居民的生存质量，而且传播了现代医学的理念，潜移默化地改变人们关于生命的态度和观念。

虽然民国时期，医疗卫生得到了跨越式的发展，但是20世纪二三十年代的苏州城失业、贫困、乞讨等一系列社会问题仍旧存在；疫病频发依然是民国时期苏州的一大顽疾，始终难以根除。对于频频爆发的各类疫病，苏州各界采取了一系列的措施，试图予以遏止，虽然这些措施取得了一定的成效，但仍无法从根本上杜绝各类疫病流行，以致苏州城区几乎每年都有疫情暴发。社会动荡，医务人员匮乏，西药来源困难。当时的医护人员，只能充分利用中医药治疗内科疾病，甚至大部分地区的医务人员也要亲自去采集中药以供治疗所需。普通老百姓依旧认准中医，平时身体不适习惯去看中医，有时候几剂中药就能药到病除，老百姓对中医药的接受和认可度非常高，这也是中医几千年的传统魅力，吴县当时的医疗环境基本延续了明末清初以中医为主的医疗格局。

二、温馨的家庭

葛家在江苏吴县属于较富足的家庭，葛琳仪的爷爷以经营糕点为生，养活一大家子人。葛琳仪的父亲从小被送至私塾读书，识文断句，接受良好的教育。外公是清朝的官员，母亲小时候家世颇好，不仅读书识字，而且精通手工女红，外公去世后，母亲就没有继续读书学习。与父亲完婚后，跟随父亲照顾一家老小。葛琳仪幼时对江苏吴县的印象不深，只随父母在吴县生活了几年，后因抗日战争全面爆发，江苏吴县沦陷，时局动荡，父母带着年幼的葛琳仪和兄弟姐妹举家搬迁至浙江省临海县。后来父亲在银行找到工作，成为银行职员，靠着微薄的收入养家糊口，维系着一家人的生计。聪慧勤劳的母亲在家料理家务，照料着一家人的衣食起居，同时辅导孩子们的功课。

虽说葛琳仪一家已基本解决温饱问题，然而在当时的社会医疗条件下，孩子们还是逃脱不了疾病的折磨。小时候的一个夏天，弟弟生病了，母亲带着弟弟去看医生，尽管连续服药，可身体状况一直没有太大起色，后来病情越来越重，以至于最后弟弟躺在床上无法动弹，呼吸也极其微弱。看着奄奄一息的弟弟，心急如焚的母亲抱着弟弟到处求医问药，跑遍了所有的西医院和诊所，大夫们都连连摇头，说没有办法，只有回家去等待奇迹发生。可是母亲岂能轻易放弃，无论如何也舍不下自己的亲生骨肉，不肯放弃弟弟幼小的生命。于是便四处求人打听周边其他医生的情况。后来，听邻居说当地有一个老中医很有名气，母亲旋即抱着弟弟去这位老中医那里看病。老中医仔细望闻问切之后，落笔开出一张药方，母亲赶紧抓了中药，给弟弟服用。母亲和家人怀着忐忑的心情，无比焦急的陪伴左右，祈求奇迹能够发生。弟弟服用几帖中药后，病情竟然有了起色，身体也逐渐慢慢地好了起来，最后出乎意料地痊愈了，奇迹最终变成了现实。这些“树枝、树皮、花花草草”竟然可以让人“起死回生”？中医的神奇疗效在葛琳仪脑海里烙上了不可磨灭的印象。

在家做家庭主妇、依靠葛家和丈夫过活、操持着一家人生活起居的母亲，身心非常疲惫。所以，母亲从小就教育葛琳仪要自立自强，有自己热爱的工作，掌握一门技术，靠自己的双手吃饭，不要依赖别人。经历了弟弟生病治愈过程之后，母亲希望葛琳仪学习医学相关专业，既能有一技傍身，自食其力，又可以帮助他人。她语重心长地对葛琳仪说：“做个医生也行，做个护士也好！”这对 1950 年初中毕业后直接去浙江省高级医事职业技术学校（简称“高医”，也就是现在的浙江省卫校）学习护理的葛琳仪而言具有决定性的影响。

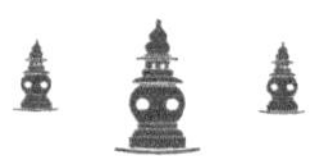

三、最初的学堂

1945年抗日战争胜利，葛琳仪12岁。那年父亲带着一家人举家搬迁至杭州，自此定居杭州。到杭州之后，父亲就在祖父糕饼店工作，维系着一家人的生计，葛琳仪兄弟姐妹读书及生活的费用全部来源于此。母亲含辛茹苦，照料着这一大家。家中一共有6个小孩，葛琳仪在家里排行老二，最年长的是哥哥，有三个弟弟和一个妹妹。作为家里的长女，懂事的葛琳仪主动帮助母亲做家务活，努力担当起一个做姐姐的角色，照顾着弟弟妹妹们，因此家中的兄弟姐妹从小彼此感情深厚，相依为命。

在那个年代，社会动荡，民不聊生，能读得起书的孩子很少，尤其在中国封建思想阴影的笼罩下，社会奉行“女子无才便是德”，于是女孩子能读书的则少之又少。然而开明的父母，深刻地认识到，必须让孩子们都去读书，多学知识，无论是男孩还是女孩。读书能明理，至少也能学到和掌握一门赖以生存的技能，同时教育孩子们要做一个对社会有用的人。虽说时代动荡，社会不安定，也多次举家搬迁，葛家孩子们的教育也受到了一定的影响，但无论生活有多艰辛，父母对于葛琳仪6兄妹的教育始终没有落下。搬迁至杭州安定下来后，父母亲随即安排孩子们就读于家附近的学校，葛琳仪则去了杭州市珠宝巷小学继续读书。在那个年代孩子们去学校念书，家庭只需负担孩子在学校的生活费用即可。

1947年，葛琳仪进入杭州惠兴女子中学读初中。该学校的前身是惠兴女士创办的“杭州贞文女学堂”，是中国人自己开办在杭州的最早的两所女子学堂之一。创校人惠兴女士自幼随长辈迁居杭州，19岁结婚不久后丈夫亡故，一直孀居多年。虽然生活中充满着不幸，但惠兴女士心中一直有个信念——女人不能从属于男人，中国女子欲摆脱受压迫地位，就必须读书识字，提高文化水平，求得谋生本领，这便成为接下来一段时间内学校的教学理念。创校之初，在校女学生学习的科目有修身、国文、算术、女红、图画、音乐、历史和格致等课程，力求全面发展。在学校学习期间，葛琳仪深受学校办学理念和母亲思想的影响，努力学习，最终在1950年以优异的成绩从杭州惠兴女子中学毕业。毕业后，为了减轻家里的负担，早日和父母亲一起挑起供养弟弟、妹妹的担子，葛琳仪并没有选择继续读高中，而是一心想学一项能安身立命的技能。

第二节 天使的成长

1950年6月，朝鲜人民军南进作战，朝鲜战争爆发，美军越过“三八线”，威胁中国边境安全。1950年6月28日，毛泽东主席发表讲话，号召“全世界的人民团结起来，进行充分的准备，打败美帝国主义的任何挑衅”。同日，周恩来总理号召“全世界一切爱好和平正义和自由的人类，尤其是东方各被压迫的民族和人民，一致奋起，制止美国帝国主义在东方的新侵略”。北京、上海、天津等各地人民隆重集会并举行了声势浩大的示威游行，强烈谴责美国帝国主义入侵朝鲜的滔天罪行，坚决拥护党中央和毛主席发出的“抗美援朝，保家卫国”的号召。一时间，全国人民热情高涨，积极响应党和国家号召，各地青年工人踊跃报名参加志愿军，一腔热血报效祖国。中国人民解放军指战员纷纷写请战书，坚决要求援助朝鲜人民反抗侵略的战争。

一、任白衣天使

在祖国的号召下，杭州各行各业人民积极响应国家号召，掀起了抗美援朝、保家卫国的爱国热潮。为响应祖国号召，葛琳仪也想去学习医学相关专业来报效祖国，还能早日供养家用，但是自己只是初中毕业，够不上本科医学专业学习的条件。护理也是一门专业技术，并且自己完全满足报考条件，不报考医科大学同样也能上战场，还能在以后的工作中自学医学知识，不断提高。于是，葛琳仪报考了当时的浙江省高级医事职业技术学校，简称“高医”。最终，考试通过，如愿以偿地正式成为了一名一年级的护理学生。当时，不仅杭州医务工作者积极响应，在杭医学院校、卫校也响应祖国支援志愿军的号召，发起了学生支援抗美援朝的报名活动。后来因学校考虑到卫校一年级学生年纪太小，才刚开始接触护理课程，并未允许一年级的学生报名去参加抗美援朝，只是上报了部分二年级的卫校学生去支援抗美援朝。因此，葛琳仪与抗美援朝失之交臂。在“高医”两年的学习时间里，葛琳仪系统地学习了护理的基础课程，熟练护理操作、参加了技能训练。学习认真刻苦的葛琳仪每一门功课均为优秀，经常受到学校老师们的表扬。但葛琳仪并没有因此骄傲自满，而是继续积极努力学习。1952年从省卫校

毕业后，葛琳仪被分配到浙江省卫生厅直属的建德第三康复医院当上了一名护士。

之前康复医院的医生、护士和员工们都是随军部队人员，被分配到各个康复医院后，大家都彼此相处融洽，互相学习，相互帮助。葛琳仪被分配到建德第三康复医院后，随即就融入到了这个和睦的大家庭中。虽然当时工作环境差，生活条件相当艰苦，建德第三康复医院的员工宿舍就设在附近的农家屋内，生活、学习都很不方便。然而葛琳仪却始终充满着乐观情绪，从正式成为护士的第一天起，就怀揣着一颗火热的爱心，一直保持着旺盛的精力，以饱满的热情，认真的态度，全心全意地为战士服务，一丝不苟地做好护理工作。葛琳仪为自己开始能够独立了感到自豪和欣慰，不仅可以为战士疗伤治病，还能自食其力，每月的工资可以养活自己，而且还可补贴家用，为父母分担养育弟弟、妹妹的生计压力。为此，葛琳仪十分热爱这份医护工作。

建德第三康复医院是当时浙江省 7 家康复医院之一，承担着从战场上光荣退下来的伤残战士的诊治、康复工作。政府根据伤员们所患不同系统的疾病，分别安排到不同的康复医院进行诊治。建德第三康复医院诊治的主要是肺系疾病的患者。后来建德第三康复医院建成了一批新的病房楼，医疗环境也得到了改善，新的大楼共有 7 幢，葛琳仪被安排在 2 幢，即二病房，主要护理肺结核患者。在医院葛琳仪夜以继日地工作，不仅要协助医生的工作，按医嘱给病人进行各项治疗和处理，承担患者每天的常规护理工作，还要在医生的指导下帮助部分患者进行功能康复锻炼，同时给这些患者做一些物理治疗。葛琳仪不仅从心里崇拜这些最可爱的人——祖国的英雄，而且在行动上于工作中认认真真、兢兢业业、勤勤恳恳、不辞辛劳，全力多做贡献。由于平时工作表现突出，葛琳仪在 1954 年获浙江省人民政府卫生厅授予“创立功绩三等功”。

在业余时间葛琳仪还常常翻阅医学方面的书籍，解决工作上遇到的问题，不断学习，用新的知识充实自己，千方百计地去寻找减轻疾病折磨的方法。囿于当时医学水平和医疗条件都相当落后，抗结核药较缺乏，肺结核则是一个不治之症。二病房的肺结核患者，因为没有有效的药物治疗，病情反反复复，很难痊愈。葛琳仪看在眼里，急在心上，却又无可奈何，希望着能够帮助他们战胜病魔。葛琳仪暗下决心，有机会一定要再去学校深造，从医学上去寻找治疗肺结核的方法，来解救这些饱受肺结核折磨的战士。因此，在业余时间葛琳仪又增添了一项内容——复习和自学一些高中课程，为实现拟定的目标打下实实在在的基础。

二、圆学医之梦

1956年适逢全国高考，浙江省7家康复医院均被分派到了举荐名额，建德第三康复医院获得了三个举荐名额。鉴于葛琳仪平时踏实的工作加之抓紧业余时间如饥似渴地学习，在同事们的心目当中她便是个积极向上、勤奋好学的优秀青年，因此她幸运地成为其中一员。当年的高考是统一招生考试，考虑到在职工作人员的实际情况，他们一直在工作岗位，长期不接触高考的科目，在职人员甚至有部分连相关科目都未系统地学习过，相对于在校上课学习，复习文化知识的高中生来说，处于明显的劣势。为此，浙江省卫生厅安排了两个月的时间给他们补习物理、化学、数学、语文、政治等文化课。葛琳仪有幸回到杭州，参加了为期两个月的学习。她十分珍惜这次机会，勤学不辍，废寝忘食，时值盛夏，挑灯夜战。经过两个月的学习，物理、化学等理科基础得到巩固和加强，同时吸收消化了大量文化课知识。1956年7月，葛琳仪参加了全国统一高考，顺利地达到了上海中医学院（现上海中医药大学）及上海第二医学院（现上海交通大学医学院）的录取标准。小时候弟弟被中医“起死回生”的奇迹刻骨铭心般的记忆、对中医的向往和崇拜的魂牵梦绕、理想的渴望终于在此时可以实现，在得到家人的鼓励支持下，葛琳仪毅然决然地选择了中医，成为上海中医学院中医系第一届新生之一，亦即新中国培养的第一批中医院校学生，从此走上了其从医之路。这让葛琳仪感到欢欣鼓舞、欣喜万分！

第三节 “黄埔第一期”

1949年9月新中国成立前夕，中央军委举办了全国卫生行政工作会议。会上对旧中国遗留的经济社会和教育卫生极度落后的客观实际状况进行了分析，在听到了有关中西医从医人员人数比例悬殊的汇报后，毛主席向军委卫生部长贺诚提出：“你们都是西医，且西医数量又甚少，只有把大量中医力量发挥出来，才能担负起全国人民的卫生保健任务。今后要团结全国中医，要帮助中医提高技术。”[1]毛主席所强调的帮助中医提高技术水平，发展中医事业以及掌握医学科学知识，正是中共中央在延安时期就形成的“中医科

学化”政策的延续。

一、应国家号召

新中国成立之初，全国医疗资源短缺，广大群众，尤其是农村群众处于极度缺医少药的状态，各种疾病带来巨大生命威胁是当时的基本国情之一。彼时的中国虽然有了一些科学医生，但是绝大多数集中在城市里，而广大农村则依旧只能依靠中医治病。时任国家副主席的朱德在中央人民政府卫生部和中央人民政府人民革命军事委员会卫生部联合召集的建国后第一届全国卫生会议上表示：“目前中国的实际情况则是在农村生了病不但不容易请到西医，甚至连中医也请不到，中国的科学医生是太少了，几十年只培养了一万多个医生，药品也不够，而且多是从外国来的，目前中国农村病人有百分之八十找不到医生治病”[2]，中医在中国历史悠久，民间基础深厚，有实际的治疗经验，决定了必须要有中医参与卫生工作。建国后卫生事业需要大量懂得医学知识的卫生工作者，而过去中医行医者没有系统地学过医学科学知识，无法胜任该工作，中医需要通过进修提高其医学科学化水平。

军委卫生部长贺诚在第一届全国卫生会议的总结报告中明确说明了“中医科学化”政策的实现途径，他指出：“应当有两种形式，一种是中医进修学校，其目的是中医科学化；另一种是中医中药研究所，其目的是使中医的经验成果和中国药物得到科学的分析、研究与整理，以充实新中国医学的宝库。”[3]在这个背景下，20世纪50年代初期，大多数省市成立了中医进修学校，1952年卫生部委托北京医学院举办了中央卫生部中医药专门研究人员学习班，1955年12月，卫生部直属中医研究院正式成立（1985年更名为中国中医研究院），这是建国后成立的第一所全国性中医科研机构。同年举办了全国第一届西医离职学习中医研究班，吸收了一批高等医学院校毕业生和具有临床经验的西医师学习中医。

1956年3月，卫生部和高教部共同制定了北京、上海、广州、成都四所中医学院的组建方案和教学计划。明确规定中医学院的方针及任务是：“继承和发扬祖国医学遗产，有计划地培养为社会主义建设、为人民保健事业服务的、具有马克思列宁主义思想的、体魄健全的、掌握中医学术知识及医疗技术并具有现代医学基本知识的高级中医人才。”1956年8月6日，经国务院批准，成立了北京中医学院、上海中医学院、广州中医学院和成都中医学院四所中医药高等院校。

二、入中医殿堂

1956年9月1日，葛琳仪踏进了上海中医学院（后改名为上海中医药大学）的大门，成为我国有史以来第一批通过国家考试录取进入中医学院的大学生。上海中医学院在河南路桥畔的国华大楼礼堂举行学校成立暨首届学生开学典礼，第一届总共招收了120名学生，计划学制5年，全部享受人民助学金待遇。

学校初创阶段的临时校址，坐落在上海市北苏州路410号河滨大楼。在创校初期，学校的教学楼位于从一幢大楼里租来的其中两层。教室和寝室面对面，教室内的老师授课声音在宿舍都能听得一清二楚。宿舍里简单地摆放着四个上下铺和一个放置行李的木架，此外，每人还有一个放衣服的柜子。就这样，葛琳仪和另外几个同学一起安顿了下来，开始了大学生活。很多同学抱怨学校条件太艰苦，居住环境太差，与想象当中的大学校园生活相去甚远。但是葛琳仪不以为然，而是异常珍惜再次踏入学校学习的机会，并在开学之初即被同学选为团干部，带头寒窗苦读，学习中医，钻研业务本领。当时上海中医学院只有中医这一个系，120名学生被分作甲、乙两个班，学校给甲、乙两个班固定了教室，又固定了学生座位，只是每节课由不同的老师来授课。建校之初，师资力量比较薄弱，当时授课的老师均为学校聘请的很有名气的中医师，他们中医理论功底深厚，临床经验丰富。在中医学院学习的几年时间里，葛琳仪先后聆听了程门雪、王文东、乔仰先等良师的教诲，系统地学习了中医理论，同时通过见习，目睹并切身感受到了中医的临床疗效。

从二年级开始，葛琳仪等学生渐渐认识到，西医发展迅猛，正逐渐普及，有着显著的独特优势，能够治愈很多人长期无法治愈的疾病，并消除患者的痛苦。相比中医而言，在外科手术和传染病的预防与治疗方面具有明显的优势，尤其是像对葛琳仪这样在临床工作过的、具有丰富经历的学生而言，西医的重要性不言而喻，西医临床应用范围很广，同样需要学习和掌握，最后，上海中医学院连同北京、成都、广州四所中医学院均统一增加了一年西医基础课程。葛琳仪这一届学生学制也由原定的5年改成了6年，成为上海中医药大学校史上为数不多的几届6年制本科之一。

在上海中医学院的6年时间里，葛琳仪不仅系统学习了西医生理、生化、病理、药理、解剖等基础课程，更学习了中医的各门知识，包括《黄帝内经》、《难经》、《伤寒论》、《金匮要略》等经典；中药学、方剂学、脉学、针灸学以及内、外、妇、儿等多门课程。学习中医经典及基础理论课程时，授课老师用的课本都是古文原文，老师带着学生们一条一条诵读，逐字逐句讲解，葛琳仪印象最深的是讲授《伤寒论》的那位老先生，留着长长的胡须，授课时坐在讲台旁边，微笑着捻着自己的胡须沉浸在中医经典的韵味之中，摇头晃脑地听着学生们诵读："太阳之为病，脉浮，头项强痛而恶寒。太阳病，发热，汗出，恶风，脉缓者，名为中风……"有些同学边上课边嘲笑摇头晃脑的老师，嘲笑老师教导的"太阳病""月亮病"，显然很多同学无法进入老先生为之陶醉的意境之中，而认真学习的葛琳仪从未随波逐流，在课后对老师要求的作业主动去理解、背诵。葛琳仪总是认真对待经典条文，她十分好奇究竟是什么神奇力量吸引着老先生沉醉于中医经典之中？学校老师教导学生读书要取其长处，化为己有，不明白之处要仔细研读，书读百遍，其义自见，如此方能精通医理。工作之后再继续学习的葛琳仪，自觉记忆力与别的同学有别，对于经典条文，总是比同学记得慢一点，有时候背诵过的内容，过后就会遗忘，需要花大量时间去反复背诵记忆。同学们相约外出游玩，葛琳仪就会独自一人去温书背诵，仔细回味老师上课时所讲授的内容。

医学生的教育非常重视理论联系实践。上海中医学院给医学生安排每个学期有3～4次的小见习，每次2周～2月的时间，带着学生到临床上跟师学习。在这段见习时期，葛琳仪切身感受到了从小母亲所灌输"中医好"，确实真的好。如一次在针灸科的见习上，真真切切体会到了中医的神奇功效。在葛琳仪同班学生的脑海中，对针灸的理解还仅仅是停留在书本之上的："砭石者，是古外治之法，……古来未能铸铁，故用石为针，故命之针石"，以及老师上课时对自己所用的针灸器具的描述。20世纪60年代初期的制作工艺落后，针灸器具种类并没有现在这么繁多，也不如现在的一次性使用针具便捷卫生。在那次针灸见习课上，针灸老师安排了几位患者作为见习的"模特"，根据患者的不同疾病，在患者身上施以不同的针灸手法和治疗手段，让学生见识中医针灸的功效。针灸老师第一次向学生们展示了自己的针灸针，有长针、短针、粗针、细针等，种类繁多。老师从中抽出一根针，扎入患者的穴位，施以提插捻转，并配以患者的呼吸予以行针，看似简单的针刺手法，患者瞬间感觉到针刺部位冰凉，似乎是针灸老师在上面放置了一块冰块。随后，针灸老师又抽出一根针，扎入另外一名患者看似同样的针灸穴位中，患者当即就感觉火烫，仿佛火炭在烧。于是，老师解释说，前一种手法叫“透天凉”，多用于治疗热痹、急性痈肿等热性疾病，后一种手法叫“烧山火”，多用于治疗冷痹顽疾，虚寒性疾病等。

三、启研医之路

一门门医学科学理论课，一堂堂生动的见习课，一节节切身体验的临床课，铸就了6年的学业。1962年，葛琳仪以优异的成绩毕业，并被分配至浙江医科大学中医学院。葛琳仪第一天去人事处报到，人事处老师相中了这位大学生，欲安排其去中医学院任教。此刻，小时候家中幼弟“起死回生”的场景蓦然浮现于脑海，葛琳仪渴望遵从自己的初衷，做一名临床医生。当临床医生，可直接面对患者，多为患者服务，为他们排忧解难、治疗疾病，行医是自己报答社会的最佳途径，也是自幼以来心田里一直不泯的强烈心声。为此，葛琳仪向人事处的老师道出了自己朴实的想法，而老师对葛琳仪说：“中医学院需要你这样的大学生，如果去医院当医生，会很累、很辛苦，临床比教学可要辛苦得多。”但葛琳仪还是毅然决然地坚持自己的选择。最终，人事处老师无奈地说：“既然你不怕辛苦想去当一名医生，那你就去浙江省中医院报到吧！”于是，葛琳仪满怀激情地来浙江省中医院的中医内科报到，成为浙江省中医院中医内科第一位在学院正规系统学习了6年的大学生，由此，开启了一生梦寐以求的行医生涯。

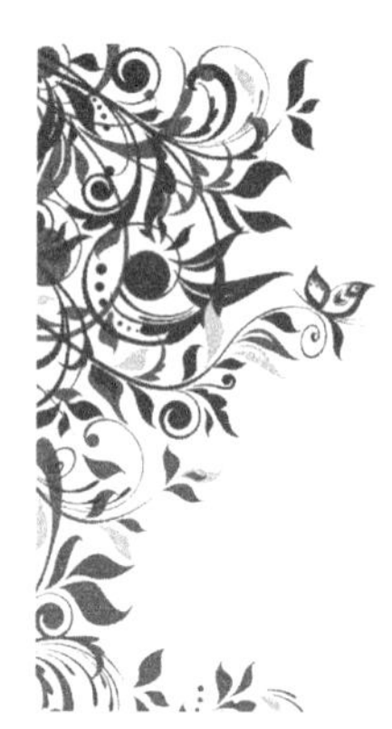

第二章 名师指引

葛琳仪师出科班，1962年毕业于上海中医学院，为新中国第一批中医院校学生，求学期间，获名医程门雪、乔仰先等先生的教诲与真传，深得祖国医学之精华。毕业后至浙江省中医院中医内科，初期师从浙江省名医吴士元，深得悉心栽培和学术引领；其后师从现代著名中医临床大家杨继荪，并作为杨氏内科流派的传承人，继承、发扬了杨氏内科“谨严求实、术精德高”的流派特色。葛琳仪学有渊源，博采众长，在数十年的临证中逐渐形成了自身独特的“多元思辨”、“善用清和”、“用药简练”、“衷中参西”等学术思想和临证特色，并于2017年获得中国中医药系统最高荣誉“国医大师”称号，然而，葛琳仪每每提及自己所获得的一切荣誉时，总是谦逊地表示是有幸得益于中医先辈们的悉心指导和培养，能够获得今日的学术成就，离不开在学医路上诸多名师的指引。

第一节　初入中医门

新中国成立不久，党和政府非常重视中医药学的继承和发展，在北京、上海、成都、广州四地设置了第一批中医学院。1956年9月，身为浙江省建德第三康复医院护士的葛琳仪，经过刻苦努力，顺利地考入上海中医学院，成为我国中医院校教育的“黄埔一期”学生。在上海中医学院的求学生涯中，葛琳仪从中医学的零基础、到中医基础知识的启蒙、中医理论体系的学习、经典论著的解悟、临证经文经方的活用、葛氏学术思想的形成，都离不开恩师们的启蒙、引导以及教诲和亲传，其中以程门雪、乔仰先两位先生的学术思想及大医风范的影响最为深刻。

一、习研经典、“程”门引路

（一）先生程门雪

1. 程门雪生平

程门雪（1902 ～ 1972 年），名振辉，号壶公。江西省婺源县人。少年时师从安徽省歙县名医汪莲石学习，后拜江苏孟河名医丁甘仁为师，丁甘仁为孟河四大名医之一，1916 年初创办之上海中医专门学校，程门雪为该校第一届毕业生，并以优异的成绩留校任教，不久即任教务主任兼附属广益中医院医务主任，期间程门雪亦教亦医，医术日精；临床上因其病人多来自贫苦大众，行医初期善用仲景方药大剂出入，以用药迅猛剽悍、大刀阔斧为特点。后自设诊所于上海西门路宝安坊，诊余之暇，批注《黄帝内经》、《伤寒论》、《金匮要略》、《叶氏医案》等，并兼攻书画。新中国成立后，于 1954 年出任上海市第十一人民医院中医科主任，1956 年任上海中医学院首任院长，先后担任上海市卫生局顾问、上海市中医学会主任委员、中共中央血吸虫病防治领导小组中医中药组组长、卫生部科学委员会委员。程门雪毕生笔耕不倦，著作颇多，曾编有《金匮讲义》，后经修订出版为《金匮篇解》；《伤寒论》批注手稿数种，并撰成《伤寒论歌诀》出版；曾精细评注喻嘉言《温症朗照》、《尚论后篇》，批注各种版本《叶天士医案》等。

2. 学术思想

程门雪先生作为现代著名的中医教育学家、中医临床学家，深谙伤寒和温病理论精髓，擅长于各种疑难杂病的诊治；临证时强调阴阳虚实辨证观，对于本虚标实、虚实错杂的各种疑难杂病，指出依据机体邪正消长盛衰的变化，灵活地进行遣方选药，注重治疗步骤及其方药变化，强调遣方选药须因症、证转移而变，善于借鉴中医先辈的处方经验，以经方加减论治而见长。晚年以后，更以善治疑难顽症著称，针对患者虚实寒热错杂之病机、复杂多变之病症，制定出一套“复方多法”的治疗方案，即组合若干成方，取其主药，综合温散、疏化、宣导、渗利、清利、祛瘀诸法，临证时根据病证标本主次，轻重缓急而随证加减，或先后逆从处治，或攻补兼施，或寒热并用，处方虽每筒以 10 味药，但往往融有 4 至 5 个古方含意，立意深刻，重视配伍和炮制，用药以简洁、轻巧、灵动、精准为特点。程门雪先生医德高尚，品性廉洁，

勤奋好学，谦虚谨慎，深得同道赞许，其成名后，仍对同道学有所长者虚心请教，恪守礼仪，专注医道。

（二）学术影响

1. 研习经典，学以致用

1956年9月，上海中医学院建校初期，其学科、专业设置尚不完备，仅开设中医系中医专业，共招学生120名，首届中医专业学生的中医主干课程教材，以《黄帝内经》、《伤寒论》、《金匮要略》、《温病学》等古籍医著为用；由于中医学是一门传统医学，受古代哲学思想深刻影响，其理论抽象而深奥，且善用文言表述，教师上课往往以“经”释义，进行纯理论性的阐释，这对于初涉中医学专业、自幼接受现代科学知识体系的年轻学生而言，常常存在着一知半解的知识状态，葛琳仪初涉这些医学古籍时同样处于困惑难解的状态。葛琳仪回忆到：“那时虽然打心底里对中医治病充满憧憬，但却是一个门外汉，特别是面对以“经”释义、文义艰涩的古医籍，常常感到困惑，难以理解透彻，但是儿时弟弟被中医起死回生的记忆深深地刻在心底，一直激励着自己要学好中医，当一名救死扶伤的好医生”。为此，葛琳仪勤奋苦学，深知只有打好中医基本功底，系统掌握理论基础，才能日后更好地应用于临床，治病救人。

在苦学经典医籍之际，葛琳仪幸运地遇到了时任上海中医学院首任院长的程门雪先生。程门雪先生有着丰富的临床和教学经验。葛琳仪在上海中医学院学习期间，深受程门雪先生学术思想的影响，葛琳仪至今仍记得程门雪先生的诸多学术主张，如提倡“学习中医首先要做到继承，没有在继承上狠下功夫，就谈不上整理发扬”，强调继承的前提就是要加强经典医著的学习，学习各大经典著作要从循序而学，并且从历史沿革的过程中去把握各家论著中的内在联系，从而掌握学术精髓；指出中医学理论体系是基于《黄帝内经》、后世医家不断发展完善形成，如《伤寒论》的六经分证理论是在《黄帝内经》理论上发展而来，《伤寒论》之六经与《黄帝内经》所述的六经，都与经络学说密不可分，两者在理论基础和指导思想上是一致的，学习时应互相参照领悟为要。程门雪先生强调，学习重要经典原文时，要仔细反复诵读，把其中内容相关条文贯穿起来学，同时验于临床，以加深理解，学习时绝不能盲从而拘泥于原文句下，如学习《伤寒论》时，要对方证进行归类对比，综合分析，注意药物加减变化，如此才能逐渐领会辨证论治规律。要求学生多读经典、熟读医著，吸取各家之长；在临诊实习抄方、书写脉案时，能做到理论联系实际，学以致用。葛琳仪在名师指引下，感悟到了中医经典医籍的学习方法及技巧，在重视诵读中医经典的基础上，从中医经典的内涵，及其对临床指导意义等方面来加深理解，更能快速地掌握，并在随师侍诊、各种学术讲座中进一步揣摩、体会。

2. 古为今用，融一炉冶

程门雪先生主张古为今用，百家争鸣，不拘门户之见，强调治学当“从诸家而入，取其精华，复从诸家而出，融一炉而冶”。在葛琳仪求学期间，程门雪曾多次亲自主持举办“近代中医学术报告会”，邀请上海各大中医名家传授各学术流派的学术经验，对当时中医界的学术争鸣起到很大的推动作用。当时身为大学生的葛琳仪想尽办法参会学习，聆听各大名家的临证经验和学术争鸣，拓展了葛琳仪的中医视野及思维方式，对其后期学术思想的形成产生了极大的影响。葛琳仪至今记忆尤深的是一场关于六味地黄丸的探讨，学术主题是“关于六味地黄丸加减论治多种疾病”，六味地黄丸是补肾名方，源出钱仲阳所著《小儿药证直诀》，由熟地黄、山萸肉、山药、泽泻、牡丹皮、茯苓组成，功用滋补肝肾。主治肾阴亏损，头晕耳鸣，腰膝酸软，骨蒸潮热，盗汗遗精，消渴等。在学术会议上有医家分享六味地黄丸加减论治绝经后不寐一案，患者年届半百，不寐多年，身形肥胖，治予补益肝肾，佐以安神化湿之法，其立法依据是基于《素问·上古天真论》“女子七七……任脉虚，太冲脉衰少，天癸竭，地道不通，故形坏而无子也”，指出因任脉虚，太冲脉气血衰少，天癸枯竭，阴不潜阳，虚阳上扰，则夜寐不安、多梦，伴腰背酸痛；因肾为先天之本，脾为后天之本，肾属水，脾胃属土，肾阴不足，“水反侮土”，脾失健运，则形体肥胖，投与六味地黄丸加减，佐以镇静安神、健脾化湿之品，收效显著。此场学术争鸣，给葛琳仪留下了深刻的影响，至今在葛琳仪各类医案中，常常可见到活用六味地黄丸案例，如膏方养生、老年便秘、虚喘顽疾等。

葛琳仪在这种学术争鸣、各大名家的学术熏陶下，为中医学的无穷魅力而折服，更沉醉于中医药的研习，对中医异病同证而同治、同病异证而异治等学术特点，有了更深刻的认识和感悟，其中各医家关于重视“先后天之本”等学术思想和阐发，至今体现在葛琳仪“法统二本”、“以和为法”等学术思想中。此外，程门雪先生主张的博采众家之长、融合古今方药，其处方简洁，用药简、轻巧，以灵动见长，提倡古方、复方多用，如活用经方小青龙汤诊

治咳喘等病证，临床收效显著，葛琳仪为其深厚的理论功底、独特的临床诊治手段影响，并逐渐形成了自身的“用药简练”、“古为今用”的学术风格。

3. 衷中参西，优势互补

建国初期，程门雪先生就指出中医和现代医学各有所长，中西医应互相团结、互相学习，这一观点曾发表在《上海中医杂志》上：“过去许多老年中医曾经治好了许多疑难杂症，但却做不出总结，在这一方面现代医学高明多了，例如利用科学仪器设备，在精密观察下说明人体内部某一脏器的病变，非常精确，这是中医望尘莫及的，而中医在不了解这方面知识的条件下，运用四诊八纲等方法可以治好许多疾病也是不可抹煞的事实，但能治好病，却无从说明道理也是枉然，因此中西医的团结是必不可少的条件”。为此，程门雪先生任上海中医学院院长时，认为中医院校学生在掌握中医学科知识的同时，也应熟知现代医学知识，而身处新时代的葛琳仪等中医莘莘学子也期望在校期间能掌握更多的医学知识，日后能更好地为民众解除病痛，故上海中医学院对葛琳仪所在的首届中医学子增设了为期一年的西医学课程，受到当时学院各级领导、老师们的赞同和支持，更受到了新时代培养的中医学子们的积极响应。因此，葛琳仪这届“黄埔一期”的学制学年也由5年变更为6年，这一学年的延长及西医科目的追加学习，使葛琳仪在掌握传统中医药理论知识的基础上，融入更多的现代医学知识，产生了融汇中西医之长、互补优势之“衷中参西”和与时俱进的思想，直接影响了葛琳仪的治学理念和学术思想的形成。

程门雪先生的“师宗经典”、“古为今用”、“衷中参西”等学术思想和大医风范，都深深地植入了年轻好学的葛琳仪脑海中，对其日后学术观点、乃至学术思想的形成产生了巨大的影响，如葛琳仪治学理念中提倡的“师崇经典、博学精思、知行合一、学有专攻”，学术思想上倡导的“古为今用”、“衷中参西”、中西医优势互补，以及在治则方药上的“以和为法”、“用药简练、轻重有度”等。

二、试诊临床、“乔”师引领

（一）先生乔仰先

1. 乔仰先生平

乔仰先，盐城建湖县人，汉族，师传（业师陈鉴仁），又毕业于上海市卫生学校，曾任华东医院主任医师。从事中医临床，教学与科研工作，曾任上海中医学会第三、第四届理事，上海中华医学会老年医学学会委员，闸北区第一、二届人民代表大会及区人大委员会委员，区卫生工作者协会第一、二届主任委员，静安区医疗事故鉴定委员会委员，中医医院专家顾问委员会委员等。上海市卫生局委托上海市中医文献馆主办的第 1 ～ 5 届中医研究班任带教老师，全国首届名老中医专家学术继承人导师。曾在中医学会主办的《金匮要略》等讲座班授课，上海市结核病防治中心主办的结核病进修大学讲授中医对结核病论治方面的课程。1985 年获上海市卫生局颁发“从事中医工作五十年，为发扬祖国医药学作出贡献”的表彰，后被收入《上海当代名医列传》、《当代世界名人传（中国卷）》、《当代高级专业技术人才辞典》，1995 年评为“上海市名中医”。乔仰先先生一生获得荣誉不胜枚举，但始终没有放弃临床教学，在其心目中教书育人是头等大事。

2. 学术思想

乔仰先先生作为现代著名的中医临床、教育学家，从事中医临床、教学与科研工作六十余载，以擅长血液病、肝病、心脏病、老年病及疑难杂症著称，尤其对血液病、肝病、心脏病更有丰富的经验和独到见解。在临床教学中，善于理论联系实际，结合病案引经据典，深入浅出，往往能把艰涩难懂的医古文用简单明了的通俗阐释使学生快速领悟，具有深厚的中医理论功底和丰富的中医教学手段。在肝病的临床论治中，辨证时指出湿、毒、瘀、虚是其主要病机，其“标实”之证，系湿滞、毒蕴、血瘀等病理产物的体内积滞，故常用利湿、解毒、活血等法，认为湿瘀同源，利湿而不活血，则非其治也，提倡“治肝须治湿毒，治湿毒又必治血，血行则湿毒易去”的治疗原则；其“本虚”之证，有气、血、阴、阳虚之别，指出扶正目的是在于补虚以助祛邪，同时强调治疗中应注意脾胃的顾护及善后调理。在血液病的临床论治中，以善治中医血证著称，强调通察整体、细审阴阳、辨证入微，以既撮其要紧，又兼顾各方为特点；如对于久病虚性出血之证，多因阴阳失颇，气血不相内守所致，宜审因治本，随证之虚实寒热，而运用清火调气、补阴配阳、寒温并济、行止互用等治法。在老年病的论治中，认为老年病常虚实夹杂，治疗宜攻补相配；其“虚”者多五脏衰惫，调补当以肾脾为主，因肾脾为先、后天之本，强调补肾当在健脾之首；其“实”者系年老气血易滞，故用药当以疏通为贵。

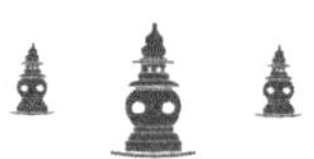

（二）学术影响

1. 知行合一，试诊临床

葛琳仪在完成了中医理论体系学习的基础上，进入了中医临床教学的后期，其时虽然已系统学习了中医基础理论、临床学科诸多课程，课余时间也阅读了大量的临床医案，但对中医临证中很多不能量化的指标（如舌诊、脉诊等）仍是感到难以把握，作为同步在接受显像、局部、直观的现代医学学习的葛琳仪而言，要快速地切换成抽象、整体、主观的中医思维方式，来认识疾病、诊断疾病、进而辨证论治，无疑存在着难度，葛琳仪深知加强中医临床学习及训练的重要性。在大学后期的临床实习中，葛琳仪幸运地得到了另一位恩师——名医乔仰先先生的指导，随乔仰先先生侍诊。

在葛琳仪的记忆中，乔仰先先生的临床带教课是葛琳仪最期待的课程之一，乔仰先先生临床带教时，对四大经典的内容倒背如流，每一条原文都信手拈来，而且往往能把艰涩难懂的原文用简单明了的话语解释的通俗易懂，且理论联系实际，常常结合病案引经据典，逐条讲解，深入浅出，枯燥无味的古籍原文经先生讲解后就变得的妙趣横生，印象深刻，使葛琳仪对中医经典产生了浓厚的兴趣，对临床医生更是充满了敬佩。乔仰先先生在带教中，一直强调中医的学习方法和技巧，认为首先应该从背诵经典开始，即使此时尚未理解，但也要认真背诵，熟读于心，总有一天会有所体会、豁然开朗而成为自身的知识。这些治学经验，葛琳仪铭记在心，在医院实习这段时间里，每天坚持中医经典学习，后来这种习惯一直坚持着，且获益匪浅，至今回忆起来，仍充满感恩之心，感激先生当年对背诵经典的要求，尽管非常枯燥、似懂非懂，但后来在临床实践中碰到具体问题，能马上联系相关经典条文及其涵义，茅塞顿开、醍醐灌顶，终于明白了先生的栽培之心。乔仰先先生的悉心教导，使葛琳仪在中医学习路上少走了许多弯路，打下了坚实的中医专业基础。

2. 独特辨治，感悟效捷

在乔仰先先生身边侍诊的过程中，葛琳仪亲眼见证了中医临床疗效的独特、捷效，并沉浸于其中。乔仰先先生临证中以善治肝病著称，辨证时着眼于湿、毒、瘀、虚，常旋于利湿、解毒、活血、扶正四大治法；其中利湿、解毒、活血治法为其攻，认为湿瘀同源，利湿而不活血，则非其治也，提倡“治肝须治湿毒，治湿毒又必治血，血行则湿毒易去”；指出扶正目的，是在于补虚以助攻邪，同时注意顾护脾胃及善后调理。葛琳仪印象深刻的是一例黄疸病案，诊见全身皮肤发黄，尤其是双目黄染，伴见右胁疼痛，纳食不馨；先生分析其病机是湿热相搏，郁于肝胆，肝失疏泄，胆液不循常道，渗入血液，溢于肌肤而发为黄疸；治以疏肝利胆、清热利湿、化瘀退黄为法，方取龙胆泻肝汤合茵陈蒿汤加减，并妙用大黄；药后诸症改善，胃纳渐启，继守原意并加大大黄剂量，继服半月后，黄疸始退，后续调治3月，黄疸全退而愈，患者特意上门致谢。

葛琳仪记忆中，乔仰先先生尚善治血证，强调通察整体、细审阴阳、辨证入微，以既撮其要紧、又兼顾各方为处方特点。对于血暴出者，宜固气固脱，以救燃眉之急。对于病久虚性出血之证，因阴阳失颇，气血不相内守所致，宜审因治本，随证之虚实寒热，而运用清火调气、补阴配阳、寒温并济、行止互用等治法。对于新病血证，指出多由火盛气逆，病位在血，而病因往往在气，热之甚便为火，气有余便是火，火热相搏则气实，气实则气机逆乱而迫血妄行，治则以清热泻火为主，同时配用降气药或下行药；如肝火内盛肝气上逆，载血上行而出现吐血、衄血等，选清肝火的龙胆草、黄芩、丹皮、生地等；如阳明气火上逆之吐血，常用泻心汤作为降胃引血下行之主要方剂。乔仰先先生以善治疑难杂症为著名，如治疗胸痹，指出以芳香开窍或利气化瘀为常法，如麝香、冰片之类，虽能取一时之效，但久用易辛散耗气为患，而病症时愈时作，愈发愈勤，提出“宗气虚则血滞、气行则血行”的思想，倡用益气化瘀为治疗大法。在治疗老年病时，乔仰先先生认为老年病常虚实夹杂，治疗宜攻补相配；而虚多五脏衰惫，调补当以脾肾为主；因年老气血易滞，用药以疏通为贵。临证跟师，葛琳仪深刻地体会到中医论治疑难杂症的巨大优势，乔仰先先生的这些学术思想，至今都能在葛琳仪论治老年病、心系病的学术风格上反映出来。

上海中医学院的整整六年学制学习、训练，使葛琳仪从一位对中医一无所知的热血青年步入了中医的殿堂，感受到祖国医学几千年来的博大精深，坚定了投身中医学的信念；在程门雪、乔仰先两位名师的专业引领下，深得中医学之精华，为日后葛氏治学理念、学术观点、学术思想的形成产生了巨大的影响。

第二节 幸遇领路人

1962年7月，葛琳仪以优异的成绩完成了上海中医学院六年制的学业，

成为中医“黄埔一期”的毕业生。同年8月被分配至浙江省中医院中医内科工作，悬壶杏林之际，葛琳仪幸运地遇到了行医生涯中的第一位导师、全国第一批老中医药专家学术经验继承工作指导老师、浙江省名医吴士元先生。

一、先生吴士元

（一）吴士元生平

吴士元（1913～1994年），字正绶，号秋光，浙江兰溪人。少时随父就读于私塾，自幼天资聪慧，每日能背诵古书百余行，为日后习医打下了良好的古文根基。因其堂叔吴荫堂为当地名医，求诊者络绎不绝，吴士元自小目睹堂叔救治许多危殆病人，使之转危为安，故对兰溪诸葛村先祖遗训“不为良相，便为良医”的理解更为深刻，抱定“习医济世”之志。1929年以第一名的成绩考取了由近代著名医家、中医教育家张山雷执教的兰溪中医专门学校，入学后，吴士元充分利用这个良机，日夜攻读，以优良成绩完成了学业。毕业后随叔父吴荫堂医师侍诊，每天见习、抄方，将堂叔运用四诊进行辨证施治的经验，默记于怀，书写成文；同时大量研读中医各家学说，尤其是叶天士、张石顽、徐灵胎、王孟英等诸家医著，不久即悬壶济世。1945年，在兰溪开设诊所；1951年，参与筹建兰溪中西医联合诊所，任所长兼中医师；1955年，参与筹建兰溪联合医院（兰溪中医院前身），任院长兼中医师，由于张山雷中医学校的规范教育及师承堂叔的特色传教，吴士元凭借厚实的中医理论功底和丰富的临床经验，声誉鹊起，名驰浙西。1956年，浙江省中医院成立，调入该院并任中医内科副主任；1971年，调至浙江医院，历任中医科主任、门诊部副主任、副院长，兼任浙江中医学院和《浙江中医杂志》顾问，是首批全国老中医药专家学术经验传承工作指导老师，享受国务院特殊津贴。

（二）学术思想

吴士元先生临证60余年，医德高尚，医文并茂，医技高超，为临床医学大家。吴士元先生通晓经典，熟读医案，常以其师张山雷先生所言“惟医案则恒随见证为迁移，活泼无方，且有万变无穷之妙……”，来强调学问的活用。临证中，吴士元先生重视诊法，强调望、闻、问、切四诊合参，尤注重望诊、问诊，且精于脉学；望诊中注重舌苔之糙象，认为无论何种舌苔，一有糙象出现，提示胃津已损，须时时以照顾胃津为要。尚精于脉学，认为脉可断生死，脉可判预后；指出识脉主要是辨识脉之迹象，强调“脉理精微”，医生诊脉须细心体会，留心脉之迹象，分类比较，久则指下自有脉迹之感。吴士元先生擅长于呼吸、脾胃、肝胆、肾病、老年病等疑难杂症的论治，如辨治老年病，认为老年病具有虚实错杂、虚中挟实的病机特点，治宜标本兼顾、攻补兼施；指出中医抗衰老药物不能仅限于补益药，尚可参考借鉴现代药理研究结果，如川芎、五味子、泽泻、骨碎补、没药等，都具有一定的抗衰老作用。吴士元先生勇于创新，根据自己丰富的临床经验，积极研发新药，先后成功地研创了芙朴感冒冲剂、胃灵糖浆、血脂灵胶囊等，至今仍应用于临床，其严谨治学及学术建树实乃医者楷模。

二、学术影响

1. 悬壶初始，病区锤炼

1962 年，葛琳仪被分配至浙江省中医院工作，当时浙江省中医院荟萃了来自于江浙各地的诸多中医名家，如叶熙春、魏长春、吴士元、裘笑梅、胡仲宣、罗振玉、陈杏生、黄淑文、吴颂康等，各位先生均以高尚的医德医风、深厚的学术造诣、丰富的临床经验而著称，形成了浙江省中医院的中医基石和各大学术流派的渊源，使浙江省中医院中医药事业迅猛发展、枝繁叶茂。

葛琳仪到浙江省中医院报到后，被分配到中医内科工作，吴士元先生是当时中医内科的科主任，负责管理整个科室的行政和医疗工作。当时的中医内科由门诊和病区组成，葛琳仪报到首日，即被安排在中医内科病区工作，中内科病区共有 50 张床位，为大内科设置，无细化的二级分科，收治的病种涵盖整个内科疾病系统，有肺系、脾胃系、心系、肝胆系及疑难杂症等。吴士元先生作为中医内科的科主任，负责管理整个病区的医疗质量，当时共有医生 6 名，除主任吴士元先生外，还有葛琳仪、沈茂泉两位刚从中医院校毕业的住院中医师，徐惠云、王联森、戴维民三名西医医师，葛琳仪和沈茂泉各自分管一半的病床，葛琳仪不仅要完成分管病人的出入院记录、病案书写、查房会诊、检查治疗等病区医生的诸多职责，还和吴士元主任一起查房会诊，制定每一位主管病人的中医治疗方案，也与西医师一起参与危急重症的抢救。

从一名医学院校毕业生到临床医生，从没处方权的实习医生到具有医师资格、挑起诊治病人的重担，这种身份的转变，对葛琳仪而言，一切都是陌生而富有挑战的；吴士元先生对这位毕业于上海中医学院“黄埔一期”的高

材生寄予了厚望，亲自带教葛琳仪查房、开医嘱、书写病案等，耐心讲解，临证示范，并传授自己管理病房的经验，给了初期忐忑不安的葛琳仪很大的信心。经过数年的病区锤炼，葛琳仪医技日长，成为一名自信而成熟的临床医生。提及这段工作经历，葛琳仪常常感言：工作初期数年的锤炼，对于一个临床医生而言最为关键，我非常幸运，在一家好医院，遇到了好导师。

2. 注重脉案，习于规范

吴士元先生提倡中医脉案书写的完整性，认为完整地书写中医脉案是继承祖国医学精髓的必备基本功，能及时地把握疾病史、病症，以利于正确地辨别病因病机，确定精准的诊断和治则方药，也有利于临床教学、名中医经验的传承。葛琳仪回忆到，吴士元先生对中医脉案处方的书写格式、中医术语、内容顺序等非常重视，认为每一个中医脉案处方，应以中医理论为基础，描述内容有：用中医术语描述患者既往史、现病史的病因、演变过程，通过四诊归纳出刻下主症、兼症及舌苔脉象之“证”，在辨证的基础上，由“理”定“法”，因“法”立“方”，随“方”遣“药”，要求病情简要、辨证精准、因证立法、方证相对。吴士元先生特别强调年轻医师要掌握中医脉案处方的书写规范及技巧，加深中医基础理论的研习，熟练运用中医术语，达到理论联系实践的目的。葛琳仪至今对当时的中医脉案处方的书写学习印象深刻，笑称在中医脉案处方的书写中成长，获益匪浅。

吴士元先生中医理论功底扎实，临床经验丰富，用药以经方为主，每天带队查房或讨论病例，对每个病例都会引经据典、深入浅出地分析其相应的病因病机，讲解中医的诊断和辨证治疗；虽然身为中医，但吴士元先生并没有因此而轻视西医，吴士元先生非常重视体格检查、实验室检查以及西医的诊断，虚心听取西医医生的病例分析。吴士元先生常说：“中西医不分家，最重要的是给病人解决问题，看好病”。为了进一步体现中医特色，用药上，吴士元先生明确先用中药治疗，密切观察病人，如病情控制不理想，则根据患者病情发展的需要予以中西药联合治疗，这也影响了葛琳仪后期“衷中参西”学术思想的形成。葛琳仪每天提前上班，询问病情变化，观察病人生命体征、舌苔脉象，总结记录病案，在吴士元先生的查房指导下，不断地调整治疗方案以求佳效。

对于每个中医临床医生来说，独立地开出自己的悬壶第一方，亲手抢救成功、治愈首例患者，都是终生难忘的，葛琳仪也是如此，至今回忆起来，仿佛就像发生在昨天。当吴士元先生让葛琳仪独立应诊、处方、诊治病人时，那种兴奋感、荣誉感，至今难以忘怀，望、闻、问、切，再理、法、方、药，以何经方为基，每一味药物都仔细琢磨，每一个细节都仔细推敲，终于开出了悬壶第一方，冀希望自己多年的中医锤炼能得以施展，亲手的处方能使药到病除，而吴士元先生的肯定更是坚定了葛琳仪刻苦研习中医、献身中医的决心。

3. 基于经典，精于舌脉

葛琳仪常言，吴士元先生的严谨治学及其学术建树，实乃后辈之楷模。吴士元先生指出：仲景之说乃实用之书，其效良多，定要精读；要求年轻医生必须熟读经典、多读医案，且能融会贯通、活学活用，才能收到事半功倍的学习效果。吴士元先生自己对于中医经典背诵如流，强调“博览以扩见闻，守约以求实践”，“必以实有经验为依归”，临证中活学妙用，常获奇效。如对于脑外伤后遗症的论治，在传统活血化瘀的同时，投以大量的补肾增髓之品，收效显著，其立论是“脑既伤，其髓亦必伤”；指出“脑为髓之海，其输上在于其盖，下在风府”、“髓海有余，则轻劲多力，自过其度；髓海不足，则脑转耳鸣，胫酸眩冒，目无所见，懈怠安卧”（《灵枢·海论》）。吴士元先生运用自如之例，不胜枚举，究其原因，通晓经典之故。

在临证指导四诊的运用时，吴士元先生强调望、闻、问、切四诊合参，尤其精于脉学，注重舌诊。关于“脉学”，吴士元先生强调遵循《素问·脉要精微论》所言：“微妙在脉，不可不察，察之有纪”，指出“脉”可断生死，“脉”可断预后；指导脉诊应用时，提出辨识脉之迹象，首先要培养指下感觉，从数、迟、弦等常见病脉，到“屋漏脉”、“雀啄脉”等特殊病脉之象都要仔细感应、分辨，如脉见一分钟不足四十次且极细之象，是谓“屋漏脉”，形容其脉象如屋漏残滴，良久一滴，溅起无力，是元气大亏、阳气暴脱之象。吴士元先生强调：“脉理精微”就是要医生诊脉时应细心体会，要留心迹象，分类比较，久而久之指下就会有清晰的感觉，切忌“其体难辨”而流于诊脉形式。

运用望诊时，注重舌诊，尤其观察舌苔之糙润。吴士元先生认为，无论何种舌苔，应首辨伤津之糙象，若糙象出现，提示胃津已损，须及时涵养为要；若口干舌质红、舌苔糙腻者，诊为湿未化、阴已伤，应予甘寒苦寒并用；若舌质淡、唾液较多，舌苔糙腻，可甘寒芳化同用，抑或甘寒苦温同用，时时以顾护胃津为要。葛琳仪记忆中，吴士元先生临证中非常重视后天脾胃，时时顾护胃中津液的充盛与否；辨证中常常指出：胃阴之虚，多系火盛伤津，或土薄力弱，不能生津，且互为影响，以致胃伤津亏。究其病因，前者多因饮食不节、郁而化热，或他脏热邪传变；后者则由饮食伤脾，脾胃气虚而津液无以化生。为此吴士元先生对于火盛燔灼而伤胃津者，治宜苦寒凉润，药用三鲜（鲜生地、鲜芦根、鲜石斛），北沙参、知母、石膏等清热生津，天冬、麦冬、白茅根等甘润养胃生津；针对土薄力弱，津无所生者，治宜甘平柔润，如石斛、天花粉、白芍、山药等清滋胃阴；人参、黄芪、白术、甘草等补中生津，常常作为胃阴薄弱、生气不充的主药。吴士元先生的脾胃病学术思想深深地影响了葛琳仪，至今阐发，形成了“人以胃气为本”、“脾胃论和法”等学术观点。

4. 特色病证，专精为攻

葛琳仪记忆中，吴士元先生善长于呼吸、脾胃、肾病、老年病、疑难杂症的论治。如在脾胃病论治中，吴士元先生指出，脾胃为后天之本，脾主升、胃主降，脾喜燥、胃喜润，升降相宜、燥湿相济，人体气机方能出入有序。葛琳仪记忆中，吴士元先生对胃脘痛的治疗有其独到之处，认为胃脘痛多以饮食、情志为主要致病因素，病机主要为脾失健运，胃失和降，脾胃失其斡旋之职，气机滞而不畅所致，因脾失健运，气机郁滞，日久可化火化热而成胃热之证；胃气不降，食物易于停滞，又可成食积之证。强调胃脘痛应首辨虚实，虚证多因脾气虚弱所致，而实证多系胃气失和所为，其虚、实之证中，又有许多兼夹之证。治疗时，指出脾为病者，宜甘温升提，胃为病者，宜甘润通降；故胃脘痛的论治以运脾和胃为原则，针对脾病之证，宜运脾调补，多用于虚证，常用戊己汤；脾阳虚者可加桂枝、干姜等；肝脾不和者；可加柴胡、枳壳、佛手片等。针对胃病之证，宜和胃清泄，多用于实证，常用温胆汤；兼有热者，可加用半夏泻心汤，食积者，可加用莱菔子、山楂等。吴士元先生指出，在胃脘痛的治疗中，首先要缓解疼痛，常用芍药甘草汤，常用药为生白芍、制香附、生草、元胡等。吴士元先生的观点也深深影响了葛琳仪，而今在胃脘痛治疗中，葛琳仪有所继承和阐发，提出了“脾胃宜清拨气机”，用药宜“甘润清灵”，“宜柔忌刚”等学术观点。

又如吴士元先生在老年病的论治中，认为老年病往往病机虚实错杂，且以虚为本，因“虚”易感受外邪，因“虚”气化失司，易生痰、湿、瘀等“内邪”，指出老年病治疗当以缓中补虚，行气导滞为原则；当邪盛致实证为主要矛盾时，应“不拘泥于老、虚”，要“敢于攻邪”，强调邪去则正安的治疗原则，总以急则治标，或标本兼顾、攻补兼施。吴士元先生勇于吸收先进技术给葛琳仪留下深刻的影响，在中医抗衰老药物的开发中，认为不能仅限于补益药，尚可借助现代药理研究结果，如川芎、五味子、泽泻、骨碎补、没药等，都具有一定的抗衰老作用。吴士元先生在老年病证中的精准辨证，视邪正消长盛衰而试以先后缓急的治则治法，对葛琳仪的临床思维产生了重大影响，至今形成了老年之体以“肾精为基，癸水为象”、“易虚易实”的基本病机，以及“病起隐匿，数病相兼”的病证特点等学术观点。

5. 厚德仁心，视为楷模

吴士元先生厚德仁术，视病人如家人，不分贫富贵贱，出诊不分昼夜休日；常常说：“救治病人，时间就是生命”，门诊时吴士元先生一直强调治病要分轻重缓急，葛琳仪回忆起吴士元先生每次到达诊室时，会习惯地扫视一遍候诊的病人，若发现有表情痛苦、坐立不安者，皆唤来先诊，有的直转急诊处理，像宫外孕内出血、脾破裂及脑梗死等都会及时发现，故年轻医生们都尊吴士元先生是“能断生死”之“神”。吴士元先生开诊前的这种习惯使葛琳仪对中医望诊的内涵有了更深层的感悟，直至今日，葛琳仪每次开诊时同样习惯于扫视一遍候诊病人，若有年老体弱、急重病症，葛琳仪会优先问诊开方。

吴士元先生曾担任过诸多的科主任、院长等行政职务，但始终把医生当作首任，把“治病和疗效”放在第一位，已到耄耋之年的葛琳仪，与吴士元先生一脉相承，葛琳仪无论在采访中、在病人面前、在中医年轻后辈面前，常常挂在口上的是：“我只是个医生”。在葛琳仪的悬壶之初、中医成长的路上，吴士元先生的临床引领使葛琳仪从初涉医路的小医生转换成沉稳、成熟的骨干医生，使葛琳仪真正步入中医的殿堂。

第三节　大道初渐成

1971年，继吴士元先生调任浙江医院后，被誉为“浙派中医”现代“三驾马车”之一的中医临床大家杨继荪先生就任浙江省中医院中医内科主任。在葛琳仪的行医生涯中，从学术思想、学术风格的形成，直至成为现代中医大家，杨继荪先生起到了至关重要的引领作用。杨继荪先生学验俱丰，医理并茂，善于创新；其“熔伤寒、温病于一炉”的治学理念、“审症求因，治病求本”的辨证思想、“集各家之长而活用”的论治特点、“师古不泥古，创新不离宗”的创新精神以及“厚德仁术”的医门戒训，都深深地影响了葛琳仪大医风格的形成；杨继荪先生不仅治学严谨、学术精湛，而且深明中医

事业必须后继有人，对中医后辈悉心培养，谆谆教诲，葛琳仪每每回忆起恩师杨继荪先生，总以“高风亮节，厚德清廉”八个字来表达崇敬之心。

一、杨氏内科，缘起钱塘

（一）浙派中医，源远流长

“浙派中医”历史悠久，历代名医辈出，流派纷呈，其中最负盛名的十大医派有：医经学派、伤寒学派、永嘉医派、丹溪学派、温补学派、钱塘学派、温病学派、绍派伤寒、针灸学派、本草学派等，这十大流派的学术主张、诊治特色以及学术传承，至今为止影响、引领着浙江中医的发展。“浙派中医”善于“守正出新”，在学术继承的基础上进行二度创造，由此而生成了许多影响深远的中医理论，如朱丹溪的“阴不足阳有余论”等；“浙派中医”擅长时病诊治，如明清时期衢州的雷丰，所著《时病论》，阐述四时的“伏气”、“新感”等急性热病，立法清晰，是有关温热病的重要著作之一，如今已经成为浙江中医理论的独特创制；“浙派中医”治病讲究仁心仁术，以人为本，尊重生命。

“钱塘医派”为“浙派中医”中的一脉，以钱塘医家张卿子为开山鼻祖，以张志聪等为核心人物，以高世栻为传承代表，集讲学、研经与诊疗活动为一体，是以维护经典为学术主张的医学流派；现代“钱塘医派”的传承代表人物是：以教育见长的首届国医大师何任先生、以临床见长的杨继荪先生和以科研见长的潘澄濂先生，人称“三驾马车”，中医临床大家杨继荪先生则创立了“杨氏内科”。

（二）“杨氏内科”，临床见长

1. 杨继荪生平

杨继荪（1916～1999年），原名希闵，祖籍浙江余杭，于1916年出生于杭州一个国医世家；祖父杨耳山，清孝廉公，悬壶沪杭，乃一代名医。自幼受其熏陶，嗜爱中医，在祖父“亦医亦儒”思想的影响下，喜研文史。高中毕业后始随祖父学医，侍诊之余，悉心研读中医典籍，后师从名医徐康寿先生，受其真传，医术日进。1937年学成后在杭设诊开业，因医术精湛，深得病家信赖，故“杨氏内科”名声鹊起。杨继荪先生先后担任建国后杭州市第一所中医院——广兴中医院院长，浙江中医进修学校教师，浙江中医研究所临床研究组组长，浙江医院中医科副主任，浙江省中医院中医内科主任、院长，浙江中医学院副院长、顾问，是浙江省人民代表大会第五、第六、第七届常务委员会委员，曾任浙江省科协副主席等职；1983 年被评为省级名老中医，1990 年评为首批全国老中医药专家学术经验继承工作指导老师；任浙江省保健委员会委员，专家组成员，浙江省中医药高级技术职称评审会主任、顾问，中华全国中医学会浙江分会副会长，中国中西医结合呼吸病学组顾问等职；1991 年获国务院颁发的有特殊贡献科技人员津贴奖。

2. 学术思想

现代著名中医临床大家、“杨氏内科”创始人杨继荪先生，从医六十余年，博采精思，取诸家之长，善于创新，学验俱丰，医理并茂，形成了杨氏独特的学术思想和治疗大法，在中医药理论、临床诊疗、科学研究等方面做出了卓越的贡献。杨继荪先生强调精研经典的治学理念，认为后世著名医家在理论和实践方面都是在前人基础上得到发展和创新的，只有学习古典医著、钻研各家学说、吸取前人的医学知识，才能古为今用；指出中医人需经过经典奠基、博览各家学说至学术专精的学习过程。学术上，杨继荪先生以善治各种急性病证、肺系病、脾胃病、心系病、肝胆病、老年病、疑难杂症等以及养生调摄而著称。作为“钱塘医派”的现代传承人物之一，杨继荪先生在温病学上颇有造诣，指出浙江地处山林茂密、雨水充沛的亚热带地区，好发温热病和瘟疫，推崇以王孟英的“新感伏邪”分类法（《温热经纬》）论治温热病证，对雷丰在《时病论》中强调的关于温病、瘟疫分而别治，更是深有体会；如 20 世纪 50 年代后期，运用、阐发了叶桂“卫气营血”辨证理论，治疗了属中医“暑温病”范畴的“流行性乙型脑炎”，取得了显著的疗效。临证思辨中，体现了“融伤寒、温病于一炉，集各家之长而活用，师古不泥古，创新不离宗”的大医风格，十分注重“审症求因，治病求本”的辨证观，诊疗时，善于活用扶正祛邪、顺逆而治、三因制宜，强调“衷中参西”，认为中医学以宏观辨证为特点，作为中医诊断学的延伸，要善于将现代医学的微观世界与传统医学的整体观念结合起来，发挥中西医优势互补，增强中医疗效。根据其经验方研制、生产的“复方淡竹沥”、“养阴降糖片”等中成药，至今广为应用。主持编写了《叶熙春医案》、《中医对肺心病认识与证治》等论文论著。

“杨氏内科”作为浙派中医的一脉，在近一个甲子年间，以其高尚的医德、精湛的医术，寿人寿世；为中医药事业的传承与创新，作出了不可磨灭的巨

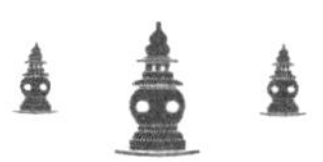

大贡献。

二、学术影响

1. 活用医案，强化思辨

葛琳仪记忆中，杨继荪先生临证思路开阔，非常重视中医辨证思维能力的强化和拓展，重视对年轻医生临证思辨能力的培养和训练。杨继荪先生强调，中医思辨能力是决定诊治成败的关键，在临床思辨中，强调“治病求本、病证合参”的思辨模式，即在临床复杂多样的征象中，深入本质，探析、判断病证特点及其内在联系，把握病变的发生、发展和演变规律，确定基本病机特点，以利精准治则立法、遣方选药。此外，杨继荪先生还倡导“博采众长，衷中参西”，提倡中西医互补、病证结合，进行多角度的临床思辨。杨继荪先生指出，“活用医案”是临床医生提高思辨能力的捷径之一；指出临证中若遇到疑难杂症而常规治疗效果不显时，应从历代名医医案中去寻求答案，以进一步探索有效治疗措施；医案最早见于《周礼》，历经数代，后被统称为“医案”或“治验”、“医话”等；“医案”是初、复、三诊等的持续记录，“治验”多是指对某一病症的治疗及小结。杨继荪先生强调：“医案在整个中医学文献中占有重要地位，是前人临证之精华，具有丰富的内容，它对指导中医临床有较高的参考价值和现实意义”（摘自杨继荪授课手稿），告诫后学应熟读经典、熟记名医医案，在熟读国医典籍的基础上，有选择地吸取医案之精华，并灵活应用于临床。

杨继荪先生通过活用医案而优化思辨、最终取得显著临床疗效的例子不胜枚举，让葛琳仪印象颇为深刻的是一例“痛风”病证。患者张某，男性，38 岁。患“痛风”症状明显，血尿酸增高，曾用消炎痛、秋水仙碱等西药，因副作用大而停服；曾按“热痹”应用“三妙丸”、丹皮、赤芍、防己、泽泻、忍冬藤等而效不显；为此特请杨继荪先生诊治，先生从张聿青医案中找到与张姓患者症证相似病案：“体肥又嗜膏粱厚味，痰浊与湿火蕴结下注，右下肢红肿热痛，艰以步履，更衣五日未下，脘腹胀满，苔黄根厚腻，脉象滑数，先拟清化痰浊，佐以泻火通腑”（《张聿青医案》），医案原方为“生苍术、川柏、川牛膝、生大黄、炒莱菔子、花槟榔、枳壳、福泽泻、丹皮、赤芍”，先生据此方去赤芍，加银花、生楂肉、冬葵子、猪苓连服 10 帖，药后症状基本消失，血尿酸降至正常；其方立法以清化痰浊为主、佐以泻火通腑，取方中三妙丸合三妙散清热燥湿，生大黄、丹皮泻火导滞，炒莱菔子、枳壳、泽泻祛痰化积利湿；在该方的基础上，加银花以强清热解毒之效，加生楂肉散瘀行滞、冬葵子、猪苓加强利水化湿消肿，诸药相配，共奏清化痰浊、泻火通腑而获良效。

杨继荪先生的“活用医案”、强化提高临证思辨能力的观点，也深深影响着葛琳仪。葛琳仪学术思想中“多元思辨”的临证模式正是在此基础上发展而来的，倡导“辨病为先，辨证为主，参以辨体”，临证时借鉴相关经典医案，取其精华，为临床治则治法的确立、遣方选药的精准奠定了基础。

2. 咳喘顽疾，“清法”为悟

众所周知，杨继荪先生以善治肺系病证，尤其是咳喘顽疾而著称，“杨氏内科”肺系病证的学术观点传承至今并得到阐发、弘扬。杨继荪先生认为以“咳、喘、痰”为主症的肺系病证，其病变机制可归纳为“痰”、“热”、“虚”、“瘀”四者，其中“痰”与“热”，是导致肺系咳喘病证中“实性病机”的主因，且互为因果，其“热”者，多因外感风热、痰热壅肺、肝火犯肺等，而“痰”者，多因“热”生，稠浊为痰，清稀为饮；“虚”、“瘀”者则多见于咳喘病证中以“虚性病机”为主的“虚实错杂”之病理状态。因此，杨继荪先生治疗肺系咳喘病证有一著名观点，即痰因热成，认为咳喘之证，黄痰固然有热，白痰未必有寒；指出临床患者感受外邪，以热邪为多见，即使初起遇风寒，其表邪不易速解，亦可郁而化热；因肺气热盛，煎熬肺中津液，痰浊内生，致肺失宣降，气机不利，则咳喘丛生。在论治中，杨继荪指出咳喘顽疾有急性发作期和慢性缓解期之分，临证之时应根据不同阶段采取相应的治则治法：如早期或急性发作期，以咳嗽、咳痰为主症，多属外感新发或外邪诱发宿疾，其证多属“实”证，当以清热化痰为主，其时应当迅速控制病情，防邪气入里而伤正气，常用药选黄芩、野荞麦根、鱼腥草、七叶一枝花、银花、杏仁、虎杖、竹沥半夏、桑白皮、桔梗、前胡、浙贝、枇杷叶等，其中，人称“三把斧头”的“黄芩”、“野荞麦根”、“鱼腥草”，是杨继荪先生清肺泄热的代表药物。对于咳喘缓解期，症见咳嗽、咳痰并伴有胸闷气促，以“虚”、“瘀”为基本病机，此时应“缓则治其本”，其“虚”者，责之于“肺、脾、肾”三脏，治以扶正为要，常予健脾益肾、培补肺肾以及补肾纳气，因久病必瘀、咳喘顽疾常“虚”、“瘀”并行，故在慢性缓解期论治中往往兼以活血化瘀。葛琳仪回忆杨继荪先生论治肺系病证时，概以“清热、祛痰、活血、补虚”诸法，且根据不同阶段而各有主次之别。

葛琳仪随杨继荪先生侍诊多年，耳濡目染，对肺系疾病的诊治积累了丰富的临床经验，在先生“清肺”为治的学术思想引领下，葛琳仪结合自身临床经验和感悟，进一步完善了“清肺”法的内涵和法则。葛琳仪认为，慢性咳喘之疾，迁延难愈，本虚标实、虚实错杂是其基本病机，肺、脾、肾虚为其本，痰、热、瘀为其标。据其病程演变特点，咳喘宿疾卒发，多属实中夹虚之病理，以标实（热郁、痰壅、血瘀）为主；宿疾伏而未发，多呈虚中夹实之病理，以肺肾亏虚（阴虚、气阴两虚、阴阳两虚）为主。故而立“正本清源、补虚泻实”为治疗原则，补虚即补肺肾之虚，泻实即泻肺之痰、瘀、热诸实。因肺为娇脏，其性恶邪，最畏风、火（热）阳邪，故临床治标之法以“清”为要，立清宣、清降、清润、清化、清补五部分治法贯穿于肺系病治疗全程。

3. 外感发热，经典指引

一贯以来，中医医生素有“慢郎中”之称，在多数国民的眼中，中医更精专于慢性病的诊治，然而，杨继荪先生作为中医临床大家，不但擅长慢性疾病的诊治，对急性病的诊治也颇为精通，尤以诊治急性热病而著称。葛琳仪记忆中，杨继荪先生熟谙“伤寒”、“温病”，善于综合运用六经辨证、卫气营血辨证而治，往往数剂中药即能使患者热退病愈。中医急性病证以外感发热最为常见，杨继荪先生指出，江浙一带，气候湿热，以“风温”、“暑温”、“湿温”等外感热病为多见。

杨继荪运用“伤寒学说”或“温病学说”于外感发热病的治疗中颇有造诣，指出论治外感发热，素有“伤寒”、“温病”两种不同学说。伤寒学说中把外感发热病统称“伤寒”，并按太阳、阳明、少阳、太阴、厥阴、少阴六经演变过程而辨治；温病学说则在伤寒学说的基础上不断发展，以卫、气、营、血四个演变阶段，并作为温病辨证纲领来进行辨治；二者均认为外感发热病是外邪由表入里的演变过程；但从病因与治疗方药来看，“伤寒学说”偏重于寒邪，如伤寒论中的代表方桂枝汤，“温病学说”偏重于热邪，如温病中的代表方银翘散；从辨证角度分析而言，“伤寒学说”运用“六经”辨证，是一种以脏腑为主、结合证候、寻求病因的辨证方法，而温病则是按卫、气、营、血的临床证候演变，结合八纲的阶段辨证。杨继荪强调，温病学说以重视人体与自然界的四季变化与发病关系为特点，通过寻找外感热病病因及其发展规律与病理变化（实质是指外邪性质、受邪轻重、病情演变预测），从而达到审病求因，辨证施治的目的。葛琳仪常言，杨继荪先生论治外感热病的疗效显著，手到病除。如，张某热病一案，男性，30 岁。1997 年 1 月 12 日初诊。病起近周，发热恶寒，咳嗽咽痛，口苦干喜饮，神倦肢酸，体温一直徘徊于 38.5℃左右；前天起体温突增至 40℃，虽有汗出，热仍不退，口渴引饮，烦躁不安，大便六日未下，腹部胀满不舒，舌质红，苔黄糙根厚腻，脉象滑数；予白虎合承气以清气化浊，泄热通腑治之；方用知母 12 克、生石膏 40 克、生甘草 3 克、制军 9 克、枳壳 12 克、厚朴 12 克、元明粉 9 克（分冲）、炒莱菔子 15 克、鲜芦根 40 克、鲜石斛 40 克、竹叶 15 克、炒黄芩 15 克、服二剂，便下三次，腹部胀满消失，汗少口干减，体温降至 37.5℃，续以中药调理而愈。杨继荪先生认为，此案病起外感发热，按温病辨证，乃邪已由卫入气，热邪内盛，有入营之虞，拟诊“风温”；按六经辨证，系太阳受病，邪入阳明，阳明经证与腑证合病，邪热结于肠胃，故症见发热不解，口渴引饮，烦躁不安，腹胀便秘；立法清气化热通腑，选白虎汤合承气汤，以石膏辛甘大寒，清肺胃气分之热，知母清热滋阴，制军、枳壳、厚朴、元明粉清热通腑、承胃气下降，泻浊扶正；加味莱菔子消积导滞，鲜芦根、鲜石斛、竹叶、炒黄芩强清气化热润燥之效；诸药相配，共奏清气化热通腑之功。

在杨继荪先生关于中医论治急性热病的学术思想及治疗优势的引领下，葛琳仪率先在浙江省中医院系统开设中医急诊，提出了中医医院、中医病房应突出中医论治手段，发挥中医药特色与优势，指出只有在传承的基础上才能谋求发展与创新，还担任了“浙江省中医急症协作组”组长单位负责人，与团队一起确定了以“热”、“血”、“痛”三个病证作为主攻方向，研制出针对“外感发热”的“风温合剂”、针对“血证”的“止血Ⅰ号”和“止血Ⅱ号”、以及针对“痛证”的“胰胆合剂”和“胆蛔合剂”等，并在对中医急症的研究过程中形成了自身的学术理念和学术思想。

4. 脾胃气机，调畅为用

杨继荪先生在脾胃病论治中颇有造诣，强调脾胃学说在中医藏象学中的重要地位，指出脾升胃降、中焦气机斡旋有序，才能行使“中焦如沤”的生理特性，消化、腐熟水谷、并输布水谷精微于全身以荣养，使正气得充，故脾（胃）有“后天之本”之说。杨继荪先生认为脾胃病的发病多与饮食失节、起居失宜、劳倦过度、湿邪内蕴、七情失调等因素密切相关，常常诸因相兼而致病，导致脾气不升、胃失和降、中焦气机不利，而发为胃痞、胃痛、泄泻、泛酸及嘈杂等病证。葛琳仪记忆中，杨继荪先生以善治“胃痞及胃痛”尤具特色。

对于“胃痞、胃痛”病证的论治，杨继荪先生指出其病位虽在胃，但与脾、肝二脏关系密切，因脾主升清，胃主通降，肝主疏泄，三者生理上相辅相成，病理上互相影响；其病机特点是脾气失运不升，胃气失降不和，肝气失于条达疏泄之令，使中焦气机升降逆乱而致气滞中满而发为“胃痞”，气滞不通则痛而发为“胃痛”。临证中，杨继荪先生强调应首辨“实”、“虚”之证。其“实证”者，多因情志郁结、肝郁犯胃，或邪犯脾胃、湿聚热蕴，或饮食不节、积滞内停，致气机阻滞、脾胃升降失常所致；常分为肝郁气滞证、饮食积滞证及湿阻气滞证三型，分别以小柴胡汤合左金丸、保和丸合平胃散以及藿朴夏苓汤合平陈汤加减论治；若兼嗳气泛酸者，加瓦楞子、乌贼骨以抑酸；嗳气、呕恶甚者，加旋复花、代赭石以降逆和中；湿热内盛者，药选黄芩、厚朴、姜半夏、佩兰等以清热化湿；胃脘痛者，加白芍、延胡索以缓急止痛。对于“虚证”者，多系脾胃素虚、脾阳不振，或久病脾胃呆钝、脾失健运，或久病不愈伤正，导致脾胃气虚，升降失司所致。常分为脾胃虚弱证和中气下陷证二型，以理中汤或补中益气汤等加减论治；若伴纳谷不馨、便溏者，加砂仁、沉香曲；口苦下利之上热下寒者，加黄连、吴茱萸、半夏等；脘腹胀滞较甚且夹实者，去黄芪、白术以防壅中，先理气通滞，后再补益中气。此外，对于脾胃病中常见血证，若属气滞血瘀、热灼胃络、迫血妄行者，以清热止血、祛瘀生新，方选檵木合剂，药取檵木、蒲公英、紫珠草、制大黄等；若属脾不统血、气不摄血者，以益气温脾摄血，方以黄土汤加减，药选伏龙肝（灶心黄土）干地黄、炒白术、炙黄芪等。

在杨继荪先生学术思想的影响下，葛琳仪对脾胃病的诊治也逐渐积累了诸多心得，形成了自己的独特学术风格；指出脾胃以“太阴湿土，阳明燥土”为特点，主张治脾当立法于健脾益气燥湿，治胃则立足于和胃养阴润燥，治则立法、遣方选药须顾护脾胃气机的升降协调为要等学术思想。

5. 老年病证，“虚、瘀”并顾

杨继荪先生以善治老年病而著称，认为老年病虽临床表现繁多，症状各异，但其病变机制当责之“虚”、“瘀”二字。衰老是人“生老病死”的一种自然规律，《素问・上古天真论》述：“女子七岁，肾气盛，齿更发长。二七，而天癸至，任脉通，太冲脉盛，月事以时下，故有子。……七七，任脉虚，太冲脉衰少，天癸竭，地道不通，故形坏而无子也。丈夫八岁，肾气实，发长齿更。二八，肾气盛，天癸至，精气溢泻，阴阳和，故能有子。……七八，肝气衰，筋不能动，天癸竭，精少，肾脏衰，形体皆极。八八，则齿发去”；

指出伴随着年龄增加，肾精渐亏，天癸渐竭，五脏精气渐衰，老年人呈现出特有的形神俱“虚”的特征。即人体气血津液、脏腑阴阳从中年达到鼎盛时期后便开始逐日衰损不足，影响各个脏腑功能，老年人由于“精、津”不能内濡脏腑，外润皮毛而出现毛发稀淡、皮肤皱缩；“精、液”不能注入骨节髓海，致失于濡养，故见耳鸣、齿松、反应迟钝等。除“虚”之外，杨继荪先生强调，诊治老年病时还务必关注“瘀”这一病理产物，因老年脏腑功能衰退，久则导致血行失常，气滞、气虚而血瘀，故老年病病证错杂，缠绵难愈。

杨继荪先生临证时，针对老年病多“虚”、多“瘀”的病理特点，“本虚标实”、“虚实夹杂”的病变机制，主张以“调达理瘀、疏补并施”为治疗大法。“补虚”为治，以滋补肝肾、培补脾肾立法，常选六味地黄丸、金匮肾气丸等，药选枸杞、地黄、桑寄生、杜仲之类；“理瘀”为治，常以逐瘀汤类加减，药用川芎、丹参、赤芍、桂枝之类。如先生治疗“眩晕”、“头痛”病证，指出其病因与“风、火、痰、瘀、虚”有关，其病机多为肝阳上亢、肝火上炎、痰浊壅阻、气血亏虚、肾精不足等，治疗时或平肝、或降火、或涤痰，但始终要结合“补虚”、“祛瘀”之法。对于老年胸痹、心悸等病证，杨继荪强调其病机是以“气虚”为主的“虚实夹杂”之证，与寒、痰、瘀密切相关，治疗上以补益心气、祛瘀化浊为常用法，选用瓜蒌薤白半夏汤为主，灵活化裁，特别擅用桂枝，认为理气活血药中加入桂枝通阳有相得益彰的作用。

葛琳仪传承了杨继荪先生的学术思想，在临证中进一步深化了对于老年病“虚”、“瘀”理论的认识和处理，进而提出了“正本清源”的学术观点。葛琳仪认为老年病中因病致虚、因虚致实之本虚标实、虚实错杂的病理状态最为多见，其治应以正本清源为要，主张标本兼治、攻补活用的治疗原则。临床论治以“法统二本”，即补肾填精、健脾和胃，同时常加入活血行气之品，如川芎、丹参、姜黄等以行气通络。

6. 养生调摄，拓展特色

“浙派中医”素有“冬令膏方”、“冬病夏治”的传统及其论治特色，中医膏方文化在江浙一带尤为盛行并传承至今。《素问·四气调神大论》有“所以圣人春夏养阳，秋冬养阴，以从其根”之论，杨继荪先生根据“天人合一”、四时摄生的原理，强调春夏养生当顺其“生长之气”而养阳，秋冬养生应顺其“收藏之气”而养阴，并进一步阐发这一理论、开拓了调摄手段。

在“冬令膏方”的运用中，杨继荪先生认为，古有“膏方者，盖煎熬药汁成脂溢而所以营养五脏六腑之枯燥虚弱者，故俗也称膏滋药”之说，因冬主收藏，冬季在寒冷刺激下，毛孔关闭，津气不能外泄，故为冬令“养藏”创造了得天独厚的条件。冬令膏方因具有滋养脏腑气血津液，平衡人体阴阳，兼具调养滋补和治病防病的综合作用，应是中医治病摄生的重要方法，不可偏废。杨继荪先生强调应用膏方者，以老年人群及虚损体质者为多，或因天寿过半，天癸已竭，五脏功能日衰，或因久病虚损而致脏腑阴阳偏衰，故应循人体衰老之规律或是阴阳偏衰之程度给予扶助，常以六味地黄丸、七味都气丸、桂附地黄丸等为主方，佐以黄精、枸杞子、肉苁蓉等质地滋腻，具有益精养血、温肾助阳之效者，以培护先天之本。同时，还需注重老年人虚瘀并行之病理特点，在膏方滋补的基础上，注重参以理气活血之品，使补而不腻。

又如“冬病夏治”，杨继荪先生在继承了《黄帝内经》“春夏养阳”这一理论内涵的基础上，积极应用于临床。先生认为，所谓“冬病”，主要是指某些好发于冬季或在冬季易加重的虚寒性疾病，由于机体素来阳气不足，又值冬季外界气候阴盛阳衰，以致正气不能祛邪于外，或重感阴寒之邪，造成一些慢性疾病如慢性咳嗽、喘证、慢性泄泻等反复发作或加重。夏季则是自然界阳气最为旺盛的时间，天阳下降，地气上升，阴阳之气相交，自然万物都发展得特别茂盛，尤其是三伏天，由于气温升高，人体内阳气上升，经络通达，气血充沛。利用这一有利时机治疗某些寒性疾病，鼓舞人体阳气生发，能最大限度地驱风祛寒，祛除体内沉痼，调整人体的阴阳平衡，预防旧病复发或减轻其症状，并为秋冬储备阳气，令人体阳气充足，则冬令时节不易被严寒所伤，是中医“既发之时治其标，未发之时治其本”之治病原则的体现。20世纪80年代中后期，杨继荪先生在浙江省中医院率先提出和开展了“冬病夏治”法治疗老年慢性支气管炎、支气管扩张、慢性肺源性心脏病等缓解期的临床实践和研究，结果显示接受“冬病夏治”的患者，其肺的通气功能确实较治疗前得到不同程度的改善。

杨继荪先生关于“冬令膏方”和“冬病夏治”的学术观点，也深刻影响着葛琳仪，至今仍不断完善其理论和运用。如对于“冬令膏方”，葛琳仪强调，膏方的治则立法不应囿于“补”，应根据阴虚、阳虚、痰湿、气滞、瘀血等多种病理性体质，辅以化痰祛湿、行气活血等治法，“补”中寓“调治”，调补兼施，以防“虚虚实实”之弊；对于“冬病夏治”，则提出夏季需避免阳气不得宣泄，针对易于受凉郁闭于内及慢性虚寒型疾患，可以加强“三伏贴”、“三伏膏”等治疗，利用白芥子、细辛、生姜等辛温发散之药补助阳气，鼓动机体阳气适当外泄。时至今日，每值“膏方节”、“冬病夏治”之际，看到络绎不绝的前来调摄的民众，葛琳仪总会追忆起当年杨继荪先生带领学生们开创省中“冬令膏方”和“冬病夏治”时的一情一景。

7. 仁心仁术，后学典范

最使葛琳仪受益难忘的，是杨继荪先生高尚的医德。每每提及先生医德，葛琳仪都会以孙思邈在《大医精诚》中“不得瞻前顾后，自虑吉凶，护惜身命，见彼苦恼，若已有之，深心凄怆，勿避险巇、昼夜、寒暑、饥渴、疲劳，一心赴救，无作功夫形迹之心”所描述的苍生大医之形象来形容，评价杨继荪先生是中医“厚德仁心”之楷模。

葛琳仪回忆中，杨继荪先生在调至浙江省中医院之前，是在浙江医院工作，当时面对的患者群体主要是各级领导干部，调任至浙江省中医院后，面对的患者群体以普通百姓为主，因其医术精湛，原来在浙江医院长期就诊的病患也追随而来，为此杨继荪的门诊患者陡然增加，总是一号难求；但先生总是一视同仁，每次门诊，以牺牲自己的午餐时间，为患者加号延诊，对于那些外地农村来的患者，更是有求必应、关照有加，甚至考虑到他们的经济情况及交通费用负担，复诊用邮寄处方形式，还附带亲笔书信，这些当年先生诊治过的患者及家属至今仍心怀感恩，念念不忘。

葛琳仪说，跟随杨继荪先生学习多年，记忆中的高尚医德、对待患者胜似亲人的事例举不胜枚，但在先生眼里，只是生活中的常态。让葛琳仪至今记忆犹新的是，先生当年在家中接诊“急性黄疸肝炎”的患者。葛琳仪回忆说，当时杨继荪先生因为高龄、身患疾病，但仍然坚持每天来医院门诊，并参加病房会诊等繁重的医疗工作，曾经有一段时间，身体实在吃不消了，就回家休息数日；其时有几位慕名而来的急性黄疸肝炎患者欲求诊于先生，杨继荪得知此事后，便让他们到自己家中就诊，身边的医生、学生都劝说先生“您自己身体不好，对于这样有传染性的疾病，还让他们到您家中就诊，您和家人被传染的风险实在太大了，还是等您恢复门诊了让他们再来找您诊治吧”，但杨继荪先生不以为然地说，“这是急性病，等不得，我在家里多洗洗手，做好防护措施就行了”。这种全心全意替患者着想的精神深深震撼了葛琳仪。

在遣方用药上，杨继荪先生提倡用药精炼，注重疗效为先。先生的这一教诲一直影响着葛琳仪，这种药精、价廉、效捷的医德医风，一直传承下来，至今葛琳仪的学术风格中也体现了“用药简练、轻重有度、法捷效速”之特点，选方精炼得当，从不开具动则数十味的大方。葛琳仪也常教导自己的学生说，开小方特别能显示医生的临证能力，只有把握了辨证，才能做到精准立法用

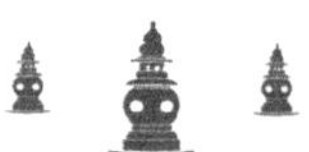

药。病人已受疾病之苦，看病吃药更增加了经济负担，医生应该持有“同理之心”，多为病人着想。至今已身为国医大师的葛琳仪，虽已耄耋之年，但仍尽量腾出更多的时间坐诊，尽量满足患者加号延诊的需求，为更多的患者提供更好的服务，不敢有丝毫松懈。

三、医院管理，人才培养

1. 秉承理念，推动发展

在医院管理方面，杨继荪先生曾先后担任浙江省中医院中医内科主任、院长等职务，所以能够对医院的管理起到很大的推动作用，作出有利于中医发展的一系列顶层设计。

在杨继荪先生担任中医内科主任和医院院长期间，中医内科病房实力得到了进一步的加强。葛琳仪印象颇为深刻的是在先生任职期间，扭转了中医院原本重西轻中的局面，强化了中医病房建设。当时中医内科病房达到 50 张病床，以此为基础，分成四组，每组有一名住院医师管组，每两组有一名主治医师统管，由一位西学中主治医和科主任共同管理整个病区的医疗和行政工作。杨继荪先生大力鼓励病房中医师收治各类疑难危重急症病人并积极参与病房会诊，所以那时中药的运用十分广泛，诊治经验非常丰富，先后用中医药手段治疗和挽救无数病人，使得浙江省中医院的中医内科病房名声大振。杨继荪先生还极为重视人员内涵提升，着力提高中医诊治的业务水平，在先生的推动下，中医医生不光在中医病房诊治，还扩展到以西医医生为主的病房参与诊治，真正做到中西医和谐共处，也极大地扩展了中医诊治的疾病谱，这也为以后二级分科打下了基础。

杨继荪先生作为医院的管理者，在发展医院中医药事业方面的另一突出贡献是促进了中医院中医急诊的发展。在当时的环境下，由于抗生素、激素等药物的疗效，以及中药剂型的限制，中医治疗急性病的机会和范围日渐缩小，杨继荪先生深感长期下去，中医将变成只看慢性病的“慢郎中”，几千年传承下来的丰富经验将逐渐消失，因此为了中医事业的发展，中医必须治疗急症。在临床急诊处理中，先生积极鼓励运用中医中药，提出在中医急症治疗上，用药须“稳、准、狠”，有主次之分，而不是漫无目标；在担任院长期间，先生还大力倡导运用医院名老中医的“协定处方”治疗急症。

从最初跟随杨继荪先生诊治学习，到后来接过先生手中管理医院的交接棒，葛琳仪一直秉承着先生发展中医急诊事业的理念。葛琳仪在担任医院院长期间，冲破重重阻力，开设中医急诊，以中医急症热、血、痛证作为主攻目标。将急诊科纳入到中医学生的实习轮转安排之中，并将多位中医医生安排进入急诊科工作，扩充了急诊队伍中中医医师的比例，大力发挥中医中药在临床急症中的应用，通过临床工作中凸显的中医药优势和特色，让中医急诊被更多的西医医生和人民群众所认可和接受。

2. 传道授业，提升内涵

葛琳仪回忆，在杨继荪先生担任浙江省中医院中医内科主任、院长期间，非常重视传道授业、人才培养，经常亲自指导年轻中医师。1980 年，作为中医内科主任的杨继荪选派已在临床工作数年的葛琳仪前往上海中医学院高级师资进修班学习半年，有了一定临床经验和科研能力的葛琳仪，十分珍惜这次再进学校学习的机会，通过重读经典，认真学习，很多临床上遇到的问题便迎刃而解。进修结束回杭后，葛琳仪对先生说，这次学习很有必要，弄懂了很多疑难问题，实现了理论—临床—再理论的提升及学术的又一升华，建议以后的年轻医生在有了一定的临床经验之后，再次带着问题去学习，必定大有收获。所以，后来葛琳仪出任中医内科主任、医院院长时，对年轻医生的进修学习也极为重视，创造条件鼓励在临床一线工作过一段时间的年轻医生再出去学习。

在中医传承师带徒学习方面，杨继荪先生积极响应国家二部一局的号召，20 世纪 80 年代起便亲自带徒授业，如今先生的学术继承人多已成为中医临床骨干，有的更已成为浙江省名中医。1997 年，在国家二部一局开展第二批师带徒计划时，先生不顾年高体弱，建议葛琳仪和他同带学生，先生主讲中医理论，并亲自撰写讲稿，定时授课解惑，葛琳仪则负责临床带教。遗憾的是，带徒期间，先生终因病重而离世。2000 年葛琳仪和杨继荪先生合带的学生经浙江省中医药管理局专家组考核，以优异成绩出师。

在中医教学工作方面，杨继荪先生认为院校教育是中医人才培养的基础，必须重视和加强，因此坚持理论与实践并重，“医教合一”，丰富教学内容，提高教学质量。杨继荪先生勉励青年医师要通晓文史，学有功底，精研医典，发皇古义；提倡要知己知彼，善集众长，独立思考，不断实践，才能融汇知新，发展医理。同时，在杨继荪先生担任科主任、医院院长期间，还响应国家号召，不断推动西医学习中医的培训项目，极大地促进了中西医的交流和发展。

作为杨继荪先生的学术继承人，葛琳仪对中医教学亦倾注了大量心血，

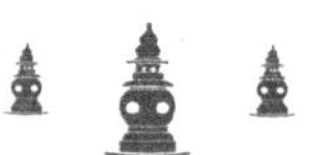

在担任浙江省中医院院长、浙江中医学院院长期间，为强化中医学理论和实践结合，提高后期临床教学的质量，率先提出“院系合一”的医教结合模式，对教学、科研、医疗等人事及管理制度采取了一系列改革措施。增设针灸、推拿、中医骨伤、中药学等专业，结束了浙江中医学院24年单一中医专业设置的局面，形成了“多层次、多规格”的办学格局，完善了学院各系部、附属医院、教学医院的内涵建设，实行医、教、研一体化，为浙江中医药大学二级学院的建立与发展奠定了坚实基础。葛琳仪重视改善中医学院办学条件，通过人大提案，为浙江中医学院移地建校，为从根本上改善办学条件奠定了基础，为发展浙江省中医药教学事业作出了重大贡献。

葛琳仪的中医之路在多位名师引领下越走越宽，如今虽已耄耋之年，仍致力于中医药事业的传承和发展，以其精湛医技、高尚医德博得了诸辈敬仰，终成一代国医大师！

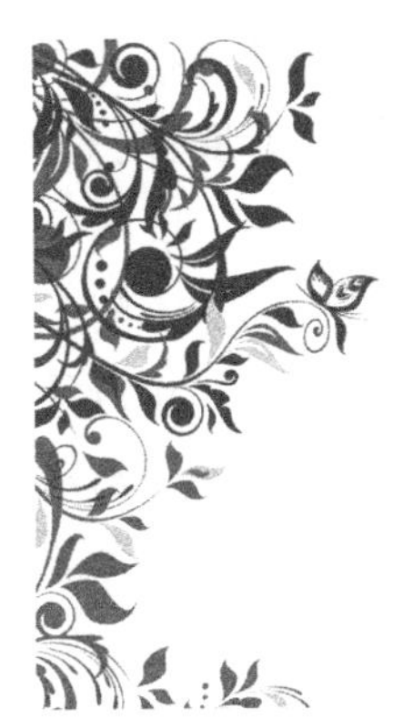

第三章

声名鹊起

葛琳仪作为上海中医学院首届毕业生，于1962年8月进入浙江省中医院中医内科工作，先后在名师吴士元、杨继荪先生等中医前辈的引领下，一直活跃于中医药临床、科研、教学、管理等领域，逐渐形成了自身独特的临证经验和学术风格，声名鹊起，硕果累累。于1979年获“浙江省防治慢性气管炎先进工作者”称号；1983年作为浙江省中医院中医内科的副主任，担任浙江省中医急症协作组临床组组长单位负责人，积极推动了全省中医急诊工作的开展，其中主持的“止血Ⅰ号的研究”项目获浙江省医药科技进步三等奖；1984年任浙江中医学院副院长和浙江省中医院院长、1987年任浙江中医学院院长以后，积极推动医院、学校“医、教、研”改革；分别任浙江省第七届、第八届人大代表，1997年在第八届浙江省人民代表大会第五次会议上领衔提出浙江中医学院“移地建校”的提案。1985年任中华中医药学会内科分会理事、中华中医药学会浙江省内科分会主任委员；1989年任浙江中医学院学术委员会主任；1995年任浙江省中医药学会副会长；1996年被评为浙江省“省级名中医”并获国务院颁发的有特殊贡献科技人员津贴奖；1997年被评为全国老中医药专家学术经验继承工作指导老师；2007年任浙江省名中医研究院院长；2017年被授予“国医大师”及“浙江省首批国医名师”称号；2018年成为浙江省首届“医师终身荣誉”获得者。

第一节　潜心研肺疾

新中国成立初期，经济刚刚复苏，人们生活条件较差，医疗水平欠缺，

患病的老百姓不在少数，而限于医疗条件而不能得到及时、有效的治疗。长年累月，许多患者因失治或误治而演变为慢性病。据当时数据统计，“我国自1971年以来，7892万人普查的结果，慢性支气管炎”患病率为2.5%～9.0%（平均4%），50岁以上患病率为13%”[4]。1971年，医学界响应政府号召，展开了一场全国规模的中医药筛选工作，并持续数年之久，筛选目的，是寻找能够攻克“慢性支气管炎”的办法。葛琳仪作为“浙江省防治老年慢性支气管炎协作组”临床组组长，全身心地投身于这场研究中。

一、协力临床，攻克咳喘

“慢性支气管炎”（以下简称“慢支”）属中医“咳喘”范畴。“慢支”主要是指气管、支气管黏膜发生慢性非特异性炎症，多在冬季发作，春暖后缓解；晚期炎症加重，症状长年存在，不分季节，由于反复发作，严重影响生命健康，常会导致慢性阻塞性肺疾病；随年龄增长，体质逐渐虚弱，抵抗力较低，受到外界诱因刺激，易诱发“慢支”急性发作，临床以咳嗽、咳痰、喘息为主症，一般发病两年以上，每年发病3个月以上。在20世纪六七十年代，“慢支”发病率高而缺乏有效的治疗方法，一时间成为医学界的难治病、高发病，严重影响着人们的健康水平和生活质量。在国家关于“攻克老年慢性气管炎”的号召下，浙江省于1971年起成立了省“防治老年慢性支气管炎办公室”，组建了“浙江省防治老年慢性支气管炎协作组”，协作组由三方组成，浙江省中医院担任临床组工作，胡庆余堂和浙江省人民卫生实验院（浙江省医学科学研究院的前身）分别负责药物研究和实验研究。

浙江省中医院派出以葛琳仪为临床组组长的研究小组，深入到包括杭州周边、台州和诸暨三地。葛琳仪带领着临床研究团队深入到“老年慢性支气管炎”发病率较高的农村、工厂及退休人员集中地，开展大样本的临床研究工作。据葛琳仪回忆，研究根据患者咳嗽、咳痰等临床表现分组，其中按咳痰多少将病人分成轻、中、重三组，痰量少于50ml/天的为轻型；大于100ml/天的为重型，介于两者之间的是中型。通过“三个一”进行监测病情，即7天一疗程，5天一随访，10天一总结。葛琳仪领衔的课题研究组一头扎进乡村，医生们夜以继日，仔细观察，精心治疗，不断摸索，用黄豆计数法来统计咳嗽次数，每一小时听一次呼吸音，虽条件艰苦，仍治疗了一万多名患者，先后筛选出七叶一枝花、侧柏叶、山苍子油等52种防治慢性支气管炎有效的单味中草药，最终制定出慢性支气管炎、阻塞性肺气肿、慢性肺源性心脏病的中西医结合分型标准及治疗方法，研制出多种不同中药剂型并应用于临床，积累了丰富的经验，总结形成了一套完整的诊疗规范，并发表了多篇学术论文。由于临床及研究工作表现出色，1979年葛琳仪被授予“浙江省防治慢性气管炎先进工作者”称号，获得了同行的高度赞许。

通过这一大型临床研究，葛琳仪对呼吸系统疾病的中医药特色论治积累了丰富的临证经验，对“咳喘”病证的研究有了更明晰的方向，临床诊治更加得心应手。据葛琳仪回忆，当时病房收治咳喘患者不在少数，尤记得一老年男性患者，因“反复咳喘五十余年”就诊。患者约七八岁时因外感后出现咳嗽，继而气急，经治好转，但以后反复发作。就诊前一周不慎外感后咳嗽，气急又作，夜间尤甚，不能平卧，痰白不爽等。当时通过临床辨证，葛琳仪辨为喘证——实喘（痰热郁肺），予麻杏石甘汤合三子养亲汤化裁，以清热宣肺降气化痰，住院中药治疗7天，日渐好转，继续辨证治疗，诸症瘥而出院。如此治疗，使葛琳仪将“防治老年慢性支气管炎”期间的研究成果得以应用于临床，临证水平日益提升，门诊量渐增，经验愈丰而名声亦随之传扬。

二、剂型改革，助力临床

通过对防治“老年慢性支气管炎”这一大型的临床研究，葛琳仪对“咳喘”病证的研究有了明晰的主攻方向，并积累了丰富的临证经验，但也感到“老年慢性支气管炎”发病率高、病情易反复、治疗周期长，但个人煎制中药汤剂不够方便，且剂型的单一不能满足不同病期治疗的需求，因而萌发了进行剂型改革的念头。中药剂型自古以来，多有论述。自伊尹创汤液到秦汉时代的《黄帝内经》中已记载了丸、散、膏、丹、酒等剂型；东汉时的《伤寒论》、《金匮要略》已发展到栓剂、洗剂、软膏等；晋代葛洪提出成批量生产中成药，以备急用。唐代孙思邈《千金要方》中，从初生到内、外科诸病共分九门，载方552首，其中记载了汤、丸、丹、散、膏、乳、粥、吮、熨、摩、糖浆、饴脯、含漱等不同的剂型和给药方法达19种之多，可谓中医剂型改革的先行者。葛琳仪认为研制新剂型，探索新技术是发展中医的重要环节。一者，有利于继承和整理先人的经验，使中药的新剂型尽量符合中医辨证论治。宋·《太平惠民和剂局方》，在治小儿诸疾中，共载方123首，其中丸剂36首，散剂32首，汤剂27首，丹剂16首，膏剂5首，饮子3首，香剂4首。根据患者疾病特点、病势缓急、个体差异等予以不同中药剂型。继承前人的经验有助于挖掘其中经过历史验证的精华，更好地运用中医辨证论治来处方用药。二者，改革的目的是为了使中医中药在常见病、多发病、急危病中发挥特有的疗效。“汤者，荡也，去大病用之；散者，散也，去急病用之；丸者，缓也，舒缓而治之。”（《汤液本草》）。历代医家喜用丸、散、汤剂，因其方便、灵活，加之临证时有急症、危症，备以丸、散，配药方便，加用不同的汤引，有利于中药治疗急危重症的开展。

葛琳仪在圆满完成了“浙江省防治老年慢性支气管炎协作组”任务后，回到了浙江省中医院中医内科病房，她将在“老年慢性支气管炎协作组”研究工作中获得的经验与成果，积极运用于临床实践，将研究发现的七叶一枝花、侧柏叶、山苍子油等52种防治慢性支气管炎的有效单味药及基础方剂，制成多种不同剂型应用于临床。其中，葛琳仪最为推崇的中药是七叶一枝花，它不但具有良好的清热解毒、止咳平喘作用，且当时价格低廉，百姓易接受。于是，葛琳仪带领科室成员将七叶一枝花单药磨粉，让咳喘患者每次3g，每天1～2次，水调服用，取得了明显的疗效。不同剂型的运用能更好地方便患者、提高疗效，为临床通过多途径治疗疾病提供思路，故而葛琳仪力倡中药剂型改革。

为此，葛琳仪在担任浙江省中医院院长后，率先促成浙江省中医院中药制剂室的建立，强调要配备水平较高的技术人员和相应的设备，积极研制安全有效多种剂型的药品。要求制剂工作应遵照中医药理论，结合现代科学方法进行，要重视中药复方制剂的研制，加强药品检验工作，确保药品质量。

在葛琳仪积极的推动下，中药制剂室挖掘、开发各学科名老中医的验方验药，研制出冲剂、丸剂、糖浆、膏药、外洗剂等各种剂型应用于临床，并制定了制剂制作规范。在此期间，浙江省中医院创立院内制剂100余种，成果转让4项，浙江省中医院中药制剂室不仅得以开创，而且取得了显著的发展成果。原在浙江省中医院药物研究室工作、现为康莱特集团董事长中国工程院院士李大鹏，回忆起那段做药物制剂的往事，仍念念不忘葛琳仪推动中医制剂改革时的远见和魄力。

三、继往开来，学术初成

葛琳仪结束“防治老年慢性支气管”的研究工作后，回到浙江省中医院，继续在病房进行日常诊疗工作。当时杨继荪先生为浙江省中医院中医内科主任，在跟随杨继荪先生工作的数十载，除了敬仰先生“大医精诚”的行医之道，先生的高超医术亦是葛琳仪追求的目标。杨继荪先生尤其擅长肺系疾病的诊治，主张无论外感或内伤，多有邪循经入里，郁而化热的病机变化，肺热为患、肺气上逆是导致咳嗽、咳痰、气喘等诸多肺系疾病的主要病机，同时指出咳喘之证，黄痰固然有热，白痰未必是寒。因此，杨继荪先生倡导“清肺热”为治疗大法，其中擅用鱼腥草、黄芩、野荞麦根三味清热解毒药，称为“清肺热之主三斧”，用于临床验证，疗效显著。作为杨氏内科继承人，葛琳仪得其真传，在传承杨氏内科学术思想的基础上，葛琳仪通过整理“浙江省防治老年慢性支气管炎协作组”的诊治经验，对“咳喘”等肺系疾病的中医论治形成了自己的学术观点：肺气宣降，主气之本；五行传变，水、木相及；肺为娇脏，最畏风、火（热）。葛琳仪指出，由于疾病谱的变更，现在求治于中医的肺系病证患者，多为咳喘顽疾（如慢性支气管、慢性阻塞性肺气肿、肺源性心脏病等），认为咳喘顽疾乃由于病因多端、病机多变而迁延难治，酿成宿疾；因病延日久，正气复损，故本虚标实、虚实错杂是其基本病机，肺（咳）脾（痰）肾（喘）虚为其本，痰、热、瘀为其标；据其病程演变特点，咳喘宿疾卒发，多属实中夹虚之病机，以标实（热郁、痰壅、血瘀）为主；宿疾伏而未发，多呈虚中夹实之病机，以肺肾亏虚（阴虚、气阴两虚、阴阳两虚）为主。葛琳仪阐发“肺本清，虚则温”（《三消论》）理论，师于古而不泥于古，认为五脏皆有其性，反之则为病；肺为华盖，居于诸脏之上，主天气，轻清空灵，若本脏之气虚，则向其本气相反的方向转化，故肺脏病变，常见“温”、“热”之病理变化，故以“清”法论治；传统“清法”，有泻肺中热邪、条达肺气之意，使肺行宣降之令；葛琳仪拓展“清”法内涵，除取其传统寒凉清热之法外，尚包括开郁导滞（祛痰、化瘀、解毒等诸法），使肺“清平”而宣降有序；故以“清”法贯穿于肺系病治疗全程，并立清宣、清降、清化、清润、清补五法，根据不同患者的病机和证候特点以及同一患者在疾病不同阶段的不同病机和证候特点，辨证运用，多能应手而愈。如在治疗喘证的过程中，喘证急性发作期，多因感冒、受凉、劳累等因素诱发，病情急而重，属邪实阶段，按中医“急则治其标”的原则，对于此类疾患，葛琳仪主张采取果断措施，快速控制病情发展，使其不致演变成久喘、虚喘，即所谓“截断疗法”。当以咳、痰为主症，喘不显著者，治以“清宣”法，常用金银花，连翘、黄芩、鱼腥草、桑白皮、桔梗、前胡等；痰热胶着，当以清热化痰并进，痰不化则热难清，治疗以“清化”法，常用炒川朴、制苍术、莱菔子、浙贝母、杏仁、姜半夏、陈皮、黄芩，蒲公英、野荞麦根等；当胸闷气促等症状明显时，还应配合“清降”之法，以麻杏石甘汤合三子养亲汤为主。缓解期，患者正气耗损，常因机体抗病能力尚差，易复发，则按中医“缓则治本”的原则进行治疗，葛琳仪认为，其病虽有宿疾，但刻下症与证皆不显，宜从辨体结合辨病进行思辨，指出该类病人以阴虚或气阴两虚之病理体质为多见，宜调体固本为要，常用“清润”，如沙参麦冬汤合五味子，野百合、人参叶等清热润肺。而喘证迁延日久，久病及肾，常用熟地、黄精、玉竹、首乌、枸杞子、补骨脂、仙灵脾等养阴温肾之品以“清补”。葛琳仪运用“清”法贯穿肺系疾病治疗的始终，获得了良好的临床疗效，声名渐显；于1986年晋升为副主任中医师。

第二节　合力促急症

中医急症源远流长，早在《灵枢》中有“真心痛，手足清至节，心痛甚，日发夕死，夕发旦死”之描述，先贤张仲景先生所著《伤寒论》对“蛔厥”有较为详细的论述：“蛔上入其膈，故烦，须臾复止，得食而呕又烦者，蛔闻食臭出，其人常自吐蛔。蛔厥者，乌梅丸主之。”同时也记录了急性出血（便血）、急性全身黄染（黄疸）、高热（发热）、昏迷（厥证）等急性病症的治疗，为后世中医内科论治急症提供了理论依据；明清时期的温病学说，使中医学对急性病认识和辨治形成了较为系统的理论；“浙派中医”更是擅长时病诊治，其“钱塘医派”的代表、现代中医临床大家杨继荪先生以诊治急性热病而著称，葛琳仪作为“杨氏内科”的传承人，传承并弘扬了中医急症的学术思想，提出了中医医院、中医病房应突出中医论治手段，发挥中医药特色与优势，指出只有在传承的基础上才能谋求发展与创新，先后领衔成立了中医急症协作组，组建中医急诊室，以“热”、“血”、“痛”证为中医急症主攻方向等，形成了自身的中医急症学术理念和学术思想。

一、以人为本，开拓优势

近百年来，由于各种因素的影响，中医药学的发展相对滞后，特别是中医治疗急症的优势和特色逐渐减弱，其宝贵经验也日渐湮没，出现了“西医治疗急性病，中医治疗慢性病”的局面。解放后，在党和政府的重视、关怀和扶持下，中医药事业得到了发展，中医进入了综合性医院，也开设了专门的中医院，通过高等院校培养了一批又一批中医学理论扎实的年轻中医师，为中医事业发展注入了新鲜的血液。当时，中医在治疗如流行性乙型脑炎、上呼吸道感染（伴发热）、急性细菌性痢疾、急性胰腺炎、急性胆囊炎、胆道蛔虫症、上消化道出血（便血为主）、急性泌尿系感染、骨折、心绞痛等急症工作方面，均取得了一定的成绩，但是随着现代科学技术的发展，现代医学急诊诊治水平的快速提高，中医急诊的优势相对减弱，传统特色及经验也日渐遗失。

为此，葛琳仪认为在现代医学技术迅速发达的年代，继承和发扬中医急诊的优势特色迫在眉睫，但也必须尊重科学，客观地认识问题、解决问题，首先她分析了中医诊疗手段在急症治疗中的局限性：第一，应用范围相对较窄，尤其是“三衰”（肺功能衰竭、循环系统功能衰竭、肾功能衰竭）病人光用中医治疗有一定困难；第二，中药剂型不适合急诊的需要，急症病人的抢救是争分夺秒，而中药汤剂需煎好后再经鼻饲灌入，影响抢救时间；第三，现有的急诊医护工作者缺乏中医药知识，对中医疗法生疏，学习不够，掌握不全，影响了中医药在急诊中的应用。其次，葛琳仪分析当时医疗现状是，由于抗生素、激素等药物的疗效明显，以及中药剂型的限制，中医治疗急性病的机会和范围日渐缩小，几千年的中医治疗急症的丰富经验正在逐渐失去传承。故葛琳仪强调，积极开展中医急症的治疗工作是振兴中医事业的战略措施，是中医学事业的传承体现，中医应该发挥其传统的急诊优势，以有利于推动中药剂型的改革，挖掘、创新中医治疗方法，弘扬中医治疗各类急症的理论与实践，更有利于中医人才的培养提高，同时也是推动“医、教、研”深入发展的重要环节。如果不开拓中医治疗急症的局面，中医治疗的病种将日趋减少，中医学术的发展和人才的培养都将受到限制。而且，中医治疗急症有它的特点和优势，例如对一些急性发热性病症（上呼吸道感染、急性肠炎、急性细菌性痢疾、急性泌尿系感染）、病毒性感染（流行性感冒、流行性出血热）、脑梗死等都有良好疗效。葛琳仪倡议中医治疗急症要着眼整体，因人、

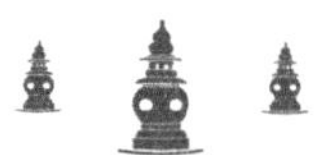

因病制宜，发扬治疗方法多、疗效好、副作用小的优势，以促进中医急诊工作的展开、有利于传承和发展中医诊疗特色。

恰值党的十一届三中全会以来，尤其是1982年我国中医发展史上具有里程碑意义的“全国中医医院工作会议（衡阳会议）”的召开，明确了中医、西医、中西医结合三支力量都要大力发展、长期并存的基本方针。各省市一些中医院开始建立急诊室，开展了中医急、重、危症的治疗。各地都在继承中医治疗急症经验的基础上，努力探索治疗急症的新方法，积极研制抢救急症的新剂型。在这一时代背景下，葛琳仪指出医院各级部门必须提高认识，统一思想，既要勇于实践，大胆创新，又要积极慎重、科学对待，一切从实际出发，根据本单位的技术力量和设备条件，选择一定的病种，通过临床系统观察，总结经验，掌握规律，然后由点到面，逐步扩大；始终强调开展中医急症工作，原则上要以中医为主，遵循中医理论体系，最大限度地发挥中医药优势。在具体开展中医急症工作上，要求临床治疗须重视多种途径中医综合疗法的运用，其中包括行之有效的民间单方、验方、对临床有效的急症治疗方药和方法，要积极开展实验研究，以阐明有效机理，提高中医治疗急症的科学水平。积极研究抢救急重症的中药制剂，不断提高诊治水平和抢救成功率。特别指出对于危重病人的抢救，要一切从“尊重生命，以人为本，有利于病人”出发，既要充分发挥中医药的专长，必要时也要配合现代急救技术和药物治疗。同时开设了中医急症学习班，培训了一批中医治疗急症的骨干力量，并开展了中医治疗急症的学术交流，有效地保证中医急症得以顺利展开和发展。

二、团队合作，谋求创新

（一）组建中医急诊室

葛琳仪将所思所想付诸实践，带领团队大胆、有效地开展了中医急症的诊疗工作。首先在肠道门诊的医生配置上做了调整，改由中医医生负责，葛琳仪认为，中医药在诊治消化系统疾病中具有巨大优势，组织专家献计献策，拟制了针对急性肠炎（“泄泻”）的“肠炎Ⅰ号”；治疗急性细菌性痢疾（痢疾）的“菌痢冲剂”等院内制剂。在临床使用中取得了较为满意的效果。如菌痢冲剂在临床治疗观察中，对急性细菌性痢疾有确切的治疗效果，尤显效于湿热痢，具有清热解毒，燥湿杀虫，行气导滞的作用，在体外抑菌实验中，对宋氏志贺氏菌、痢疾志贺氏菌、肠道沙门氏菌、乙型副伤寒沙门氏菌均有抑制作用；当时在八所省市级医院作了临床治疗观察，“菌痢冲剂”治疗急性细菌性痢疾有效率达 74.57% 以上[5]，对照当时的痢特灵等西药，对胃肠道的刺激小，临床症状改善快，深受患者喜爱。

有了前期在病房及肠道门诊开展中医急症工作的经验积累，葛琳仪开始着手建立中医内科急诊室，由五至七位经过进修、培训的中医师组成，设有观察床位，且制订了部分内科急诊常规，病种范围包括临床常见的发热（急性上呼吸道感染、肺炎、急性泌尿系感染）、腹痛［急性胰腺炎（水肿型）、胆道蛔虫症］、胃痛（急性胃炎、胃溃疡、）、血证（上消化道出血、支气管扩张伴咯血）、泄泻（急性肠炎）、痢疾（急性细菌性痢疾）等，以中医中药治疗为主，采用经过临床证实安全有效的医院内协定处方生产的院内制剂，必要时配合西药治疗。在葛琳仪领衔的团队的积极努力下，浙江省中医院率先在全省公立医院建立中医急诊室，为推动中医急诊的发展起到了表率作用。

（二）中医急症“热、血、痛”

正当中医急诊在浙江省中医院中医内科病房开展得如火如荼之际，1982 年 4 月衡阳会议后，浙江省卫生厅指示浙江省中医学会内科分会于 1982 年 7 月召开全省中医内科急症交流会。浙江省中医院作了关于开展中医急症工作的介绍，会上一致认为必需治有重点，由浙江省中医院提议，确定以热、血、痛 3 个病证作为目标，由浙江省中医院负责制定方案。葛琳仪深受鼓舞，坚定了信心，积极响应会议的号召，投入更多的精力到中医内科病房的临床工作中，为中医急诊的进一步展开做准备。1983 年 5 月再次召开会议，由浙江省卫生厅中医处组织，成立了省内科急症协作组，由浙江省中医院牵头，担任中医急症协作组组长单位，由葛琳仪负责，其余有十个医疗单位和两个中药厂共同参与组成，讨论开展急症工作的具体方案，主攻热证（肺炎、急性泌尿系感染），痛证［急性胰腺炎（水肿型）、急性胆囊炎、胆道蛔虫症］，血证（支气管扩张症伴咯血、上消化道出血）七个病证。在葛琳仪负责中医急症协作组组长单位的工作期间，带领团队针对中医急症工作展开了一系列理论研究及临床实验，以下从“热、血、痛”三类传统急症加以列述。

1. 热证

中医外感热病的发展，以“三论”为其主要代表和标志，即《素问・热论》、东汉张仲景的《伤寒论》和清代叶天士的《温热论》（亦名《外感温热篇》）。

在《素问·热论》及其他有关的篇章里，初步论述了外感热病的病因、病机、证候、治则和预后，提出了“今夫热病者，皆伤寒之类也”，“人之伤于寒也，则为病热”等重要论点，并且把热病的发展传变过程及其症状表现，以三阴三阳为提纲，按六经加以分类归纳，可称为中医外感热病学的萌芽时期。张仲景的《伤寒论》总结了东汉以前有关外感热病的防治经验，发展了《黄帝内经》六经分证的辨证方法，成为有理论、有治法、有方药的第一部系统论述外感热病的专著。清初叶天士承前启后，吸取历代名家之长，编著《温热论》，在理论上大胆创新，提出了“温邪上受，首先犯肺，逆传心包”，以及“夹风”、“夹湿”、“热变最速”的病因和发病机理；辨证论治上，创造性地提出了卫气营血的辨证纲领；大大促进了外感热病学的发展。“外感热病”一词首见于《丹溪心法》，外感热病是中医学的一个重要组成部分。一般认为外感发热是指感受六淫之邪或温热疫毒之气，导致营卫失和，脏腑阴阳失调，出现病理性体温升高，伴有恶寒、面赤、烦躁、脉数等为主要临床表现的一类外感病证。西医学中部分急性感染性疾病，如上呼吸道感染、肺部感染、胆道感染、泌尿道感染等。“浙派中医”更是擅长时病诊治，其“钱塘医派”的代表、现代中医临床大家杨继荪先生以诊治急性热病而著称，葛琳仪作为“杨氏内科”的传承人，传承并弘扬了中医急症的学术思想。

葛琳仪认为，外感热病据其病因分为六淫病和疫毒病两类。外感发热的病机是外邪入侵，人体正气与之相搏，正邪交争于体内，则引起脏腑气机紊乱，阴阳失调，阳气亢奋，或热、毒充斥于人体，发生阳气偏盛的病理性改变，即所谓“阳胜则热”的病机。治疗方面，葛琳仪指出，临床所见外感热病患者，由于病变所在脏腑不同，而有相应的卫表证、肺胃热盛、肝胆湿热、下焦湿热等证候。辨证应结合热型分辨病因，如风热、湿热等，分辨病变的脏腑及有无气阴耗伤等。“热者寒之”（《素问·至真要大论》），应以寒凉清热为治疗原则，常选用清热解毒、清热除湿、通腑泻下、清理脏腑等治法，有时常须配合凉血、化瘀、熄风、开窍等治法，总之，围绕清热祛邪，保护气阴，防止传变，进行积极治疗。

针对当时因“外感发热”就诊的患者中以“发热”（急性上呼吸道感染、肺部感染）及淋证（泌尿系统感染）为多，葛琳仪领衔的急症协作组团队，在温习、探讨中医热病理论研究的基础上、开展动物实验及临床应用，研发了“风温合剂”、“淋症合剂”等。其中“风温合剂”，主要由银花、连翘、黄芩、野荞麦根、虎杖根等组成；功能辛凉透表、清热解毒、清肺平喘；适用于证属邪热壅肺，症见高热寒战，但热不寒，头痛身疼，口渴引饮，咳嗽胸痛，咯痰黄稠或铁锈色或带血丝，小便黄赤，便秘，舌干红苔薄黄脉滑数或浮数者。而"淋症合剂"主要由蛇舌草、凤尾草、马鞭草、细木通、柴胡、黄芩、黄柏、瞿麦、竹叶等组成；功能清热泻火、利水通淋；适用于证属湿热下注，症见发热恶寒，头痛，烦热口渴，尿频、尿急、尿痛，少腹胀痛，腰痛，苔黄腻，脉濡数或滑数者。此类合剂在治疗外感发热病证中疗效明显，服用方便，广受患者好评，成为医院院内制剂，广泛应用于病房、门诊。

2. 血证

关于失血的记载最早见于《黄帝内经》，然书中并未有"血证"这一名词，而是称其为"血流"、"血溢"、"夺血"、"脱血"、"见血"。历代医家也都是将各种出血分别论述，《类证治裁》曰"血症"，直到明代虞抟《医学正传·血证》率先将各种出血病证归纳在一起，并以"血证"之名概之。自此之后，"血证"之名即为许多医家所采用。《金匮要略·惊悸吐衄下血胸满瘀血病脉证治》首次记载了泻心汤、柏叶汤、黄土汤等治疗吐血、便血的方剂，沿用至今。《备急千金要方》收载了一些较好的治疗血证的方剂，至今仍广泛应用的犀角地黄汤即首载于该书。《中医内科学》认为："凡血液不循常道，或上溢于口鼻诸窍，或下泄于前后二阴，或渗出于肌肤所形成的疾患，统称为血证。"血证的范围相当广泛，凡以出血为主要临床表现的内科病症，均属此例，包括"吐血"、"便血"（上消化道出血、下消化道出血）、咳血（支气管扩张症伴咯血）等。

葛琳仪认为，出血的病因很多，正如《济生方·失血论治》中所言："所致之由，因大虚损，或饮酒过度，或强食过饱，或饮啖辛热，或忧思恚怒"，包括六淫、七情、劳倦、饮食、瘀血、外伤或久病等。出血的共同病机以火热内灼、迫血妄行与气虚不摄、血溢脉外最为常见。《景岳全书·血证》："凡治血证，须知其要，而动血之由，唯火唯气耳。故察火者但察其有火无火，察气者但察其气虚气实，知此四者而得其所以，则治血之法无余义矣。"概括前人治血大法，血证的治疗，葛琳仪认为首先应辨证施治，但以治火、治气、治血为要。急则治标，缓则治本，治标以止血为急务。火盛者宜清热降火，虚火当滋阴降火；气为血帅，实证以清气降气为要，气虚则补气摄血；治血可以选择凉血止血、收敛止血与治火、治气配合使用；离经之血易于蕴结而成瘀血，瘀血不去，新血不生，易导致出血不止，则适时投入活血止血。

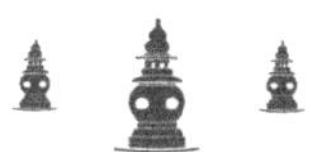

20世纪80年代，浙江省中医院门诊及病房以出血为主要症状的患者中，以吐血、便血（上消化道出血）及咳血（支气管扩张伴咯血）为多见，葛琳仪领衔的急症协作组团队，在温习、探讨中医血证理论研究的基础上、开展实验及临床应用，研制出“止血Ⅰ号”、“止血Ⅱ号”等。“止血Ⅰ号”，主要由檵木、紫珠草、蒲公英等组成，功能清热凉血、散瘀止血，适用于证属胃热壅盛，症见胃脘疼痛，隐隐不除，或胸闷不舒，平时反酸嘈杂，便黑如漆，或吐血色暗；或倦怠乏力，或心慌气短，或面色苍白；舌淡红苔薄白，脉弦细或沉细者。而“止血Ⅱ号”，主要由金不换、侧柏叶、仙鹤草等组成，功能凉血止血、清肺止咳，适用于证属肝火犯肺，症见咳嗽阵作，痰中带血，或纯血鲜红量多或夹泡沫，咳时胸胁牵痛，神烦，大便干结，舌质红或淡红，苔薄黄，脉弦数者。临床研究数据显示，“止血Ⅰ号”治疗消化道出血的总有效率高达89.10%，平均止血天数3.2天，临床疗效显著[6]。葛琳仪带领课题组成员还进行了相应的动物实验研究，证实“止血Ⅰ号”能使实验小鼠全血凝固时间明显缩短，并能增加血小板含量和促进血小板凝聚，提高纤维蛋白原的含量等，从而修复伤口，达到迅速止血作用。为此，“止血Ⅰ号”还在全国血证协作组作为“有前途的止血药”进行经验交流，1992年“止血Ⅰ号的研究”获浙江省医药科技进步奖三等奖。

3. 痛证

《黄帝内经》以前的相关医学已将疼痛与经脉相联系。《黄帝内经》则将疼痛进行分类，从阴、从寒、从心火、从解剖立论，并根据经络腧穴理论运用针灸手段治疗。张仲景的《伤寒杂病论》对疼痛治疗有两方面的贡献：一是将疼痛分为外感疼痛和内伤疼痛。外感疼痛为六经疼痛，头痛有三阳头痛、厥阴头痛，太阴病多见腹痛，少阴则以身痛为最；内伤疼痛以胸痹心痛论述最为详尽。二是用完备的理法方药治疗痛证，充分体现了辨证论治。比如，对内伤杂病中的胸痹心痛，以阳微阴弦立论，用瓜蒌薤白白酒汤治疗。痛证作为临床常见症状、疾病，后世医家多有发挥。王清任以活血化瘀论治痛证，创立了著名的血府逐瘀汤、膈下逐瘀汤、少腹逐瘀汤、通经逐瘀汤和身痛逐瘀汤六首止痛方剂，名扬医林。中医学将人体内外产生的一种难以忍受的苦楚称为“痛”，痛中而带有酸感称为“疼”。脏腑气血津液等任何一个方面出现失衡或破坏，产生难于忍受的苦楚，即疼痛，我们将此类以“疼痛”为主要症状的疾病总称为“痛证”。临床上痛证有多种表现，如胀痛、刺痛、冷痛、灼痛、绞痛、游走性疼痛、固定性疼痛等。临床常见的疼痛有“腹痛”

（急腹症）、“胃痛”（胃炎、胃溃疡）、“胸痹”（心绞痛、心肌梗死）等。

《素问·举痛论》云：“经脉流行不止，环周不休。寒气入经而稽迟，泣而不行，客于脉外则血少，客于脉中则气不通，故卒然而痛”，“寒气客于背俞之脉，则脉泣，脉泣则血虚，血虚则痛”。葛琳仪遵《黄帝内经》对于“痛证”的认识，认为痛证之病因病机不外乎虚实两端：实者，不通则痛，是指由于外感之邪、寒凝、气滞、痰阻、血瘀等致经脉闭阻不通，阴阳之气相搏，气血逆乱，攻冲经脉而出现疼痛。虚者，不荣则痛是指因各种原因导致的气、血、阴、阳虚损，使脏腑、经脉失于温煦、滋润、濡养而发生的疼痛。痛分虚实，治疗即随之立法，总的原则为不通者通之，不荣者荣之，痛即可解。通之荣之，实痛以”通”字立法，实邪去、气血通，则痛可除。虚痛以“荣”字立法，温养脏腑、濡养经脉，则痛可解。临床常用通里攻下法治疗各种里热实证，行气导滞法治疗肝胆胃肠的实证，益气养血法治疗各种气血亏虚证。

20世纪80年代，因生活条件、饮食卫生等原因，“腹痛”、“胃痛”、“胁痛”等脾胃、肝胆为主的疾病尤为常见，其中以腹痛［急性胰腺炎（水肿型）］、胃痛（胃炎、胃溃疡）、胁痛（胆道蛔虫症）为主。葛琳仪领衔的急症协作组团队，在温习、探讨中医“痛证”理论研究的基础上、开展实验及临床应用，研制出“胰胆合剂”、“胆蛔合剂”、“胃痛散”等。“胰胆合剂”，主要由柴胡、黄芩、生大黄、蒲公英、川朴、枳壳、白芍、广木香、延胡、红枣等组成；功能和解少阳、内泻热结；适用于证属肝胆湿热内蕴，气机阻滞，不通则痛；症见畏寒发热，脘腹痛剧拒按，得食尤甚，痞塞不通，甚则恶心呕吐，目睛黄染，大便秘结，尿赤，口苦烦躁，苔黄厚腻或燥，脉滑数者。“胆蛔合剂”主要由乌梅、川椒、黄芩、木香、陈皮、使君子、蒲黄、槟榔、芜荑、川楝子、鹤虱、甘草等组成；功能温中安蛔、理气止痛；适用于症见右胁钻痛，甚则辗转不宁，大汗淋漓，畏寒肢冷，泛恶呕吐，甚则吐蛔，痛止如常人，舌淡红苔薄腻，脉弦滑者。“胃痛散”主要由芍药、甘草研粉制成；功能和中、缓急、止痛；适用于各类胃脘疼痛不适者。其中“胆蛔合剂”（后进行剂型改革制成冲剂）通过省级鉴定，并由制药厂批量生产，广泛应用于临床。

1981年开始浙江省中医院中医内科病房在杨继荪院长和葛琳仪主任的带领下，院内中医急诊获得了满意成效。中医中药治疗比例逐年增加，当时的中医病房也对冠心病、心律不齐等心脏疾病采用中医辨证治疗，配合静脉滴注丹参针或参麦针，疗效较为满意。1982年葛琳仪在华东地区肺心病学术会议上代表医院作了“己椒苈黄汤加味治疗充血性心力衰竭22例初步观察”的

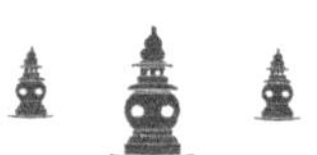

大会发言，得到同行的认可与好评。

作为浙江省内科急症协作组组长单位，开展中医急症工作后，急症病人单用中药治疗获愈人数逐步增加。根据协定处方制成的合剂："止血Ⅰ号"、"止血Ⅱ号"、"风温合剂"、"胃痛散"、"胆胰合剂"、"菌痢冲剂"、"胆蛔合剂"和"淋症合剂"在临床中得到了广泛的应用。随着中医急症工作的展开，中医急诊室的建立，在中医中药治疗中医急症方面积累了许多宝贵的经验，先后共举办三期"全省中医急诊学习班"，来自全省医疗第一线的有关临床医师参加了学习，首期学习班于1985年6月17日《中医报》进行了报道，获得省内医疗界一致好评。同时，在开展中医急诊工作的过程中各团队相互合作，共同提升，促进了浙江省中医院中医急诊工作的发展，也促进了制剂室的发展，为后来成为浙江省较先进的医院制剂室打下了坚实的基础，在浙江省中医急诊发展中起到了表率作用。

1992年葛琳仪晋升为主任中医师。随后，葛琳仪于1996年被评为浙江省"省级名中医"并获国务院特殊津贴；1997年被评为第二批全国老中医药专家学术经验继承工作指导老师。

第三节　医教展宏图

一、医教结合，推动改革

1984年，葛琳仪被任命为浙江中医学院（现浙江中医药大学）副院长兼浙江省中医院（浙江中医学院附属医院）院长，成为该院继杨继荪先生后第二任中医出身的院长。当时浙江中医学院的教师只负责学校教学工作而基本脱离临床，医院医生只负责临床工作而不参与教学。葛琳仪意识到当前教学模式的弊端：一方面教师本身不能够理论结合实践，不利于教师本身能力的提升；不结合临床的教学，如"无根之水"，学生不能很好地理解，不利于教学进步。另一方面，临床医生缺乏理论再学习，不利于医疗、科研水平的提升。此时，作为浙江中医学院副院长，又兼任浙江省中医院院长的葛琳仪，从以抓临床为主转为临床教学一起抓后，考虑问题的高度和广度都发生了变化，深刻体会到理论与实践相结合才是教学、医疗水平共同进步不可或缺的重要部分。因此，大力提倡医、教、研改革。

为强化中医学理论和实践的结合，提高后期临床教学质量，在葛琳仪的建议和推动下，浙江中医学院对临床教学体制进行了改革，从 1985 年 5 月开始，正式宣布实施中医系各教研室与医院相应科室结合，医院与中医系统一安排医、教、研工作，对教学、科研、医疗等人事及管理制度采取了一系列改革，初步实现了院系结合的临床教学体制，具体措施为：①实行医、教、研一体化。各教研室教师在完成教学任务的同时需参加附属医院临床医疗工作，附属医院高年资医师逐渐兼任教学工作。同时，强调浙江省中医院是附属医院，除完成医疗任务外，还需负责教学，完善制度保障。②原医务科改成医教科，见习、实习必须有专人安排、专人负责。当时有部分高年资的教师因为长期脱离临床，难以适应病房工作，则安排至门诊参与临床。中青年教师勇于尝试，则安排进入病房和急诊。当时有位年轻的教师到急诊科参加临床工作，接诊一位因进口香烟过敏而出现喉头水肿的急诊患者，情况紧急，患者随时有窒息的危险，他当机立断，予以气管切开术，开通气道，成功抢救了患者。通过此类医疗实践，显著提高了医教队伍的临床技能、丰富了基础理论知识。③组织力量开展了对血液病、冠心病、肺心病、气管炎、冷冻、激光医疗等临床课题的研究。各科医师积极撰写高质量的科研论文，获奖论文逐年增多；医院的科研工作有了新的进展，立项和完成的课题在数量和级别上都有上升的趋势。仅 1979 年至 1989 年，获国家教委进步奖、浙江省医学科学进步奖和自然科学奖共 6 个。

医、教、研改革以后，不论是学校教师还是医院临床医生、学校和医院，都得到了大幅度的提高与发展。学校教师与医院临床医生得以快速成长，中医系教师积极参加临床医疗工作，医疗水平不断提高，很多教师晋升为正、副主任医师，成为临床科室的医疗骨干和学科带头人，成为研究生及进修医师的指导者、临床医疗实习生的带教者，并定期开展教学查房和专题学术讲座。教学及讲座时理论联系实际、临床实例信手拈来，讲课内容生动好记，深受学生的欢迎。附属医院得以快速发展，1986 年浙江省中医院建筑面积 5700 平方米的 7 层病房大楼建成，病床数从 400 张增至 500 张，有病区 10 个，中西医师比例达到 19 比 2.1，中医病床数占实用床位数的 73%。这一年，门诊量达 89.06 万人次，日平均 2351 人次。浙江省中医院逐渐发展成为一所集医疗、科研、教学、保健、康复为一体，具有鲜明中医特色优势的、现代化的综合性三级甲等中医医院。中医系持续发展，至 1999 年，设有中医内科、中医外科、西医内科、西医外科、中医妇科、中医儿科、中医骨伤科、中医耳鼻喉科、中医眼科、放射影像学和中医护理共 11 个教研室以及中医儿科、

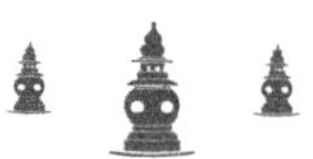

中医骨科、中医肿瘤科 3 个研究室，为浙江省中医药高级人才的培养和中医药事业的发展创造了良好的条件。1990 ～ 1999 年间开展厅局级以上科研课题 23 项，并通过专家鉴定，其中获浙江省科技进步奖三等奖 1 项，优秀奖 1 项；获浙江省高校科技进步二等奖 1 项，三等奖 4 项，教育成果二等奖 1 项，在省级和国家级学术刊物上公开发表学术论文 700 余篇。2000 年正式成为浙江中医药大学第一临床医学院。

二、加强师资，改善教学

随着时代的发展，中医传承由师徒制逐渐转变为以学院制为主。而当时的浙江中医学院，专业设置单一，师资力量薄弱，学校硬件条件不足，这些因素严重阻碍了承担中医传承主要角色的学校教育的发展。

葛琳仪任学院副院长、院长期间，带领学院决策层进行了大刀阔斧的改革：①推动中医优势学科建设。一方面，增设了中医骨伤科学本科、中医学（中西医学临床）专科、中药本科等专业；同时推进重点学科建设，1989 年 12 月，针灸学成为学院第一个重点学科；扩大学院的办学规模，至 1989 年，在校全日制本专科学生已达 936 人。另一方面，发展成人教育，增设夜大针灸等专科，举办医学气功、针灸、中药等函授班，中药、骨伤等短期培训班，惠及一大批中医从业人员。②提高教学质量。建立了一套提高教学质量的管理方案。如授课教师上岗都需经系、部的审查批准；组织正、副教授与有教学经验的讲师担任第一线的主讲人；在教学过程中，经常召开师生座谈会，组织听课观摩教学。为了加强实践教育，1991 年起重新开展并组织了已中断 10 余年的教师带领学生下乡的社会实践活动。每位学生在暑假期间都要参加 1 ～ 2 周的社会实践，内容包括军训、专业劳动和科技、文化、卫生三下乡。③不断提高师资力量。一方面，不断提高留校任教的资格要求，从原来本科生提高到硕士毕业生才能留校工作；另一方面，采取联合培养或选送培养的形式，选送优秀教师攻读硕士、博士学位，培养博士后，以提高现职教师、科研队伍的学历层次；制定引进人员条件，并给予一定的优惠政策，积极创造条件，引进学科建设急需的高层次专业技术人才；并且将临床经验丰富、理论功底深厚、表达能力强的临床一线医生充实到授课队伍，提高教学团队力量。

通过一系列的改革，浙江中医学院的优势学科得以建设，师资得以强化，教学水平不断提高，培养出了大批优秀的中医人才，进而吸引了更多学子来校求学，浙江中医学院的教学水平、办学规模得到了大幅度的提升。

三、“人大”提案，“移地建校”

如今位于杭州市钱塘江南岸的浙江中医药大学滨文校区，占地面积400多亩，规划布局合理、莘莘学子在这优美环境里享受着高质量的教学。校区的迁建发展最早要从20年前葛琳仪颇有远见的一份提案和发起的数项改革说起。搬入现校址以前，浙江中医学院位于杭州市庆春路原浙江大学旧址内，校舍面积不到一万平方米、空间狭小、房屋简陋，成立之初的20年中，还曾两度并入浙江医科大学。“占地只有30多亩，被戏称为‘马路大学’，周围都是民房，完全没有发展空间。”葛琳仪回忆道，“校舍的大门朝哪里？设备在哪里？教室怎么修缮等问题都摆在眼前。”

葛琳仪认为浙江省中医药学源远流长，但是面临21世纪各行业快速发展，浙江省中医中药事业仍然面临着严峻的挑战，当时浙江省每千人口中，中医专业人员数为0.26，列为全国第21位，中医药事业的振兴关键在于人才，浙江中医学院作为浙江省唯一的一所高等中医院校，肩负着推动中医药事业发展的历史责任。为了迎接挑战，加快浙江省中医高等教育事业的发展，葛琳仪认为要办好中医学院必须移址，鉴于浙江中医学院的办学现状和实际困难，葛琳仪多次牵头调研并提出了“移地建校”的设想，在葛琳仪的积极促成下，1996年2月5日，当时的学院党委会议研究并提出“抓住机遇、改革发展”，“移地建校”的设想。1997年，学校召开第三次党代会，确定了“跳跃式发展”和“全面振兴”工作方针，并决定实施移地新建、业务建设、体制改革、校园文明建设“四项工程”。1997年葛琳仪在第八届浙江省人民代表大会第五次会议上领衔提出关于《尽快解决浙江中医学院是否“移地建校”问题》的提案，并获得浙江省政府的答复，决定省中医学院移地建校。1998年6月28日在新校址举行了开工奠基仪式，2000年1月28日新校建设工程竣工。2月11日起实施整体迁校，于3月6日正式在新校开课。一所功能区分明确合理、环境优美怡人、教学科研设备先进的新校屹立于钱江南岸，新校的落成使学院校园建设跨入全国中医药高等院校的前列。

从此，浙江中医学院也翻开了跨江发展的崭新一页。浙江中医学院迁到

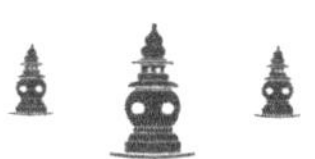

新址后，办学条件发生了翻天覆地的变化。学校占地面积增加了近10倍，建筑面积增加了近5倍；教学科研仪器增加了近6倍，图书馆藏书增加了近6倍；建成了一大批高档科研实验室、多媒体教室、语音室、计算机室；校园环境幽雅，景色宜人，设施先进，成了读书治学的理想家园；学校图书馆实现了文献采集、借阅及检索自动化、网络化，建在学校的滨江高教园区的网络图书馆，可查阅园区内6所院校全部的纸质文献和近3600万种（册）的电子全文文献。学校教学条件的改善，也促进了浙江省中医教育事业的发展。

第四节　领衔研究院

一、引领名医，传承流派

名中医是中医临床和学术发展史上的重要代表，他们长期从事中医药工作，具有扎实的中医基础理论和丰富的临床实践经验，在学术上往往独树一帜，在社会和群众中具有比较广泛的影响，名中医这一群体对于促进中医理论的传承和创新具有十分重要的作用。为进一步发挥中医药专家的学术优势，推进浙江省中医药事业的继承与创新发展，加快卫生强省和中医药强省建设，浙江省整合全省名中医药专家资源，于2007年2月13日，在全国率先成立了名中医研究院。时任浙江省委书记习近平同志发来贺信：希望全省广大名中医秉承“大医精诚”的美德，积极加强学术交流研究，认真挖掘整理学术经验，努力传承创新发展中医药学，大力培养中医药人才，为建设卫生强省和中医药大省作出新贡献！

作为浙江省中医药继承创新平台和专家学术园地，名中医研究院以浙江省历代名医和中医流派为学术基础，由国家级和省级名中医为骨干，以促进中医学术经验传承和创新、培养优秀中青年中医药人才和繁荣中医药学术为主要任务，有组织、有计划地开展中医药学术研究与传承工作，以确保浙江省中医药学术发展处于全国的领先地位。葛琳仪虽已年届耄耋，仍时时关注中医事业的发展动态，积极响应省厅号召，并受邀担任名中医研究院的院长，亲力推动研究院的成立及之后工作的展开。浙江中医药大学医院管理处处长陈华介绍说：“名中医研究院虽然是一个松散的组织，但葛琳仪带领我们做的工作非常务实。”

二、传承带教，躬身力行

浙江省名中医研究院的建立，一方面，有效地延续着传统的“师带徒”传承模式。中医传统传承模式的优势主要体现在以下三个方面：首先，关注传统文化的学习，注重国学底蕴的培养。中医药学中蕴含的文化底蕴十分丰富，它将文化、历史以及古代哲学等人文学科进行了有效融合，将人文教育与中医药学的学习结为一体，对学生专业知识及文化修养的提升十分有利。其次，因材施教，强调临床能力的培养。临床实践是中医药理论的重要来源，为此在中医传承模式中，老师对学生临床实践能力的培养尤为注重，让学生通过在临床实际中不断地观察、学习与运用，以此对中医药理论进行深刻领悟；另外，根据徒弟的个性特征来对培养方式进行有效选择，大大增强了学生学习的积极性与主动性，达到了事半功倍的教学效果。最后，有利于发扬中医流派，中医的精湛技艺及独特学术理论的传承都离不开学生的继承。在传承模式中，学生通过对老师经验以及诊疗风格的学习与领悟，将老师的学术思想不断发扬，有利于形成独具特色的中医学术流派，对我国中医的传承、发展乃至创新起着不可估量的重要作用。浙江省名中医研究院有效避免学院制教学难以传承个人经验的弊端，对于中医的传承提供了有效的平台，以致后来形成了“群师带群徒”的独特景象。另一方面，为中医学术交流提供了广阔的平台。研究院建院以来，多次组织举办“名中医学术经验传承与创新研究论坛”、“中医临床研究方法学学习班”、“学经典、做临床”、“中医经典（温病学）学习班”、“中医‘治未病’高峰论坛”、“‘治未病研究与实践’培训交流会议”、“名中医工作室在行动”等大中型学术交流活动，邀请全国知名专家、名中医研究院研究员为临床一线中医药工作者授课，促进和繁荣了中医药学术研究。

继名中医研究院成立后，各名医随后相继成立工作室，葛琳仪名医工作室自 2010 年成立以来，开展了多种形式的传承活动。葛琳仪虽已耄耋之年，仍坚持每周 4 个半天的门诊，工作室成员侍诊左右，收集病例录入数据库、认真学习、总结研究；将典型病例、疑难病例作为教学病例，进行深入讨论研学；开展病房教学查房，结合病例搜集四诊资料、引经据典深入浅出的分析讲解；对于典型病例经常开展不定期的病案分析、专题讲课、学术讨论等活动；每年举办国家级或省级继续教育项目，葛琳仪还亲自作专题报告，受众数百人，惠及全省。同时葛琳仪还不顾高龄，带领工作室成员们经常下基

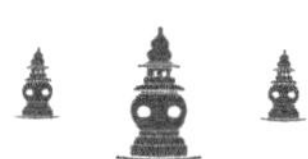

层送医传技，免费义诊，既方便了就医患者，更使渴望得到葛琳仪真传的同行们受益匪浅。

工作室成立至今，成员们在葛琳仪的循循善诱、言传身教中快速成长，其中有三名博士生、一名硕士生以优异的成绩完成在职学习，顺利获得相应的学位；三名主治医生晋升副主任医生；两名工作室成员被评为浙江省省级名中医。工作室成员共培养了博士研究生 2 名，硕士研究生 52 名；接受进修医生 16 名。有的回原单位后评上了基层名中医，并正在积极筹建“葛琳仪专家传承工作室基层工作站”，为更大范围地传承创造条件。工作室成员及葛琳仪的学生们近年来共发表研究葛琳仪学术思想与临床经验的有关论文 20 余篇。同时工作室成员积极开展科研活动：完成国家自然科学基金项目 1 项、在研 3 项；完成国家自然科学基金面上项目 1 项，在研 1 项；完成浙江省自然科学基金项目 2 项，在研 2 项；完成浙江省科技厅“十二五”重大专项项目 1 项、浙江省科技厅“十三五”重大专项项目 1 项；完成浙江省中医药科技计划项目 2 项，在研 2 项，还有其他省部级、厅局级项目十余项。

三、德艺双馨，堪为楷模

辉煌过后，留有本真。如今耄耋之年的葛琳仪仍坚持坐诊，面对患者，不管是身居要职的保健对象，还是风尘仆仆的农村老人，都以满腔热情详询病况、仔细明辨、推敲处方，谆谆叮嘱。其医者风范，深深影响着后学者。身为中医人，葛琳仪常常教诲后学：医乃仁术，仁心为先。治病讲究厚德仁术，应时刻注意修身养德，无论在临床、科研工作还是生活中，都应保持“大医精诚”的初心；中医学强调“以人为本”的生命观，临证中须持有诊“人之病”、养“病之人”之理念；无论医学的发展如何先进，医学的主体始终是“生病的人”，而非“人生的病”，临证中切不可只见树木，不见森林，顾此而失彼。葛琳仪始终主张临诊时应给予患者足够的关心，了解患者所苦、所求，帮助患者恢复健康，过有质量的生活。

同时，所谓“工欲善其事，必先利其器”，若想成为“苍生大医”，守护君亲、贫贱、自身之健康，除了加强自身的道德修养之外，还需博览群书、勤学不倦，练就过硬本领。学生们尤记得葛琳仪有一次治疗尪痹（强直性脊柱炎）患者，初诊后她便回去查阅相关书籍，冀加强对该病的认识和寻找启发，以便制定最佳治疗方案，二诊改变了思路，在原来祛湿通络、活血散寒的基础上，加入补肾益精之品，疗效明显提高。又如低血钾患者，中医里没有低血钾一说，葛琳仪便查找现代药理研究含钾量高的中药，发现许多养阴清热类药如沙参、麦冬、生地、葛根等含钾量较高，遂在辨证施治的基础上，适当加入上述药物。“三人行必有我师”，葛琳仪常说中医是一门博大精深的医学，要取得精湛的医术，就必须活到老学到老，不仅向老师学，向书本学，也向自己的同事、学生和向民间学。与此同时，兼怀对患者痛苦感同身受的同理之心，这样才能与患者建立关爱、互信的关系，成为彼此交流、相互沟通、互相理解、相互配合，则延寿之愿指日可待。

经历过“攻克老年慢性支气管炎”的全民动员时代，开创过浙江省省级医院中医急诊先河，推动过浙江唯一一所省立中医学院的改革与发展，目前耄耋之年仍担任着浙江省名中医研究院院长工作，为浙江中医事业的发展奉献着。葛琳仪医德高尚、医术精湛，从医 50 余载，济人无数。在患者心中，她是医术精湛、和蔼可亲的好大夫；在同事心中，她是雷厉风行，促进医院、学院改革发展的好院长；在学生心中，她是理论功底深厚、学术思想独特、治疗经验丰富的好老师。诸多辉煌岁月，成就了医术精湛、为中医事业发展而无私奉献的葛琳仪，于 2017 年获得了第三届“国医大师”、浙江省首批“国医名师”称号，2018 年成为浙江省首届“医师终身荣誉”获得者。

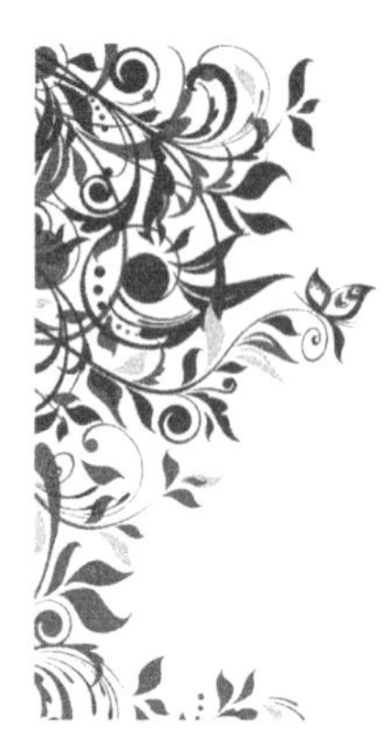

第四章

高超医术

葛琳仪临证60余年，医理并茂，学验俱丰，在肺系、脾胃、心系、肝系、气血津液等病证的论治、以及养生调摄诸方面，具有独特的理论见解、独到的诊疗手段、确切的临床疗效。葛琳仪认为在现代医学快速发展的今日，求治于中医者，以西医不效的慢性病、老年病及疑难杂症居多，多属中医复杂多变的内伤病范畴，以“本虚标实、虚实错杂”为基本病机特点，强调“谨守病机”、“正本清源”、“以和为贵”的论治原则。经对葛琳仪临证优势病种的整理、研究，本书试从肺系病、脾胃病、老年病、疑难病、以及养生调摄等五个方面展开介绍。

第一节　肺疾善“清”法

肺系病证是临床常见病、多发病，以咳嗽、咳痰、气急、喘息为主要临床表现。在葛琳仪临证病种中，肺系病证占居多数，葛琳仪善以清法论治，以擅治慢性咳嗽、喘证、哮病、肺胀、肺痿等病证而著称。

一、学术观点

（一）“肺气宣降”，主气之本

“宣”谓宣发，即宣通和发散之意，如《医学实在易》所言：“气通于肺脏，凡脏腑经络之气，皆肺气之所宣”，意指肺气具有向上，向外的一种运动形式；“降”指肃降，是指肺气具有向下，向内的一种运动形式。肺脏在维持自身清洁状态的同时，通过吸清（宣发）、呼浊（肃降），吐故纳新，调节呼吸节律、调畅全身气机；此外，在通调水道、朝百脉中，肺气均以“宣发”、“肃降”的运动状态行“治节”之职，从而完成水精四布、聚百脉而辅心行血的生理功能。

因此，葛琳仪强调，肺气“宣发”与“肃降”，是肺主气之本，是肺主行水、肺朝百脉的生理基础，二者相反相成，宣降协调，则肺之治节有度，从而呼吸有序，水、精、血得以正化。同时指出肺气的宣降失司，是肺系病证的病理基础，所谓“诸气膹郁，皆属于肺”（《素问·至真要大论》）；实者多因外邪犯肺，肺失宣肃，升降不利；虚者由于肺虚、肺不主气而升降无权；其基本病机是肺失宣降，且互为因果，升降不利，则咳、喘、痰诸症丛生。如六淫外侵，肺卫受邪则为感冒；内、外之邪干肺，肺气上逆则病咳喘；瘵虫蚀肺则病痨；肺热生疮则成痈；久病伤肺，肺气不能敛降则为肺胀；肺热叶焦痿而不用则为肺痿。

（二）肺为娇脏，最畏风、火（热）

“肺为娇脏”一词，最早见于宋代，张杲于《医说》中述：“古人言肺病难愈而喜卒死者，肺为娇脏”，指出肺脏的特点为“怕寒而恶热，故邪气易伤而难治”；程国彭在《医学心悟》中说：“肺为娇脏，攻击之剂，即不任受，而外主皮毛，最易受邪”。由此可见，“肺为娇脏”乃指肺为华盖、百脉之朝会、与外界相通、主司呼吸，具有清虚娇嫩的生理特点，外感六淫邪气易从皮毛或口鼻侵袭入肺，或他脏病变均可累及于肺而致病。

葛琳仪论及肺系病证的病因学时，常借温病大家叶天士所言：“肺为呼吸之橐龠，位居最高，受脏腑上朝之清气，禀清肃之体，性主乎降；又为娇脏，不耐邪侵，凡六淫之气，一有所著，即能致病，其性恶寒恶热，恶燥恶湿，最畏火、风”（《临证指南医案·卷四》），推崇叶氏的“风、火”论。于肺系病证的病因病机辨析中，指出风为阳邪，易袭阳位，为百病之长，常兼他邪合而侵袭肺卫，临床咳嗽、喘证、肺胀等诸多肺系病证，初发或宿疾卒发多有表证，或由表证发展而来，故临证须重视表里同病，当先解其表，常用桑叶、苏叶、牛蒡子、薄荷之类。“肺畏火（热）”之论，葛琳仪认为颇合肺之本性，因肺为清虚之体，通秋气，宜清凉，如《三消论》所言：“肺本清，虚则温”，指出肺之本气为清凉，其德清洁，易受火热阳邪侵袭而津伤气耗，所谓“肺热叶焦”（《素问·痿论》），其病理变化为“温”、为热，故葛琳仪在肺系病证的立法中，常施以清法，言“清”以祛邪、“清”能养肺，

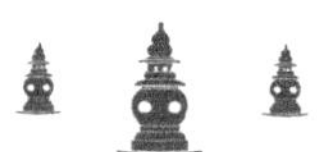

善用连翘、黄芩、野荞麦根、沙参、浙贝母之品。

（三）五行传变，水木相及

“五脏之气，皆相贯通”（《侣山堂类辨》），葛琳仪指出，咳喘顽疾属中医内伤病范畴，宜以五行学说来把握其病机传变、以安邦截邪。五行之间唯生中有克，克中有生，才能维持人体的动态平衡，肺与他脏之间也呈生克制化的生理现象，如肺之精津下行以滋肾精的母子相生关系、肺气清肃可抑制肝阳上亢的金木相克关系；但在肺系病证中，则常因肺病日久或七情化火等出现“金水相及”、“木火刑金”诸五行乘侮的病理变化。

1.“金水相及”，酿为宿疾

《类证治裁》有言：“肺为气之主，肾为气之根，肺主出气，肾主纳气，阴阳相交，呼吸乃和。”肺属金，肾属水，金生水，故肺肾关系称之为金水相生，又名母子相生。肺为气之主，肾为气之根，二者相辅相成；肺之宣降有司，则吐浊吸清，呼吸有律；肾之摄纳有道，有助于肺气的肃降。若肺病日久，肺气宣降失司，肺阴肺津亏耗，则母病及子，导致肾阴亏损，久则阴损及阳，阴阳俱虚；而肾主纳气，肾之阴阳耗损，气不能摄纳，阴阳不相续接，则为咳、为喘，迁延日久则为宿疾。

葛琳仪指出：肺系顽疾，根据五行乘侮规律，以截邪安邦（脏）为首要，若不及时截断病邪，病延日久，则金水母子相及，母（肺金）病及子（肾水），终致母子俱虚，肺不主气、肾不纳气而成咳喘宿疾。故葛琳仪临证中论治咳喘顽疾，如喘证（慢性支气管炎）、肺胀（慢性阻塞性肺气肿）等，十分重视金水相生的关系，提倡母子（肺肾）同治。

2.“木火刑金”，灼络动血

肺主一身之气，肝主疏泄，其体阴而用阳，有刚脏之称。肝气升发，方使气机条达、血气冲和而运行流畅，故有“肝左升”、“肺右降”之说。清代医家叶天士《临证指南医案》曰：“人生之气机应乎天地自然，肝从左而升，肺从右而降，肺病主降曰迟，肝司横逆曰速”，认为肝升肺降是保证人体气机正常升降运动的基本形式，肝气条达和顺，则肺气肃降有序，反之，肺气清肃有司，则有利于抑制肝阳上亢。若情志抑郁不畅，肝木疏泄失司，则经气不畅，循经上犯心肺；或气郁化火，木火上迫，肺失肃降，肺络受损，则出现咳逆、胸痛、头痛目赤，甚或咳血、咯血等“木火刑金”之证。

葛琳仪指出，肺病虽多，多在气病；而临证中其擅治血证，如肺系病中的咯血病证（如支气管扩张伴咯血、肺结核伴咯血等）。葛琳仪认为相火妄动、“木火刑金”、灼伤肺络、迫血妄行是其基本病机，指出病位虽在肺，病因却在肝；主张高者当抑之，故在清肺、润肺、敛肺的同时，应重在治肝，强调佐金平木法的应用。

二、临证辨要

葛琳仪指出，近年来求治于中医的肺系病证，多为咳喘、肺胀等顽疾（如慢性支气管炎、慢性阻塞性肺气肿、肺源性心脏病等），因病因多端、病机多变而迁延难治，酿成宿疾；或病延日久，正气复损，故本虚标实、虚实错杂是其基本病机，肺（咳）脾（痰）肾（喘）虚为其本，痰、热、瘀为其标；据其病程演变特点，咳喘宿疾卒发，多属实中夹虚之病理，以标实（热郁、痰壅、血瘀）为主；宿疾伏而未发，多呈虚中夹实之病理，以肺肾亏虚（阴虚、气阴两虚、阴阳两虚）为主。临证中，辨证的要点在于分清标本、虚实。

（一）观痰、声、便，以辨“标实”

葛琳仪认为：肺系病证之“标实”者，不外乎因风、寒、热、湿、痰、瘀等内外邪所致，认为诸邪犯肺，肺失宣降，肺气郁遏，邪易从热化，或炼津成痰，或灼营为瘀。指出临证中以热、痰、瘀诸邪为多见，辨证时，观痰、闻声、询更衣是辨别“标实”证之要。

首辨“痰”，主要从痰之色、质、量来辨。若痰色黄或白黏，为风邪犯肺或邪郁化热之象；若痰色绿而稠，则为热甚邪郁日久，是谓“热痰”；若痰色白滑而多，是脾虚湿聚成痰；若痰如米粥状是瘀热蕴积之象；若白黏量少难咯，是燥热伤津之象；若痰中带血，是热伤肺络所致。若色白滑而多，是脾虚湿聚成痰；而痰色若由黄绿转白或量逐减，则为好转之征，反之则为病进之兆。次辨“咳声”，葛琳仪认为“声”不离于肺气，故若咳声重浊为湿痰或热痰；咳声高昂，是肺气为邪阻遏；咳声低弱，为肺虚之象；咳以夜间为甚者，为肺阴不足；咳嗽气喘，喉间痰鸣，为宿痰阻肺，痰升气阻所致；咳嗽喘急，甚不得卧，是痰气交阻，气不得续之象。再辨大便，葛琳仪常言：“肺与大肠相表里”，“肺气以降为顺”。肺气壅滞，则腑气不通，腑气不通而上逆，则使肺气更为郁滞。故临证中，常问大便艰行与否。若大便艰行，是肺气壅实之象；若大便尚顺，为肺气郁滞、但病尚不重；若大便溏薄，为

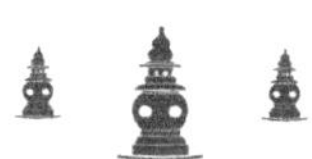

肺气不足、脾虚湿停之象。强调辨大便之艰、顺，有利于指导辨证肺气之虚实、把握投用宣肺之剂之多寡、以及判断疾病之转归。

（二）察脏气之“虚”，以明病程

古人言：肺为气之主，肾为气之根（《类证治裁》）。脏气虚衰，是咳喘缠绵难愈之本因。葛琳仪强调临证时把握病程的重要性。指出咳喘初起，或宿疾为外邪触发之时，多因肺气壅实、化热炼痰而现咳痰色黄黏、咽痛口干、便艰尿黄、舌红苔薄黄等症。其后因实致虚，多见肺之气阴两虚之象，证见咳嗽痰少、音低声嘶、甚或气急、乏力懒言、口干便艰、舌红少苔等。

咳喘病延日久，肺不主气而气耗，金不生水，则肾虚摄纳无权，故在肺系病证后期多见肺肾两虚之证，如咳嗽、动则气急、甚或不能平卧、腰膝酸软、头晕耳鸣等证。此外，因病延日久、肺虚宣降失司、肾虚摄纳无权，则痰浊内停、气机逆乱、气血瘀滞，“痰”、“瘀”等诸病理产物内停，从而形成咳喘顽疾“虚实夹杂”的基本病机。

三、治法验案

基于肺系病证“正虚标实，虚实夹杂”的中医病机特点，葛琳仪立“正本清源、补虚泻实”为治疗原则，补虚即补肺肾之虚，泻实即泻肺之痰、瘀、热诸实。葛琳仪强调：咳喘顽疾，不惟正气衰疲，更兼有痰、热、瘀稽留，若惟扶正，则有虚虚实实之虞。因肺为娇脏，其性恶邪，最畏风、火（热）阳邪，故临床立“清法”为治，“清”，取自“温者清之”（《素问·至真要大论》）之意，传统“清法”，有泻肺中热邪之意，条达肺气，使肺行宣降之令；葛琳仪拓展“清”法内涵，除取其传统寒凉清热之法外，尚包括开郁导滞（祛痰、化瘀、解毒等）诸法，使肺“清平”而宣降有序；故以清法贯穿于肺系病治疗全程，临证时常立清宣、清降、清化、清润、清补五法。

（一）清宣法

1. 治法涵义

清宣法是针对诸邪袭肺，致肺气壅滞、失于宣降之病机而制定的治疗大法。适用于肺系病兼有表证、气机郁闭不宣者。宣者，发也，取“宣可去壅”（徐之才《药对》）之意，指通过宣发卫气以逐邪外出。因肺为清虚之脏，不容纤芥；

肺主宣发，宣散卫气，顾护人体之表，为机体抗御外邪之首；且排除体内浊气，使秽浊之气排出体外，保持脏腑清灵；故肺易气机不利而为阻。葛琳仪立此法意在顺肺气宣发之性，鼓舞卫气，祛除肺中郁闭之邪，以复肺气宣降之令。

2. 常用方药

《外感温热论》曰："温邪上受，首先犯肺。"葛琳仪认为肺系病初期（或宿疾为外邪触发），其矛盾的主要方面是因外邪袭肺，肺卫被遏、郁而化热，肺之宣发功能失常，病在肺卫，临床常可见发热，咽痛、鼻塞、咳嗽等症，治宜清宣之法。与此同时，葛琳仪强调而无论外邪或内伤，凡是咳逆、喘满者，皆可从肺气郁闭论治。代表方剂有银翘散、桑菊饮等，常选轻清疏散之品，如金银花，连翘、黄芩、桑叶、麻黄、杏仁、桔梗、前胡、荆芥、防风、牛蒡子等，旨在于使邪热从表而解，使郁闭肺气宣发畅达，肺复其性而病瘥。

桑菊饮出自《温病条辨》，又被称为"辛凉轻剂"，由杏仁、连翘、薄荷、桑叶、菊花、苦梗、甘草、芦根组成；功能疏风清热，宣肺止咳；主治风温初起，咳嗽，身热不甚，口微渴，苔薄白，脉浮数者。方中桑叶、菊花疏风解表，宣透风热，桔梗、甘草、杏仁清咽利膈，止咳化痰，连翘清热解毒，芦根清热生津。配伍同用，共奏疏风清热，宣肺止咳之功。

银翘散出自《温病条辨》，又称为"辛凉平剂"，由连翘、金银花、苦桔梗、薄荷、竹叶、生甘草、荆芥穗、淡豆豉、牛蒡子组成；功能辛凉透表，清热解毒；主治温病初起，发热无汗，或有汗不畅，微恶寒，头痛口渴，咳嗽咽痛，舌尖红，苔薄白或薄黄，脉浮数者。方中金银花、连翘辛凉轻宣，透泄散邪，清热解毒为君；薄荷、牛蒡子辛凉散风清热，荆芥穗、淡豆豉辛散透表，解肌散风为臣；桔梗、甘草以清热解毒而利咽喉为佐；竹叶、芦根清热除烦，生津止渴为使。诸药相合，共成辛凉解肌，宣散风热，除烦利咽之功。

葛琳仪临证时视邪之深浅、病之轻重而分择"辛凉轻剂"桑菊饮或"辛凉平剂"银翘散，指出二方均有连翘、薄荷、桔梗、甘草、芦根五药，而均具辛凉解表、疏风散热之效，适用于风热外袭之表证。但银翘散因配伍辛温之荆芥、豆豉、及清热解毒的金银花等，更具清热透表散邪之功；而桑菊饮主以桑叶、菊花、杏仁等，则长于肃肺止咳之功；强调临证时当以活用，如选金银花、连翘、桔梗、荆芥为清宣之用，佐杏仁之升中有降，表甚者加麻黄、桑叶之类。

3. 病案举隅

陈某，女，27 岁，2018 年 6 月 11 日因"发热 2 天"就诊。

患者2天前不慎受凉，发热恶寒，体温38℃，服感冒药后热退；今体温复升，咳嗽不解，痰少不畅，鼻塞流涕，咽干且痛，两便尚调。舌边尖红，苔薄黄，脉浮数。拟诊："外感发热"（风热犯肺），治拟清热宣肺，方用银翘散加减：金银花15g，连翘12g，黄芩9g，桔梗9g，前胡9g，荆芥9g，防风9g，牛蒡子9g，板蓝根9g，藏青果6g，木蝴蝶6g，苍耳子9g，辛夷9g。7剂，日一剂，水煎服。

二诊：药后热退，咳嗽明显好转，痰量较前增多，色白易咳，鼻塞消失，咽痛减轻，舌淡红，苔薄白，脉细。原方续进：金银花15g，连翘12g，黄芩9g，桔梗9g，前胡9g，杏仁12g，浙贝母12g，姜半夏9g，陈皮6g，牛蒡子9g，板蓝根9g，藏青果6g，苍耳子9g。5剂善后，病瘥。

按：风热之邪，属于阳邪，其性炎上，最易犯肺，患者见发热，咽痛、鼻塞、咳嗽等症，证属风热犯肺，肺气失宣。《温病条辨》云："太阴风温、温热、温疫、冬温，但热不恶寒而渴者，辛凉平剂银翘散主之"。故治以辛凉解表，清热解毒。方中金银花、连翘解表清热，以使邪热从表而解；加以荆芥、防风加强疏散外邪之力；辛夷、苍耳子宣通鼻窍；黄芩、牛蒡子、板蓝根清热利咽；桔梗、前胡调其升降。复诊见诸症缓解，咳痰已松，原方减透表之药，加化痰之杏仁、浙贝母、陈皮、半夏，使痰去咳止，尽剂收功。

（二）清降法

1. 治法涵义

清降法是针对肺失清肃、肺气上逆的病机而制定的治疗大法。适用于肺系病中哮病、喘证等咳嗽、气急明显者。"降"即下、沉之意。升降是人体生理活动的基本功能，升降出入运动贯穿于人体生命的始终。《素问·六微旨大论》即有"升降出入，无器不有"，以及"升降息则气立孤危"之论；肺主清肃之令，则呼吸有序、水精四布；肺失清肃，则肺气郁滞、甚则气逆于上；《素问·至真要大论》曰："高者抑之"，即"降"之意，是指病气逆者当用降逆之法。故葛琳仪设清降法以顺肺之清肃之性。

2. 常用方药

《素问·脏气法时论》指出："肺苦气上逆，急食苦以泻之。"葛琳仪认为，因邪热壅肺，肺失清肃之令、致肺气上逆，故肺系病证中常可见咳嗽气急，动则尤甚、夜间不能平卧，如肺胀、喘病、哮病患者，其病在肺，治宜清降法为先，代表方剂为麻杏石甘汤、三子养亲汤、葶苈大枣泻肺汤；药选黄芩、蒲公英、野荞麦根，麻黄、杏仁、生石膏、牛蒡子、葶苈子、苏子、瓜蒌皮等。如属哮证，则加入地龙、徐长卿、蝉衣、露蜂房等祛风泻肺降逆之品。

麻杏石甘汤出自《伤寒论》，由麻黄、杏仁、生石膏、甘草组成；功能辛凉宣泄，清肺平喘；主治外感风邪，邪热壅肺证。身热不解，咳逆气急，鼻煽，口渴，有汗或无汗，舌苔薄白或黄，脉滑而数者。方中麻黄开宣肺气以平喘、开腠解表以散邪，石膏清泄肺热以生津、辛散解肌以透邪。麻黄得石膏，宣肺平喘而不助热；石膏得麻黄，清解肺热而不凉遏，则共为君药。杏仁苦温，宣利肺相配则宣降相因，与石膏相伍则清肃协同，是为臣药。甘草既能益气和中，又防石膏寒凉伤中，更能调和于寒温宣降之间，为佐使药。四药合用，共奏辛凉宣肺，清热平喘之功。

三子养亲汤出自《韩氏医通》，由紫苏子、莱菔子、白芥子组成；功能降气快膈，化痰消食；主治痰壅气滞证，症见咳嗽喘逆，痰多胸痞，食少难消，舌苔白腻，脉滑。方中白芥子温肺化痰，利气散结；苏子降气化痰，止咳平喘；莱菔子消食导滞，下气祛痰。三药相伍，各有所长，白芥子长于豁痰，苏子长于降气，莱菔子长于消食，临证可视痰壅、气逆、食滞三者之孰重孰轻而定何药为君，余为臣佐。

葶苈大枣泻肺汤出自《金匮要略》，由葶苈子、大枣组成；功能泻肺祛痰，利水平喘；主治肺痈，胸中胀满，痰涎壅塞，喘咳不得卧，甚则一身面目浮肿，鼻塞流涕，不闻香臭酸辛；亦抬支饮不得息者。方中葶苈子入肺泻气，开结利水，使肺气通利，痰水俱下，则喘可平，肿可退；但又恐其性猛力峻，故佐以大枣之甘温安中而缓和药力，使驱邪而不伤正。

葛琳仪临证时善用麻黄，取其宣肺平喘，解表散邪之效，如《本草正义》所言："麻黄轻清上浮，专疏肺郁，宣泄气机，是为治外感第一要药。虽曰解表，实为宣肺；虽曰散寒，实为泄邪。"指出凡见热盛而痰少者，以麻杏石甘汤主之，咳喘上气频作、表证不显者，加强杏仁之量，而减麻黄，随症变化；若顽痰难去者，则以三子养亲汤合葶苈大枣泻肺汤逐之；若热盛而痰浊缠绵者，三方合而用之，既清肺热，降肺气，又可祛肺中之痰，使诸邪尽去，复行肺气肃降之功。

3. 病案举隅

杨某，男，63 岁，2016 年 12 月 26 日因"反复气急十余年，加重一周"就诊。

患者原有哮喘病史十余年，气急反复发作，近一周症状加重，气逆而喘，喉中哮鸣，咳嗽咯痰色白黏稠不畅，口干欲饮，大便艰行，胃纳一般，夜寐需高枕卧位，舌质红，苔光少津，脉弦。查体：双肺可闻及哮鸣音。拟诊：哮病（痰热郁肺、肺阴不足），治拟清肺化痰、降逆平喘兼养肺阴，方用麻杏石甘汤合三子养亲汤合葶苈大枣泻肺汤加减：麻黄9g，杏仁12g，生石膏（先）15g，金银花15g，连翘15g，野荞麦根15g，炒苏子9g，炒白芥子9g，葶苈子15g，牛蒡子9g，鲜石斛12g，桔梗9g，前胡6g，7剂，日一剂，水煎服。

二诊：药后气喘略减，大便一日一行，口干好转，舌脉同前。药后症减而未除，病来日久缠绵，仍辨前证，原法出入：麻黄9g，杏仁12g，生石膏（先）15g，金银花15g，连翘15g，野荞麦根15g，炒苏子9g，炒白芥子9g，葶苈子15g，牛蒡子9g，鲜石斛12g，人参叶15g，百合15g，羊乳参15g，7剂。原方加减调理一月余，症状明显缓解。

按：患者以气逆而喘，喉中痰鸣，咳嗽咯痰色白黏稠不畅，口干欲饮，大便艰行为主症，当为痰热壅肺，影响到肺的肃降功能表现为气急，活动或咳嗽后尤甚、夜间不能平卧，咳嗽咯痰；肺与大肠相表里，肺气不宣，气机不降则大便干结难解等症，《素问·脏气法时论》指出："肺苦气上逆，急食苦以泻之。"此时当清降之，药选麻杏石甘汤合三子养亲汤合葶苈大枣泻肺汤加减。方中麻黄、杏仁、石膏、金银花、连翘、野荞麦根清热宣肺；苏子、葶苈子、炒白芥子、牛蒡子肃降肺气；桔梗、前胡宣降气机；久病伤阴加以鲜石斛滋养肺阴。复诊诸症好转，但久病已伤津耗液，舌红苔光少津，标证已缓，继而以鲜石斛、人参叶、百合、羊乳参等益气养阴，以养肺阴，标本同治，调养月余而诸症缓解。

（三）清润法

1. 治法涵义

清润法是针对火燥犯肺、气阴受损之病机而制定的治疗大法。适用于肺系病属火、燥之邪犯肺或久病气阴两虚者。"润"者，濡也。燥者，当濡之、润之。肺为清虚之体，性喜清润，与秋季气候清肃、空气明润相通应。肺阴濡养肺道，肺道通畅，方能宣降有司，调达气津，濡养五脏六腑、四肢百骸。

2. 常用方药

葛琳仪指出，肺气旺于秋，肺与秋季，西方、燥、金、白色、辛味等有内在的联系：如秋金之时。燥气当令，此时燥邪极易侵犯人体而耗伤肺之阴津，出现干咳，皮肤和口鼻干燥等症状；或火热壅于肺，日久不解，每致灼伤肺津，气失清肃，发为干咳少痰，治宜清润法，代表方为生脉散、清燥救肺汤出入。常选用北沙参、麦冬、五味子，百合、羊乳参、人参叶等品；若干咳不止，加紫菀、款冬、百合、蛤壳。

清燥救肺汤出自《医门法律》，由桑叶、石膏、甘草、胡麻仁、阿胶、枇杷叶、人参、麦门冬、杏仁组成，功能清燥润肺，养阴益气，主治温燥伤肺，气阴两伤证。身热头痛，干咳无痰，气逆而喘，咽喉干燥，鼻燥，心烦口渴，胸满胁痛，舌干少苔，脉虚大而数。方中重用桑叶质轻性寒，轻宣肺燥，透邪外出，为君药。温燥犯肺，温者属热宜清，燥胜则干宜润，故臣以石膏辛甘而寒，清泄肺热；麦冬甘寒，养阴润肺。石膏虽沉寒，但用量轻于桑叶，则不碍君药之轻宣；麦冬虽滋润，但用量不及桑叶之半，自不妨君药之外散。君臣相伍，宣中有清，清中有润，是为清宣润肺的常用组合。人参益气生津，合甘草以培土生金；胡麻仁、阿胶助麦冬养阴润肺，肺得滋润，则治节有权；杏仁、枇杷叶苦降肺气，以上均为佐药；甘草兼能调和诸药，是为使药。

生脉散出自《医学启源》，由人参、麦门冬、五味子组成，功用益气生津，敛阴止汗，主治久咳伤肺，气阴两虚证；症见干咳少痰，短气自汗，口干舌燥，脉虚数。方中人参甘温，益元气，补肺气，生津液，故为君药。麦门冬甘寒养阴清热，润肺生津，故为臣药。人参、麦冬合用，则益气养阴之功益彰。五味子酸温，敛肺止汗，生津止渴，为佐药。三药合用，一补一润一敛，益气养阴，生津止渴，敛阴止汗，使气复津生，汗止阴存，气充脉复，故名“生脉”。《医方集解》说：“人有将死脉绝者，服此能复生之，其功甚大。”至于久咳肺伤，气阴两虚证，取其益气养阴，敛肺止咳，令气阴两复，肺润津生，诸症可平。

葛琳仪常言，此二方皆为清润之剂，清燥救肺汤为治疗燥邪犯肺之证，常用菊花、连翘、野荞麦根替换石膏，去阿胶以防滋腻滞邪，人参改为沙参，全方宣、清、润、降四法并用，以气阴双补，且宣散不耗气，清热不伤中，滋润不腻膈；生脉散则以甘润敛阴为主，养胃补肺之力强，善补肺胃之阴，葛琳仪指出，临证当随症活用，灵活加减，可分可合，不可拘泥，当圆机活法。

3. 病案举隅

陈某，女，57岁，2017年1月9日因“反复咯血两年，再发十天”就诊。

患者去年春天外感后曾咯血一次，诊为“支气管扩张伴咯血”，经治而愈。此次十余天前又反复外感咳嗽、咳痰，十天前出现咯血，色鲜盈口，经西药消炎止血后，咯血量减，刻下咳嗽痰少，痰中带血，色暗红，伴头晕目眩，烦躁易怒，口苦，鼻咽干燥，痰黄，纳寐尚可。舌质红，舌苔薄黄，脉弦数。拟诊咯血（肝火犯肺、余邪未清），治拟清肝润肺止血、佐以益气生津，方用生脉散合丹栀逍遥散加减：柴胡 9g，淡芩 15g，焦山栀 9g，茯苓 12g，蒲公英 15g，紫菀 9g，款冬 9g，蛤壳（先）15g，白茅根 30g，花蕊石 15g，侧柏叶 15g，北沙参 15g，麦冬 9g，五味子 6g，板蓝根 9g，14 剂，日一剂，水煎服。

二诊：药后咳血、头晕、口苦症减，血络已宁，原方出入，减清热，加养阴润肺。方用：北沙参 15g，麦冬 9g，五味子 6g，紫菀 9g，款冬 9g，蛤壳（先）15g，白茅根 30g，花蕊石 15g，侧柏叶 15g，野荞麦根 30g，野百合 15g，姜半夏 9g，陈皮 6g，14 剂，日一剂，水煎服。14 天后复诊，咳嗽咯血基本消失，以补益肺脾之剂调理。

按：患者平素急躁易怒，肝用太过，则为火；且喜食酒肉之品，助增体内湿热蓄积，木得火而上炎，阳亢难制。患者本身肺痨病史，肺阴虚耗，贼风邪气，乘虚而入，伤阴动血。虚实夹杂则表现为咳痰咳血，烦躁易怒，口苦，鼻咽干燥，舌红，脉弦数等症。正气虽已虚，邪热尚未结，如一味清肝，或一味补虚，则易犯虚虚、实实之忌，故治拟清肝润肺、宁络止血同进。初诊时肝火余邪未尽，选柴胡、黄芩、焦山栀清肝泻火，花蕊石、白茅根、侧柏叶凉血止血，款冬花、紫菀、蛤壳及生脉散诸药润肺止咳，清肝养肺止血并用，祛邪扶正并进。二诊，肝火已清，阴血亏耗当养之，去清肝诸药，以生脉散养阴润肺为主，调补善后。

（四）清化法

1. 治法涵义

清化法是针对痰湿、痰热壅肺之病机而制定的治疗大法。适用于肺系病痰热壅盛证或脾虚痰湿内盛作祟者。化者，《说文解字》中说，“化，教行也”，《素问·六微旨大论》：“夫物之生从于化，物之极由乎变”，化，意指气化。人体水津，通过肺之通调水道、脾之运化水湿、以及三焦气化功能，得以流转有序，五脏安和。若肺失宣降，脾失健运，气化失司，则津液停聚为痰、为湿、为饮，可形成咳嗽、痰饮、水肿诸症，故有“脾为生痰之源，肺为贮痰之器”之说。

2. 常用方药

《医学三字经》云：“肺为脏腑之华盖，呼之则虚，吸之则满，只受得本脏之正气，受不得外来之客气”，若内外诸邪犯肺，肺失宣降，无以输布津液、聚而成痰；或素有脾虚、痰饮宿疾，郁而化热，痰热壅肺，则咳、痰、喘、苔腻诸肺系病症丛生。葛琳仪立清化之法，以清热化痰并进，化痰化湿为先，指出痰不化则热难清、咳难止；代表方为清金化痰汤、二陈汤加减；常用药选桑白皮、黄芩、连翘、蒲公英、野荞麦根、七叶一枝花、浙贝母、鱼腥草、化陈皮、桔梗、川朴花、茯苓、姜半夏、陈皮。若咳嗽病延日久，子盗母气，致肺脾两虚之证，葛琳仪主张治肺的同时加强健脾化湿，改川朴花为川朴，加苍术、豆蔻、炒白术、米仁等；如时值江南多雨之季，则加入时令药藿香、佩兰。

清金化痰汤出自《统旨方》，由桑白皮、黄芩、栀子、桔梗、麦冬、知母、贝母、瓜蒌仁、陈皮、茯苓、甘草组成，功能清肺化痰；主治热痰壅肺之证，咳嗽、咯痰黄稠、舌红苔黄腻、脉濡数。方中桑白皮、黄芩、栀子清泻肺热，桔梗、贝母、瓜蒌仁清热涤痰、宽胸散结，麦冬、知母养阴清热、润肺止咳，陈皮理气化痰、气顺痰降，茯苓健脾利湿、湿去痰消，甘草补土和中，共奏化痰止咳、清热润肺之功。

二陈汤出自《太平惠民和剂局方》，由陈皮、半夏、茯苓、甘草组成，功能燥湿化痰，理气和中；主治湿痰之证：咳嗽痰多，色白易咯，恶心呕吐，胸膈痞闷，肢体困重，或头眩心悸，舌苔白滑或腻，脉滑。方中半夏辛温性燥，善能燥湿化痰，且又和胃降逆，为君药。陈皮为臣，既可理气行滞，又能燥湿化痰。此为本方燥湿化痰的基本结构。佐以茯苓健脾渗湿，渗湿以助化痰之力，健脾以杜生痰之源。鉴于陈皮、茯苓是针对痰因气滞和生痰之源而设，故二药为祛痰剂中理气化痰、健脾渗湿的常用组合。以甘草为佐使，健脾和中，调和诸药。综合本方，结构严谨，散收相合，标本兼顾，燥湿理气祛已生之痰，健脾渗湿杜生痰之源，共奏燥湿化痰，理气和中之功。

葛琳仪对于热痰壅肺之证，善用清金化痰汤清化，一旦痰热得解，则施用二陈汤加味。指出二陈汤为健脾化痰之基础方，后世诸多治痰方多由之演变而来，如导痰汤、涤痰汤等。葛琳仪言，前者善化痰热，后者善治内湿，因痰由湿聚，痰热、痰湿证型之咳喘常以健脾化湿法善后。

3. 病案举隅

陈某，男，46 岁，2017 年 8 月 7 日因“反复咳嗽咳痰 3 月”就诊。

患者 3 月前不慎外感，经抗感染治疗后热退，但咳嗽不解，刻下咳嗽咳痰，痰多、色偏黄，纳呆，二便尚可，夜寐如常。舌质淡红，苔根白腻，脉弦滑。拟诊：咳嗽（痰湿郁肺），治拟清肺化痰，方选二陈汤加减：陈皮 9g，姜半夏 9g，茯苓 12g，川朴 12g，藿香 9g，佩兰 12g，前胡 9g，桔梗 9g，紫苏子 9g，莱菔子 9g，杏仁 9g，金金银花 9g，连翘 12g，鱼腥草 12g，炒谷芽 15g。7 剂，日一剂，水煎服。

二诊：服药后咳嗽减少，痰色白，胃纳渐启，喉中有痰，舌脉同前。仍以原法：陈皮 9g，姜半夏 9g，茯苓 12g，川朴 12g，藿香 9g，佩兰 12g，前胡 9g，桔梗 9g，紫苏子 9g，莱菔子 9g，杏仁 9g，金银花 9g，连翘 12g，炒谷芽 15g，藏青果 6g。7 剂。再服七帖后，咳嗽明显好转，喉中有痰声，原方加减调理。

按：风热阳邪，其性袭上而善变，最易犯肺，临床可见发热，咽痛、鼻塞、咳嗽等症；正值长夏季节，外湿较重，风热之邪夹湿袭人，肺失宣肃，炼津成痰，痰阻于肺，故咳嗽，痰多。葛琳仪常言："痰不清，则咳不止"，故常用清化之法，以金银花、连翘、鱼腥草等清热宣肺佐以藿香、佩兰解暑化湿之剂，以使痰热之邪清泻消散；杏仁、浙贝母、紫苏子、莱菔子降气化痰；前胡、桔梗条畅肺气；中焦不运，痰湿难化，故以炒谷芽、莱菔子消食助运；姜半夏、茯苓、川朴健脾化湿，以减少脾虚生痰。复诊见诸症缓解，痰色转白，咽喉不利而有痰，以清余邪为主，故加藏青果利咽止咳，诸药使痰湿去，肺气利，咳嗽乃止。

（五）清补法

1. 治法涵义

清补法是针对肺肾亏虚（肾虚为最）病机而制定的治疗大法。适用于肺系病迁延不愈，久病及肾者。《素问·至真要大论》："虚者补之，损者益之"。补者，补其不足也，气血阴阳，辨其所不足，增益之。肺司呼吸，肾主纳气，肾气充沛，吸入之气才能经过肺之肃降，而下纳于肾。二者相互配合，则呼吸有常。

2. 常用方药

《医贯·喘》言："真元亏耗，喘出于肾气之上奔……乃气不归原也。"咳喘病延日久，母病及子，累及于肾，肾之真元伤损，根本不固，不能助肺主气，气失摄纳；且痰阻于肺，久病入络，气滞血瘀，痰瘀互结；表现为喘促日久，动则尤甚，呼多吸少，唇甲青紫，面色晦黯，腰酸腿软，头晕耳鸣等症。故咳喘顽疾，伏而未发之际，治宜补肾固本为主，佐以清肺化瘀，代表方为六味地黄丸加减。常用药物：熟地、山茱萸、牡丹皮、山药、茯苓、泽泻、五味子、补骨脂、紫河车粉、诃子等，偏肾阴虚者，改用麦味地黄丸以敛肺纳肾；偏肾阳虚者，改用金匮肾气丸、重用仙茅、仙灵脾等。

六味地黄丸出自《小儿药证直诀》，由熟地黄、山茱萸、牡丹皮、山药、茯苓、泽泻组成；功用滋阴补肾；主治肾阴亏损，头晕耳鸣，腰膝酸软，骨蒸潮热，盗汗遗精，消渴；方中重用熟地黄，滋阴补肾，填精益髓，为君药。山茱萸补养肝肾，并能涩精；山药补益脾阴，亦能固精，共为臣药。三药相配，滋养肝脾肾，称为“三补”。配伍泽泻利湿泄浊，并防熟地黄之滋腻恋邪；牡丹皮清泄相火，并制山茱萸之温涩；茯苓淡渗脾湿，并助山药之健运。三药为“三泻”，渗湿浊，清虚热，平其偏胜以治标，均为佐药。六味合用，三补三泻，其中补药用量重于“泻药”，是以补为主；肝脾肾三阴并补，以补肾阴为主。

金匮肾气丸出自《金匮要略》，由熟地黄、山药、山茱萸、茯苓、泽泻、丹皮、桂枝、附子（炮）组成。功能温补肾气。主治肾气不足，腰酸脚软，肢体畏寒，少腹拘急，小便不利或频数，舌质淡胖，尺脉沉细；及痰饮喘咳，水肿脚气，消渴，久泄。方中地黄、山茱萸补益肾阴而摄精气；山药、茯苓健脾渗湿，泽泻泄肾中水邪；丹皮清肝胆相火；桂枝、附子温补命门真火。诸药合用，共成温补肾气之效。

葛琳仪指出六味地黄丸为治咳喘顽疾缓解期的常用药物，是中医传统补肾纳气的经典要药，除感冒、食积外，可常年服用；若肾阳不足或老年咳喘顽疾者于秋冬之际，改服金匮肾气丸，以温阳补肾；久病入络，痰瘀同源，遣方选药时当兼以活血化瘀，加味丹参、红花、赤芍、当归、川芎、地龙、留行子之类，使血行气顺痰自消。

3. 病案举隅

刘某，女，56 岁，2018 年 3 月 19 日因“反复咳嗽、气急 1 年余”就诊。

患者近 1 年来反复咳嗽、咳痰、气急，动则明显，好发于冬春交季或气温乍变之时，刻下时有咳嗽、气急，动则明显，痰少色白，伴腰膝酸软，乏力肢楚，纳便正常，夜寐尚可，大便偏烂，舌质淡红，舌苔薄白，脉缓。拟诊：喘证（虚喘），证属肺肾两虚，治拟补肾纳气、益肺固本，方用六味地黄丸加减：生地 15g，淮山药 15g，山茱萸 12g，茯苓 12g，丹皮 10g，泽泻 12g，枸杞 12g，仙灵脾 15g，补骨脂 12g，前胡 10g，桔梗 9g，杏仁 9g，制玉竹 12g，14 剂，日一剂，水煎服。

二诊，诉前方后，咳嗽减，气急少发，体力较前增加，大便仍不成形，自觉畏寒，平素易外感。处方：生地 15g，淮山药 15g，山茱萸 12g，茯苓 12g，丹皮 10g，泽泻 12g，枸杞 12g，仙灵脾 15g，补骨脂 12g，前胡 10g，桔梗 9g，生黄芪 15g，党参 15g，炒白术 15g，防风 9g，炙甘草 6g，14 剂，日一剂，水煎服。后补益脾肾，调补而愈，少有复发。

按：此例喘证患者，病已反复一年余，年近花甲，天癸已绝，肾元不充，加之久病于肺，祸及脾肾，故表现为反复气急，咳嗽少痰，感腰酸乏力肢楚，足跟疼痛，大便偏烂等脾肾亏虚之症，故治以补肾益气；初诊时，处方以六味地黄汤意为主，增入补骨脂、仙灵脾，以冀“阴中求阳”，补益肾气，且补骨脂有纳气平喘之效；前胡、桔梗、杏仁等调达肺气；制玉竹润肺止咳。复诊时咳嗽减，肺气调，当专固本虚，久喘患者，肺脾肾三脏俱虚，肺虚卫外不固，则易受外邪；脾虚不能健运，故湿聚痰生；肾虚气不摄纳，气急动则更甚。因而在侧重补肾的基础上，投入生黄芪、党参、炒白术、防风益气固表，平补肺脾，调治而愈。

四、诊余漫话

（一）论“肺本清，虚则温”

《素问·五运行大论》：“西方生燥，燥生金……在脏为肺，其性为凉，其德为清。”《三消论》：“肺本清，虚则温；心本热，虚则寒；肝本温，虚则清；脾本湿，虚则燥；肾本寒，虚则热”。葛琳仪取法于古，认为五脏皆有其性，反之则为病；肺为华盖，居于诸脏之上，主天气，轻清空灵，若本脏之气虚，则向其本气相反的方向转化，故肺脏病变，常见“温”、“热”之病理变化。

为此，葛琳仪指出，从肺系病证论治的角度，对“肺本清”之清虚娇嫩的生理特性、及“虚则温”之“肺热叶焦”的病理特点，当立以“清”法，投以“凉”药，以顺肺之德、之性。葛琳仪又指出：“治上焦如羽，非轻不举”（《温病条辨》），因“上焦如雾”（《灵枢·营卫生会》），肺以其宣发之性使水精四布，五脏得养，故葛琳仪在治疗肺系病证中，常用轻清升浮之花、茎之品，如金银花、连翘、黄芩、桑叶、桔梗、薄荷等，以顺应“肺本清”之性。

（二）参节气之变，以顺天时

葛琳仪指出，咳喘之证与四时节气的变化及脏腑气血盛衰密切相关，强调须顺应四时节气来辨、治咳喘之证。阐发《黄帝内经》“四时五脏阴阳”理论于咳喘顽疾的防治中，如肾虚摄纳无权之咳喘顽疾，于阳陇“三伏”时节，重用仙茅、仙灵脾、制巴戟、补骨脂等温肾纳气之品，以“养阳”而“冬病夏治”；而阴陇“三九”时节，重用熟地、山茱萸、龟板、五味子等滋阴补肾之品，制成膏滋药以“养阴”而“冬令进补”。如长夏暑湿当令之咳喘，系湿热与痰浊交结，多见咳嗽痰黏，缠绵难愈，其时宜芳香化湿健脾为先，佐以清肺，以求速效；如秋季之咳喘，因燥气偏胜，燥易伤津，致肺之气阴受损，以干咳为多见，投药时，宜用清润之品，忌服辛燥之剂。对于肺系病咳喘顽疾，葛琳仪常施参蛤验方、以人参、蛤蚧、七叶一枝花、川石斛、西洋参等焙干研粉，嘱患者早晚适量服用，使咳喘顽疾少发、甚或不发，临床收效显著。

（三）善对药组合，相须相使

葛琳仪在肺系病的遣方用药上，以用药简练、轻重有度为特点，临证中，巧用药对以求捷效，试举隅如下。①麻黄相配杏仁：麻黄、杏仁同见于《伤寒论》之麻杏石甘汤。麻黄辛苦宣泄，性温通达，体质轻扬，主升主浮，善入善肺经以宣肺散邪。李时珍曰：“乃肺经专药，故治肺病多用之。”杏仁味苦质润，温而不燥，辛能散邪，苦可下气，主入项肺经，既降肺气止咳平喘，又能宣肺化痰，《本草纲目》言其“能散能降”。葛琳仪指出，麻黄升中有降，以宣为主；杏仁降中有升以降为用，二者配合，宣降并举，直入肺经气分，调畅肺气，共奏宣肺平喘，降气祛痰之功。用治咳喘，凡属肺气郁闭者，每获良效。②紫菀、款冬花组合百合：《本草正义》指出：“款冬花，主肺病，能开泄郁结，定逆止喘，专主咳嗽，性质功用，皆与紫菀绝似。……然气味虽温，润而不燥，则温热之邪，郁于肺经而不得疏泄者，亦能治之，又如紫菀开肺，寒热皆宜之例”。紫菀，味辛、甘、苦，性温，归肺经，有润肺化痰止咳之功；款冬花，味辛、微苦，性温，归肺经，亦有润肺下气、止咳化痰之功，故两者同属辛温入肺经的止咳平喘化痰药；百合性寒，清热解毒，利湿平喘，与紫菀、款冬寒热互用、互制，达到祛痰止咳、润肺下气之效，葛琳仪临床常用于治疗各种慢性咳嗽、喘病等。③徐长卿、乌梅组合僵蚕：徐长卿，味辛温功能祛风止痒；乌梅味酸平，功能敛肺止咳，主久咳；僵蚕味辛平，气薄而升，能宣散肺经风热。三者合用，有祛风解痉、敛肺止咳的功效，且现代药理研究显示，三者皆有良好的抗过敏疗效，葛琳仪常用

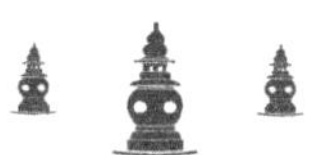

于临床治疗久咳不已或喉痹等肺系过敏性疾病。

第二节 脾胃论“和”法

脾胃病是以发生在脾、胃、肠等为主要病位，以脾胃受纳、运化、升降、调摄等功能失常为主要病理变化，包含现代医学中胃炎、胃溃疡、反流性食管炎、胃肠功能紊乱、肠易激综合征、溃疡性结肠炎等的一类疾病。在葛琳仪临证病种中，脾胃病亦是多见，葛琳仪以擅治胃脘痛、痞满、湿阻、呕吐、泄泻、腹痛等病证而著称。

一、学术观点

（一）升降为枢，纳运致用

脾升胃降，居于人体中焦，为全身气机升降之枢纽。《素问·经脉别论》言：“饮入于胃，游溢精气，上输于脾，脾气散精，上归于肺，通调水道，下输膀胱，水精四布，五经并行。”脾主运化，消化水谷，并输布水谷精微于五脏六腑，濡养全身，正为脾升之用。胃主受纳腐熟，以通降为顺，消化饮食，排泄糟粕，正为胃降之用。如《四圣心源》所言：“胃主受盛，脾主消磨，中气旺则胃降而善纳，脾升而善磨”。唯有脾胃健旺，升降相因，才能纳运致用，消化饮食、输布精微，发挥脾胃“后天之本”之用。若脾虚升清失司，则精微物质无以上荣，常见头目眩晕、精神疲惫，出现纳呆、便溏、腹胀、倦怠、消瘦等症状，如临床上常见的疲劳综合征、痞满（功能性消化不良）、泄泻等；若胃失和降，胃气不降则出现纳呆脘闷、胃脘胀满或疼痛、大便秘结等症。若胃气不降反而上逆，则出现恶心、呕吐、呃逆、嗳气等症。临床上可见胃脘痛、反酸等。诚如《素问·阴阳应象大论》所言：“清气在下，则生飧泄；浊气在上，则生䐜胀”。

葛琳仪认为：脾气升清与胃气下降是脾运胃纳的前提条件，脾胃升降相因才能保证纳运协调，气血充足。因此，葛琳仪论治脾胃病证时，常借《四圣心源》所言：“脾升则肝肾亦升”“胃降则心肺亦降”，强调脾胃是机体气机升降的重要枢纽，脾升胃降，斡旋有序，则清阳得升，浊阴得降；脾运胃纳致用，则气血化生有源，糟粕排泄有度，肌骸得养，正气得充。指出临证立法、遣方选药时，须顾护中焦脾胃气机的升降协调为要，常投调拨气机之品以取效。

（二）燥湿为本、但恶湿、燥（邪）

《临证指南医案·卷二》所言：“太阴湿土，得阳始运，阳明燥土，得阴自安。以脾喜刚燥，胃喜柔润故也”，指出脾为太阴湿土之脏，喜温燥而恶寒湿，得阳气温煦则运化健旺。胃为阳明燥土之腑，有喜润恶燥之特性，主通降下行。脾喜燥而恶湿，意指脾气健运，运化水液机能正常，水精四布，所谓“脾燥则升”（《医学求是·治霍乱赘言》）；若脾气虚衰，运化水饮机能障碍，痰饮水湿内生，即“脾虚生湿”；内生水湿或外湿侵袭人体，困遏脾气，脾阳受损，即“湿邪困脾”，因脾的运化功能失司，水精无以四布，不从正化，停留于体内，产生水、湿、痰、饮等病理产物，临证中可见纳呆、便溏、腹胀、倦怠、消瘦等症。相对于脾喜燥恶湿之特性，胃喜润而恶燥；因胃主受纳腐熟，需胃中津液的濡润为先决条件，胃中津液充足，则能维持其受纳腐熟机能和通降下行的特性；此外，胃为阳土，病变时易成燥热之害，胃中津液往往受损，故临证中因胃津、胃阴受损而出现胃脘隐痛、嗳气、呃逆、口干、便结等症。脾易生湿，得胃阳以制之，使脾不至于湿；胃易生燥，得脾阴以制之，使胃不至于燥；阴阳燥湿相济，则升降相因、纳运相助。

因此，葛琳仪强调，脾胃以燥湿为本，脾喜燥，胃喜润，阴阳燥湿相济，则升降为枢，纳运致用。临证中推崇叶天士之脾胃论：“以脾喜刚燥，胃喜柔润也，仲景急下存津，其治在胃；东垣大升阳气，其治在脾”，强调脾胃分治之不同，治脾立法于健脾益气化湿，治胃立足于和胃养阴润燥，遣方选药中善用甘寒、养阴、清柔之品，以防香燥、苦寒太过而败胃伤阴。

（三）五行传变，木、土相及

葛琳仪常借《侣山堂类辨》“五脏之气，皆相贯通”所言，来强调中医整体观在临证中的思辨，指出中医内伤病的传变，宜以五行生克乘侮规律来判断病机演变。张景岳《类经图翼·运气上》曰：“造化之机，不可无生，亦不可无制，无生则发育无由，无制则亢而为害。”指出五行之间既相互滋生，又相互制约，惟生中有克，克中有生，才能维持人体的动态平衡。因“脾居中土而灌四旁”，脾胃与他脏之间在生理上呈生克制化现象，如肝藏血以济心、肝疏泄以助心行血；心阳温煦脾土，助脾运化，即肝生心、心生脾（胃）；若脾土过于壅滞，则有赖于肝气的疏泄，即木克土；在脾胃病证中，常因情志拂

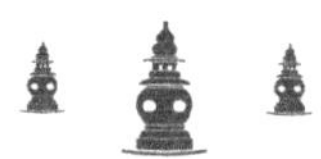

郁、久伤劳欲等而见导致“木旺乘土”证，临床常见肝脾不和、肝胃不和之证。

1. 肝脾不和

《读医随笔·升降出入论》云：“脾主中央湿土，其体淖泽……其性镇静是土之正气也。静则易郁，必借木气以疏之。土为万物所归，四气具备，而求助于水和木者尤亟。……故脾之用主于动，是木气也”，指出肝主疏泄，调畅气机，助脾运化。《医宗金鉴·删补名医方论》又言：“肝为木气，全赖土以滋培，水以灌溉”；指出脾气健运，气血化生有源，则肝木得涵，条达有度。由此可见，脾升之用有赖于肝气疏泄之辅，而脾生化之功亦为肝木条达之本。若肝失疏泄，气机郁滞，易导致脾失健运，形成精神抑郁、胸闷太息、纳呆腹胀、肠鸣泄泻等肝脾不和之证。

2. 肝胃不和

《血证论》曰：“木之性主于疏泄，食气入胃，全赖肝木之气以疏泄而水谷乃化”，指出肝胃气机协调，肝主疏泄，助胃气通降，而胃气的下降亦有利于肝气的疏泄。若肝气郁滞，不得宣泄，则横逆犯胃，致胃气不降，气机郁滞，而发为“肝胃不和”之证，症见呕吐吞酸、嗳气等。

因此，葛琳仪在脾胃病证治中，非常注重肝木与脾（胃）土之间的生理制化、病理乘侮关系。葛琳仪常言：在经济快速发展的同时，人们生活压力也逐年增大，容易出现焦虑、躁狂等不良情绪，肝气郁久，致肝失疏泄，致“肝脾不和”、“肝胃不和”，其证常见于胃脘痛、痞满、呕吐、泄泻等脾胃病中，须根据五行生克规律，把握乘侮传变病机特点，采用“抑强”、“扶弱”原则，运用抑木扶土等法进行肝脾（胃）同治。

二、临证辨要

葛琳仪指出，临证中，脾胃病证作为常见病、多发病，常因内外邪袭致虚实夹杂，寒热相兼而缠绵难愈。从中医病机学来看，其病性不外乎虚实两端，实是指邪实，即气滞、食积、痰湿、血瘀、郁热等，虚则以气虚、阳虚、阴虚为多见。强调临证辨治脾胃病证时须症证合参，主要从诊察病位及性状、苔舌的色质、纳便状况等三个方面进行。

（一）探病位性状，以阴阳为纲

葛琳仪认为，认清病位是治疗一个疾病对症下药的基础。故主张先辨病位，如从疼痛部位分类：若疼痛在脘腹部，考虑胃部疾病；疼痛在右上腹，考虑肝胆疾病；疼痛在脐周，考虑虫积或者误食生冷；疼痛在下腹，考虑肠道疾病。再别阴阳，《素问·太阴阳明病》云："阳道实，阴道虚。"在脾胃病中，阳明之病，易伤津液，多从燥化、热化，故以热证、实证多见；太阴病多虚，寒湿不化，故以虚证、寒证多见。正因为脾病多虚，胃病多实，故中焦之病有"阳明多实，太阴多虚"，"实则阳明，虚则太阴"之说。在临床上，太阴脾之病症多见脾气虚，动力不足，运化无力，水谷不化的纳呆、神疲、倦怠等虚证和脾阳不足，不能气化升清和温运水湿而致的泄泻、小便不利、水肿等虚实夹杂证。阳明胃之病症则多见胃家（胃与大肠）实的脘闷、腹胀而痛、拒按，或嗳腐吞酸、大便秘结或热结旁流等症。以此理论指导临床，治疗脾胃之病，实证多从阳明而泻，虚证多从太阴而补。

（二）观苔舌色质，候胃气盛衰

《灵枢·经脉》中云："脾足太阴之脉，起于大指之端……上膈，挟咽，连舌本，散舌下。"《辨舌指南》中云："苔乃胃之明徵。"葛琳仪认为舌为脾胃之外候，苔乃胃之明征，强调正常的舌苔是由胃气上蒸所生，故胃气的盛衰，可从舌苔的变化上反映出来，而病理舌苔的形成，则与邪气的盛衰、寒热虚实密切相关。指出从苔的有无、舌的色质、润燥等，来掌握邪气、胃气的盛衰、胃中阴津的充盛与否，并作为遣方选药及判断病机预后的依据。若胃气正常，舌多布薄白苔；若浊气积于胃腑，则舌苔反常，或白或黄，或厚或腻等；若胃气衰败，则舌苔不生，如临床中所见之镜面舌。据舌苔的厚薄，可测病邪之轻重，如风寒外感之邪，苔多薄白；湿痰重浊之邪，苔多厚腻。观舌苔之色泽，以测邪之深浅，如苔白为寒，色黄为有热；黄厚褐色，为热甚化燥；苔腻为痰湿或停饮。察舌之润燥，可得知津液之存亡，如舌苔干者为津伤，舌苔润者为津存。舌质往往也和脾胃有关，如舌质淡白，为脾生血不足；舌质胖大，为脾有痰湿，中气不足；舌干而瘦，则为胃阴缺乏等。强调临证中知常达变，圆机活法。

（三）询纳便之状，辨寒热虚实

脾胃为气血生化之源，主受纳腐熟水谷，运化水谷精微，升清降浊。因而，脾胃之虚实，可从饮食及大便辨识。一问饮食，虚者见食欲减退，患者不欲食，食量减少，多见于脾胃气虚、湿邪困脾等证；饥不欲食，患者感觉饥饿而又

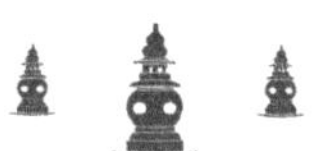

不想进食，或进食很少，可见于胃阴不足证。实者见多食易饥，患者食欲亢进，食量较多，食后不久即感饥饿，即所谓“消谷善饥”，临证多伴有身体逐渐消瘦等症状，可见于胃火亢盛、胃强脾弱等证。二问大便，若喜热饮、纳呆、大便溏薄，为脾虚之象；若纳呆、便结，则是胃有燥火的征象；若便臭秽，伴有口臭、食欲旺盛，多为胃火扰之；若大便先干后溏，多为脾虚；若大便时干时溏，多为脾虚肝郁。诸如此类，当细辨之。

三、治法验案

葛琳仪以“燥湿为本，则升降为枢，纳运为用”概括了脾胃的生理特点，指出了“脾胃气机升降失司”是脾胃病证的基本病机，因脾为湿土，喜燥恶湿，宜升则健；胃为燥土，喜润恶燥，宜降则和。故脾为病，宜甘温升提；胃为病，宜甘润通降；脾胃虽有分治，但须于升降润燥之间，权宜而施。常立健脾化湿、温中散寒、健脾益气、疏肝和胃、滋阴益胃法。

（一）健脾化湿法

1. 治法涵义

健脾化湿法是针对脾虚湿滞之病机而制定的治疗大法；适用于湿阻、胃痞、胃痛、泄泻、嘈杂等脾胃病证。《素问·至真要大论》：“诸湿肿满，皆属于脾”。因脾主运化水湿，喜燥恶湿，故葛琳仪立健脾化湿并举之法，保持脾气干燥之性，则恢复脾运化水湿之能，为内湿之患治本之法。

2. 常用方药

《脾胃论》云：“脾胃互为表里，脾主运化，胃司受纳。……饮食不节，寒温不适，脾胃乃伤”。葛琳仪指出，江浙地域，湿气偏胜，多喜食肥甘厚腻之品，湿易困脾，“湿胜则阳微”，脾阳受损而不振。脾者，主运化水湿、升举阳气，脾胃中阳一伤，反过来又加重体内湿邪，如此反复，缠绵难愈。临证常见脘痞腹胀，呕恶便溏，口淡不渴等脾虚湿盛之状，治以健脾化湿，代表方剂为平胃散合四君子汤；常用药物选党参、炒白术、茯苓、炒米仁、炒米仁、淮山药、苍术，陈皮、川朴、姜半夏等；偏湿胜者，去党参、白术；偏脾虚者，去苍术、厚朴等。

平胃散出自《简要济众方》，功用燥湿运脾，行气和中，主治湿滞脾胃证。症见脘腹胀满，不思饮食，口淡无味，肢体沉重，怠惰嗜卧，舌苔白腻而厚，脉缓等。方中苍术辛香苦温，为燥湿运脾要药，使湿去则脾运有权，为君药。厚朴辛温而散，长于行气除满，脾气行则湿化，且其味苦性燥而能燥与苍术有相须之妙，为臣药。陈皮辛行温通，理气和胃，燥湿醒脾，协苍术、厚朴操行气之力益彰，为佐药。甘草甘平入脾，既可益气补中而实脾，今“脾强则有制之能”（《医方考》），合诸药泄中有补，使祛邪而不伤正，又能调和诸药，为佐使药。散煮时少加生姜、大枣以增补脾和胃之效。使湿去脾健，气机调畅，胃气平和，升降有序，则胀满吐诸症可除。

四君子汤出自《太平惠民和剂局方》，功用补气健脾，主治脾气虚证。症见气短乏力，声低微，面色皖白，食少，舌淡苔白，脉缓。本方以人参为君，甘温益气，健补脾胃。脾胃气虚，运化失常，故臣以白术，既助人参补益脾胃之气；更以其苦温之性，健脾燥湿，助脾运化。脾主湿，脾胃既虚，运化无力，则湿浊易于停滞，配白术健运脾气；又以其甘淡之性，利湿浊，且使参、术补而不滑。伍用甘草者，以其甘温益气，助参、术补中益气之力；更兼调和诸药，而司佐使之职。四药皆为甘温和缓之品，而呈君子中和之气，故以“君子”为名。四药合力，重在健补脾胃之气，兼司运化之职，且利湿浊。共成益气健脾之功。

葛琳仪指出，脾失健运，津液输布障碍，则水湿不化；脾气升转，则湿邪自化。若单以燥湿、利湿之法，湿邪虽去，恐难除其病根，脾不运化，内湿仍会反复发作。此时脾气若健，则诸湿消散，如有神助。故临床治疗此类病证，健脾与化湿同治，疗效颇佳。

3. 病案举隅

患者，方某，男，58 岁，2017 年 12 月 10 日因“反复泄泻 30 年，加重 8 年余”就诊。

患者 30 年来大便溏泄，日行 5 ～ 6 次 / 日，饮食不慎多达十余次，便质溏稀偏多，时有水样便，胃纳不佳，舌淡红苔白厚腻根微黄，脉细滑。有长期吸烟饮酒史，肠镜未见明显异常。拟诊“泄泻”，证属脾虚夹湿；治拟健脾化湿兼以清热，方用平胃散加减：川朴 12g，苍术 12g，草果仁 6g，苏梗 9g，佩兰 9g，炒扁豆 15g，焦六曲 12g，马齿苋 15g，白头翁 15g，黄连 3g，木香 6g，枳壳 15g，陈皮 9g。7 剂，日一剂，水煎服。同时嘱患者戒烟酒，饮食适度，避免加重湿邪的不良生活方式。

二诊，大便次数明显减少，2 ～ 3 次 / 日，偏稀，无腹痛，舌淡红苔薄腻，明显较前好转，脉滑。故守原方加减：川朴 12g，苍术 12g，草果仁 6g，苏

梗 9g，佩兰 9g，炒扁豆 15g，焦六曲 30g，木香 6g，枳壳 15g，陈皮 9g，石榴皮 9g，补骨脂 12g，肉豆蔻 9g，黄连 3g。7 剂，日一剂，水煎服。

连服半月复方半月后三诊，自诉大便 2 次 / 日，成形较前多，量少质粘，舌淡红苔薄白，脉缓，现湿邪已去七八分，继续健脾化湿为则，加之涩肠补肾治则，上方加仙茅 9g、仙灵脾 9g，继续巩固半月，症状控制尚可。

按：《医宗必读》曰："无湿不成泻"。患者宿患慢性泄泻数十载，平素嗜食肥甘，嗜好烟酒，加之形体稍胖，故湿邪壅盛，兼有下焦湿热，初治当化湿与清热兼顾，治以健脾化湿兼以清热，方用平胃散加减。方药中以川朴、苍术、草果、佩兰、扁豆等药味健脾化湿；马齿苋、白头翁、黄连取白头翁汤之意，清下焦湿热以止泻；木香、枳壳、陈皮理气和胃，以助药力通达；焦六曲消食和胃兼有健脾之功。湿邪易与热结，故嘱患者节饮食、戒烟酒等注意事项。复诊舌苔根黄腻已除，去诸清湿热药；因泄泻日久及肾，故加补骨脂、肉豆蔻补肾涩肠，同时加石榴皮等涩肠止泻；并稍予黄连制约化湿诸药之燥热，兼有坚阴之功。如此脾肾同治，月余而病瘥。

（二）温中散寒法

1. 治法涵义

温中散寒法是针对脾胃阳虚，阴寒内生之病机而制定的治疗大法；适用于胃痛、腹痛、泄泻、胃痞等脾胃病证。《素问·举痛论》曰："寒气客于肠胃之间，膜原之下，血不得散，小络急引故痛。"脾阳亏虚，易受寒袭，寒凝血脉，气机收敛，筋脉挛急，不通则痛；故葛琳仪立温中散寒法，温中健脾以助脾阳，益气止痛以和气机。

2. 常用方药

葛琳仪指出，脾胃病中脾胃虚寒证，因脾阳亏虚，易受寒袭，则气机收敛，筋脉挛急，不通则痛；故常见于胃脘或腹部疼痛绵绵、喜暖喜按，伴乏力肢楚，大便溏薄，苔薄白，脉缓等。治宜温中健脾、散寒暖胃，方选理中丸温中散寒，配伍理气和胃之药，常用药为党参、炒白术、茯苓、炮姜、草果、香附、陈皮、吴茱萸、白豆蔻、桂枝等。

理中丸出自《伤寒论》，又名"人参汤"，是中医温中健脾的代表方剂，具有温中祛寒，补气健脾的功效。主治脾胃虚寒证。症见脘腹疼痛，喜温喜按，呕吐便溏，脘痞食少，畏寒肢冷，口淡不渴，舌质淡苔白润，脉沉细或沉迟无力。方中干姜，大辛大热，温脾暖胃，助阳祛寒为君药；阳虚则兼气弱，气旺亦可助阳，故臣以甘温之人参，益气健脾，补虚助阳。君臣相配，温中健脾。脾为中土，喜燥恶湿，虚则湿浊易生，反困脾胃，故佐以甘温苦燥之白术，既健脾补虚以助阳，又燥湿运脾以助生化。甘草与诸药等量，一与参、术以助益气健脾，补虚助阳；二可缓急止痛；三为调和诸药，是佐药而兼使药之用。四药相伍，可温中阳，补脾气，助运化，故曰“理中”。本方主入中州，温补合法，纳补气健脾于温中散寒之内，共成以温为主之剂。

葛琳仪临证时指出，理中丸可以用来治疗中焦虚寒、阳气不足所导致的一系列病症，比如腹痛，喜温喜按者，可服用理中丸；又如呕吐清水或泛酸水，食欲差，畏食生冷食物者，均可服用；对于疼痛难忍，伴有口干口渴、舌红苔黄者或呕吐酸腐者不宜使用。应精准辨治，则疗效显著。

3. 病例举隅

谢某，女，66岁，2016年7月5日因“腹部疼痛、肠鸣、便溏一周”就诊。

患者半月前不慎外感，经治外感愈，近一周来感腹部疼痛，脐周为主，遇寒痛剧，得温痛减，伴肠鸣，大便溏泄，日行二三次，腰背胀痛，纳少、夜寐尚可。舌质淡、苔薄，脉细弦。拟诊：腹痛，证属脾阳不足、寒邪凝滞；治拟温中散寒、理气止痛，方用理中汤加味：生白芍15g，炙甘草9g，太子参15g，干姜9g，炒白术12g，桂枝12g，炒当归10g，丹参15g，制川草乌各6g，制元胡15g，桑枝15g，怀牛膝15g。7剂，日一剂，水煎服。

二诊：药后腹痛明显减轻，仍口干，大便仍不成形，2～3次/日，舌脉同前。予原方加减：太子参15g，炒白术15g，干姜9g，茯苓10g，桂枝9g，丹参15g，五味子9g，补骨脂15g，肉豆蔻9g，吴茱萸6g，仙茅15g，仙灵脾15g。7剂，日一剂，水煎服。

三诊：前方服用近一月，大便好转，腹部较舒，原方加减续进。一月后再诊，腹痛、便溏已瘥。

按：本案患者素体中阳不振，脾胃虚弱，外感寒邪，寒凝中焦，故见腹部疼痛，喜暖喜按，大便溏薄，苔白脉；属本虚标实之证，治当温中散寒暖中，方选理中汤出入。初诊时腹部疼痛明显，急则治标，予太子参、干姜、炒白术、炙甘草、桂枝、川、草乌温中散寒；再加生白芍取芍药甘草汤之意，缓急止痛；寒凝血脉，加以当归、丹参、元胡活血通络止痛；再稍加桑枝、怀牛膝补肝肾，祛风湿，舒筋活络而治腰背痛。二诊见腹痛好转，大便仍烂，考虑寒邪已除，减散寒止痛之药；而中阳仍虚，继以理中汤益气温脾，再合四神丸补火暖土，守方而治，调养而愈。

（三）补中益气法

1. 治法涵义

补中益气法是针对脾胃气虚、甚者中气下陷之病机而制定的治疗大法，适用于久泄、久痢、胃痞、呕吐、呃逆等脾胃病证、以及脱肛、内脏下垂、崩漏等中气下陷证。明·吴昆在《医方考》中曰："夫面萎白，则望之而知其气虚矣，言语轻微，则闻之而知其气虚矣，如是宜补气"；葛琳仪强调，脾胃为后天之本，气血生化之源；脾气升清、举陷，与胃气降浊、受纳相反相成，脾胃腐熟运化之功，全赖中气之激发与推动，若脾虚气陷，则升降失调，清浊不分；故立补中益气法，健脾益气以固其本，升阳举陷以使脾气上升为用。

2. 常用方药

葛琳仪指出，《素问·阴阳应象大论》言："清气在下，则生飧泄"；脾胃气虚证以面色少华，神疲懒言，胃脘隐痛绵绵，得食则舒，纳差食少，大便溏薄，甚者脱肛、内脏下垂，舌质胖，色淡，苔薄，脉细无力为主要症状。故治宜补中益气，方用补中益气汤，药选炙黄芪、潞党参、淮山药、炒白术、茯苓、炒米仁、炒扁豆、陈皮、木香、橘皮、升麻、柴胡等，使补气而不壅中，理气而不耗气。

补中益气汤出自李东垣的《脾胃论》，有补中益气，升阳举陷之功效。主治：脾气虚证、气虚下陷以及气虚发热之证。患者多见饮食减少，体倦肢软，少气懒言，面色㿠白，大便稀薄，脉浮软。方中重用黄芪为君，其性甘温，入脾肺经，而补中气、固表气，且升阳举陷。臣以人参，大补元气；炙甘草补脾和中。佐以白术、当归补气健脾，补养营血，助脾运化，以资气血生化之源。陈皮理气和胃，使诸药补而不滞。更加升麻，柴胡为佐使，升阳举陷，与人参、黄芪配伍，可升提下陷之中气。《本草纲目》云："升麻引阳明清气上行，柴胡引少阳清气上行，此乃禀赋虚弱，元气虚馁，及劳役饥饱，生冷内伤，脾胃引经最要药也。"诸药合用，共奏补益中焦脾胃之气之功效。

葛琳仪临证时强调，所治之脾胃气虚证，当与四君子汤证同类，只是补中益气汤证系脾气大虚之机，甚者清阳不升、中气下陷；故常见脱肛、子宫脱垂及久泻、久痢等症。故于补益中气之中寓升阳举陷，是治本之法。

3. 病案举隅

何某，女，34 岁，2017 年 2 月 6 日因"胃脘部隐痛月余"就诊。

因饮食不慎，胃脘隐痛，绵绵不休一月有余，得食则舒，偶有泛酸，纳谷不馨，大便溏薄；伴面色少华，神疲懒言，腰酸肢楚，夜寐尚安，适值经汛后期，量少色黯；舌淡胖，苔薄白，脉细无力。有子宫肌瘤、月经过多史。拟诊：胃脘痛，证属脾胃气虚；治拟健脾益气、和胃止痛，方用补中益气汤加减：炙甘草 6g，炙黄芪 15g，太子参 15g，升麻 9g，陈皮 9g，炒白术 12g，茯苓 15g，制何首乌 6g，杜仲 9g，蒲黄炭 15g，制狗脊 15g，海螵蛸 9g，浙贝母 9g，焦六曲 12g。7 剂，日一剂，水煎服。

二诊：药后经水已净，胃脘隐痛改善，面色稍转红润，诉时有头痛，肢体仍乏力酸楚，大便仍不成形，舌脉同前。予原方加减：炙甘草 6g，炙黄芪 15g，党参 15g，升麻 9g，陈皮 9g，炒白术 12g，茯苓 12g，制何首乌 6g，杜仲 9g，制狗脊 9g，海螵蛸 9g，浙贝母 9g，潼蒺藜 15g，白蒺藜 9g，葛根 15g。7 剂，日一剂，水煎服。

三诊：前方服用近一月，诸症瘥，纳谷馨，便成形。嘱饮食调理。

按：《灵枢》曰："中气不足，溲便为之变"。患者素体气血亏虚，复因饮食失慎，致中焦气机斡旋乏力，脾胃升降失和，故见中脘隐痛绵绵，面色少华，神疲懒言，大便溏薄。证属胃脘痛、脾胃气虚证型，故以补导滞、运用健脾益气养胃法，补中益气汤合海贝散加减；取补中益气汤健脾益气，因适值经期，量少色黯，故去易动血之品当归，改投蒲黄炭活血止血，首乌补血；海贝散制约胃酸，杜仲、狗脊补肾强腰。7 剂见效，继而守方为治，病瘥后嘱食疗之。

（四）滋阴养胃法

1. 治法涵义

滋阴益胃法是针对胃阴不足、气津不布之病机而制定的治疗大法；适用于胃痛、便秘、嘈杂、泛酸等脾胃病证。叶天士言："阳明燥土，得阴自安"（《临证指南医案·卷二》），指出胃为阳土，病变时易成燥热之害，胃中津液易于受损；故葛琳仪立滋阴养胃法，以甘润之品滋养胃阴，才能使其和降如常，发挥其受纳腐熟之功能。

2. 常用方药

葛琳仪指出，"胃以阳体而合阴精，阴精则降"（《四圣心源》），素体阴虚或久病脾虚不能为胃行其津液或热病耗伤胃阴等，均可致胃阴不足，胃失濡养，气机不利，上不布津，下不溉肠，症见口燥咽干，脘部隐痛，或脘痞不舒，或干呕见逆，饥不欲食，大便干结，舌红少津，脉细数。治宜滋阴益胃，方以益胃汤加减，常用药物沙参、麦冬、冰糖、生地、玉竹等，少佐苏梗、佛手、陈皮、代代花、玫瑰花以和胃理气；便秘者，加桑椹子、玄参、天花粉、山海螺、火麻仁等，肾虚腰酸，则加六味地黄丸。

益胃汤出自《温病条辨》，由沙参、麦冬、冰糖、细生地、玉竹组成，功用滋养胃阴。主治阳明温病，胃阴损伤证。症见食欲不振，口干咽燥，舌红少苔，脉细数。方中重用生地、麦冬为君药，取其味甘性寒，养阴清热，生津润燥，是甘凉益胃之要药。配伍沙参、玉竹，养阴生津，以加强生地、麦冬益胃养阴之力为臣药。冰糖濡养肺胃，调和诸药，为佐使药。五药配伍，共奏养阴益胃的功效。

葛琳仪临证中推崇叶天士之脾胃论："以脾喜刚燥，胃喜柔润也，仲景急下存津，其治在胃；东垣大升阳气，其治在脾"，强调脾胃分治之不同，治脾者，立法于健脾益气化湿；而治胃者，则立足于和胃养阴润燥，遣方选药中善用甘寒、甘润、清柔理气之品，以防香燥、苦寒太过而败胃伤阴。

3. 病案举隅

马某，女，75 岁，2014 年 9 月 4 日因"大便秘结月余"就诊。

患者近月来大便秘结，三四日一行，便干如羊屎，时有胃部隐痛，饥不欲食，口干，夜寐欠安，舌红、苔薄黄，脉细数。有糖尿病、高血压史。拟诊：便秘，证属胃阴不足，肠道失濡；治拟养阴益胃，润肠通便，方用益胃汤加减：北沙参 12g，麦冬 9g，生玉竹 9g，墨旱莲 12g，女贞子 12g，枸杞子 12g，桑椹子 30g，玄参 15g，火麻仁 15g，炒酸枣仁 12g，制首乌 6g，柴胡 6g，陈皮 9g，姜半夏 9g，郁金 9g，生地 12g，夜交藤 15g，佛手 9g。7 剂，日一剂，水煎服。

二诊，患者便秘改善，1 ～ 2 日一行，胃隐痛少作，予原方加减：墨旱莲 12g，酒女贞子 12g，桑葚子 15g，玄参 15g，麦冬 15g，炒酸枣仁 12g，百合 9g，柴胡 6g，枸杞子 12g，陈皮 9g，姜半夏 9g，郁金 9g，生玉竹 9g，北沙参 15g，夜交藤 15g，苁蓉 10g，佛手 9g。7 剂，日一剂，水煎服。

三诊：患者大便畅，日行，胃纳如常，原方续进，巩固疗效。

按：患者年老阴虚内热，证属胃阴不足，肠道失濡，故大便干结难下，饥不欲食，口干，舌红苔薄黄，脉细数为阴虚内热之象。治拟养阴益胃，润肠通便；方用益胃汤加减，北沙参、麦冬、玉竹、墨旱莲、女贞子、枸杞子、生地等养胃生津，滋阴清热；桑椹子、玄参、火麻仁润肠通便；酸枣仁、夜交藤宁心安神；陈皮、柴胡、半夏、郁金疏肝理气和胃，助诸药力通达病位。二诊诸症改善，加苁蓉通阳润肠，继以原意守方，症瘥。

（五）疏肝和胃法

1. 治法涵义

疏肝和胃法是针对肝胃不和之病机而制定的治疗大法，适用于胃痛、呃逆、呕吐、嘈杂、泛酸、泄泻等脾胃病证。《血证论》曰："木之性主于疏泄，食气入胃，全赖肝木之气以疏泄而水谷乃化"，指出肝胃气机协调，肝主疏泄，助胃气通降，而胃气的下降亦有利于肝气的疏泄。若肝气郁滞，不得宣泄，则横逆犯胃，致胃气不降，气机郁滞，而发为"肝胃不和"之证，症见呕吐吞酸、嗳气等，故葛琳仪立疏肝和胃法，肝胃同治。

2. 常用方药

《沈氏尊生书·胃病》中指出："胃痛，邪干胃脘病也。……唯肝气相乘为尤甚，以木性暴，且正克也"，葛琳仪指出，随着社会的快速发展，人们的精神压力普遍较大，故临证中常见肝气郁结、肝胃失和证；治宜疏肝和胃，方选柴胡疏肝散加减，以疏肝理气、和胃降逆，药用柴胡、川朴、枳壳、香附、木香、青皮、陈皮，配合白芍、枸杞子柔肝以制理气药之香燥。若胃失和降，呃逆、嗳气明显者，加旋覆代赭汤以和胃降逆。

柴胡疏肝散出自《景岳全书》，是在四逆散的基础上加陈皮、川芎、香附而成，为疏肝理气之良方。功效疏肝解郁，行气止痛；主治肝气郁滞证。临床表现多为胁肋疼痛，胸闷喜太息，情志抑郁或易怒，或嗳气，脘腹胀满，脉弦。方中柴胡苦辛微寒，归肝胆经，功擅条达肝气而疏郁结，为君药。香附微苦辛平，入、肝经，长于疏肝行气止痛；川芎味辛气温，入肝胆经，能行气活血、开郁止痛。二药共助柴胡疏肝解郁，且有行气止痛之效，同为臣药。陈皮理气行滞而和胃，醋炒以入肝行气；枳壳行气止痛以疏理肝脾；芍药养血柔肝，缓急止痛，与柴胡相伍，养肝之体，利肝之用，且防诸辛香之品耗伤气血，俱为佐药。甘草调和药性，与白芍相合，则增缓急止痛之功，为佐使药。诸药共奏疏肝解郁，行气止痛之功。本方疏肝药与养血柔肝药相配，既养肝之体，又利肝之用，但以疏解肝郁为主。

葛琳仪在脾胃病证治中，非常注重肝胃（脾）之间的乘侮病理关系，常言：在经济快速发展的同时，竞争日趋激烈，生活压力也逐年增大，容易出现焦虑、躁狂等不良情绪，致肝气郁滞，肝失疏泄而出现"肝胃不和"或"肝脾不和"之脾胃病证，须及时运用抑木扶土等法论治，若病情迁延，易反复发作，发展为积聚、噎膈、癌病等病。

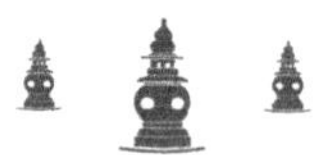

3. 病案举隅

龙某，女，39岁，2015年2月2日因“胃脘胀满不适反复二年，加重三天”就诊。

患者近两年来反复胃脘胀满，食后尤甚，嗳气频频，无泛酸，无呕吐，遇情绪不畅或春季好发，胃纳减少，大便数日一行，夜寐梦扰，舌质淡红，苔薄，脉细弦。诊断：痞满，证属肝气犯胃；治拟疏肝理气和胃，方用柴胡疏肝散加减，药选柴胡10g，川朴10g，炒枳壳10g，香附9g，生白芍15g，炙甘草9g，川楝子9g，娑罗子9g，姜半夏9g，陈皮9g，炒谷芽15g，决明子15g，柏子仁15g，炒枣仁15g，夜交藤15g。7剂，日一剂，水煎服。

二诊：服药后胃脘胀满有所缓解，大便一二天一行，夜寐好转，舌质淡，苔薄白，脉仍弦细。药后症减，守原法续进：柴胡10g，炒枳壳10g，郁金12g，枸杞子15g，生白芍15g，炙甘草9g，娑罗子9g，茯苓10g，姜半夏9g，炒谷芽15g，柏子仁15g，炒枣仁15g，夜交藤15g。7剂，日一剂，水煎服。

三诊：服前方半月，胃脘胀满十去七八，原方加减调理。

按：患者肝气郁结，木失条达，气机不畅，横逆犯胃，胃气阻滞，发为胃脘胀满，嗳气频频、得食更甚。尤其情绪不畅时更为好发，诊为痞满（肝脾不和证）。正如叶天士所言：“厥阴顺乘阳明，胃土久伤，肝木愈横”（《临证指南医案》），治以抑木扶土法，疏肝理气和胃，方中柴胡、生白芍、娑罗子、香附、川楝子、决明子疏肝理气以制木旺，亦有和胃之效；炒枳壳、川朴、姜半夏理气和胃消痞；炒谷芽和胃消食；柏子仁、炒枣仁、夜交藤养心安神助眠，兼有养血通便之功。诸药合用，使肝气条达，胃气和畅，7剂后诸症好转，减理气药、加枸杞子养阴柔肝，以防辛燥伤阴，续服胃胀满渐去。

四、诊余漫话论

（一）“人以胃气为本”

《黄帝内经》在分析胃的生理特点时首次提出“胃气”的概念，如《素问·平人气象论》中云：“平人之常气禀于胃，胃者，平人之常气也，人无胃气曰逆，逆者死”，强调了胃气在人体生命活动中的重要作用。中医学论“胃气”内涵，包括胃腑之气、一身之气、脾胃之气及其气化运动等，强调人体中的水谷之精通过脾胃之气的气化运动被吸收并转输至全身，以营养五脏六腑、四肢百骸，使其发挥正常机能；故胃气又被称为一身之气、正气，胃气的盛衰关系到人体的后天生命活动的存亡。

因此，葛琳仪临证中，非常重视“胃气”的诊察及顾护的重要。《景岳全书·脾胃》曰：“凡欲察病者，必须先察胃气；凡欲治病者，必须常顾胃气。胃气无损，诸可无虑”。葛琳仪临证中强调胃气的诊察，注重舌诊的运用，从苔根的有无、舌苔的色质、润燥等，来掌握胃气的盛衰、胃中阴津的充盛与否，作为遣方选药及判断病机预后的依据；如舌苔润者，为津液上承、胃气未伤之象，疾病预后尚佳，若舌苔燥、甚或光剥苔者，为津亏液伤、胃气受损之兆，疾病预后不良。因脾喜燥恶湿，维护脾气健旺；因胃为阳土，喜润恶燥，其病易化燥伤阴，治疗时强调顾护胃气、保存胃阴为要。在“难病”的论治中，葛琳仪仍强调“胃气”的顾护以及中焦气机的条畅重要性，故有“有胃气则生，无胃气则死”之说。

（二）用药甘润清灵，宜柔忌刚

根据脾胃燥湿相济的生理特性，葛琳仪常言：“脾喜刚燥，胃喜柔润也”（《脾胃论》），治脾立法于健脾益气燥湿，治胃立足于和胃养阴润燥。临床上为治疗脾胃病，尤其胃脘痛，多以辛开苦降法论治；葛琳仪指出，辛香理气之剂易于耗津伤气，尤其肝胃郁热、胃阴不足患者；而苦寒清热之品久用则易于伤败胃气，提出“忌刚用柔”论治脾胃病。葛琳仪善用甘寒、甘凉柔润之品，忌辛窜、香燥之类；因甘能补阴，寒能清热，如常用蒲公英、黄芩、石斛、知母、沙参、麦冬、玉竹、石斛等甘寒、甘凉濡润之品，用乌梅、木瓜、白芍、山楂、甘草等酸甘之品以柔肝敛养胃津；对于肝胃不和、肝脾不和之证，善用质轻甘平之品以疏肝调气，如玫瑰花、佛手、绿萼梅、代代花、合欢花、旋覆花、川朴花、扁豆花等，因其质轻则能升，能顺应脾主升提的生理特性，所谓“凡药轻虚者，浮而升；重实者，沉而降”（《本草备要》），以轻拨气机取效。

（三）善对药组合，相须相使

葛琳仪在脾胃病的遣方用药上，善用药对以求捷效，试举隅如下。①海螵蛸组合浙贝母，即海贝散。海螵蛸，性微温，味咸涩，归肝、肾经，具有收敛止血、制酸止痛、收湿敛疮等功效；《本草纲目》记载海螵蛸“诸血病皆治之”，其主要成分碳酸钙是中和胃酸的主要物质。浙贝母，性寒，味大苦，归脾、肝、胆、胃、肺经，有清热化痰、散结解毒之功；《本草逢原》中论贝母为“浙产者治疝瘕、喉痹、乳难、金疮、风痉，一切痈疡”，现代

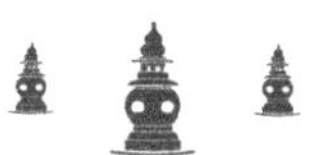

药理研究显示浙贝母主要活性成分为浙贝母甲素和浙贝母乙素，具有抗溃疡和镇痛抗炎作用。葛琳仪认为，海螵蛸配合浙贝母，在溃疡病治疗中，一方面敛疮生肌，促进溃疡愈合；另一方面，又可增强制酸止痛之效。故在临证中，对症见泛酸或胃镜检查提示胃、十二指肠溃疡病患者，常施海贝散以收敛止血、制酸止痛、敛疮生肌。常用剂量：海螵蛸 9 ～ 15g，浙贝母 9 ～ 12g。②扁豆花组合厚朴花。葛琳仪在脾胃病中善用花类药调治，指出花类药气味芳香，具有疏通气机、宣化湿浊、消胀除痞等功效，如扁豆花组合厚朴花。扁豆花，《本草便读》曰："扁豆花赤者入血分而宣瘀，白者入气分而行气，凡花皆散，故可清暑散邪，以治夏月泄痢等证也"；《四川中药志》言其"和胃健脾，清热除湿"；故对于湿邪困脾，脾胃升降不利导致之吐泻，扁豆花具有健脾化湿和胃之功，且无温燥助热伤津之弊。厚朴花，性味苦温，善于理气宽中、芳香化湿，功似厚朴而力缓，治疗脾胃湿阻气滞、气机升降不利导致的胸腹胀满疼痛疗效显著。二者合用，芳香化湿，理气和胃，轻拨气机使其条畅，而无过辛、过燥损伤脾胃之虞。常用剂量：扁豆花 9 ～ 15g，厚朴花 9 ～ 12g。③山海螺组合人参叶。山海螺又名羊乳，味甘，性凉，味甘可滋补，性凉能清解，长于补气，兼可养阴，葛琳仪临床多用之，认为其不仅具有清热解毒之功，而且还有补气生津之效，其补气作用稍逊党参，但补而不燥，气阴兼顾；人参叶味苦、微甘，性寒归肺、胃经，《药性考》曰："清肺，生津，止渴"，功善养阴润肺、益胃生津。二者合用，益气养阴，益胃润肺，临证常用于胃阴、肺阴不足诸症，常用剂量：人参叶 15g，山海螺 15g。

第三节　"难病"澄其源

中医学关于疑难病的记载，最早见于《素问·腹中论》，将"伏梁"称为"难治"，《灵枢·厥病》将"真头痛"称为"死不治"，历代多有论及，但至今尚无明确定义。现代医学认为，在临床诊疗过程中，病因复杂不明确、诊断难以统一、医治棘手的一类病证为疑难病，包括诸多诊断不明疾病、一些功能性疾病、慢性疾病、精神疾患及恶性肿瘤等，均属中医疑难病（以下简称"难病"）的范畴，中医学往往冠以难病、奇病、怪病、宿疾、顽症等。葛琳仪从辨证与治疗的角度，将疑难病分为难辨病和难治病。对于症状纷杂、罕见，病机复杂，致使诊断难明、证候难辨者，为难辨病，奇病、怪病为其中代表；对于诊断已明，但疗效不佳、久治不效者，为难治病。在葛琳仪临证病种中，疑难病证占居多数，葛琳仪以“正本清源”为要，主张标本兼治、攻补活用，以擅治胸痹、鼓胀、消渴、癥积、不寐、鼻衄、喉痹、汗证等病证而著称。

一、学术观点

（一）数邪所凑，多病相兼

葛琳仪指出，中医“难病”以正气本虚、数邪兼袭为病机特点。早在《黄帝内经》已多有论及，以“痹证”为例，《素问·痹论》言：“风、寒、湿三气杂至，合而为痹也”、“以冬遇此者为骨痹，以春遇此者为筋痹，以夏遇此者为脉痹，以至阴遇此者为肌痹，以秋遇此者为皮痹”，由此可见，在现代仍属难治的“痹证”（如风湿病），在《黄帝内经》时代就已认识到是多邪相兼所致，且因感邪季节的不同可发为“五体痹”；同时又指出：“五脏皆有合，病久而不去者，内舍于其合也。故骨痹不已，复感于邪，内舍于肾，……皮痹不已，复感于邪，内舍于肺”，即病久不去，正气累损，复感于邪，则“五体痹”内传所合五脏可发为“五脏痹”，如症见“烦满、喘而呕”的“肺痹”；也可因饮食不节、起居不宜，邪传六腑而发为“六腑痹”，如症见“中气喘争，时发飧泄”的“胞痹”，因此，中医“难病”具有数邪所凑、正气累损、病症错杂、多病相兼的临床特点。

葛琳仪指出，在现代医学快速发展的今日，求治于中医者，往往为西医不效的慢性病、疑难杂症；多因病因多端、内外数邪兼侵，正气累损，致病机复杂多变而虚实错杂、寒热真假，医者易于误诊、误治，故临床上呈多病相兼、病症错杂、病位广泛、缠绵难愈的特点；如“难治病”消渴，病延日久，可并发心痛、眩晕、中风、水肿、痿证、痈疽等多脏腑病证。

（二）正气累损，“痰、瘀、毒”积

葛琳仪指出，“难病”多属中医内伤病范畴，系脏腑功能不足、阴阳气血失调、兼受邪袭（外感、内伤）所致，病位广泛，病情错综复杂。如《灵枢·百病始生》所言“参与虚实，大病乃成”、“是故虚邪之中人也，始于皮肤，……入则抵深”、“稽留而不去，或著孙脉，或著络脉，或著经脉，或著输脉，……邪气淫泆，不可胜论”，可见正虚与邪实相合，则大病生成，若不及时阻截，随着正气的累损，病邪扩散淫泆，则病情错综复杂。又如《素问·调经论》

从气血病机论之："血气不和，百病乃变化而生"、"血与气并，则为实焉"；陈梦雷提出"久病多痰"观点："肾生痰多虚痰，久病多痰……非肾水上泛为痰，即肾火沸腾为痰，此久病之痰也"（《古今图书集成·医部全录》），巢元方则提到"蕴毒"的认识："风气相搏，变成热毒"（《诸病源候论·毒疮候》）；由此可见，病延日久、机体呈"气血以并"（气滞血瘀）、"久病多痰"（痰湿内郁）、"变生热毒"（蕴毒内生）的病理状态。

因此，葛琳仪强调：从中医病因病机学角度辨析，"难病"系数邪兼侵，致正气累损，病情反复，顽疾乃成；其基本病机是"本虚标实、虚实错杂"；"本虚"，是指正气累损，以脏气（气、血、阴、阳）亏虚为病理表现；"标实"，是因脏气亏虚、气化无权，机体精血津液诸精微物质不归正化，久则形成痰湿、瘀血、蕴毒诸病理产物。葛琳仪指出：中医学视"病理产物"为"内生之邪"，具有既是病变的产物、又能再次致病的双重特点，如临证中常见的眩晕、胸痹、癫痫、中风、痰核、瘰疬、阴疽、癌积等病证，多呈"痰瘀同病"、"蕴毒内郁"之病理特征。对此，葛琳仪认为：正气累损、脏气亏虚是疑难病缠绵不愈的基础，痰湿、瘀血、蕴毒诸"内生之邪"的郁滞不解，则是"难病"病症错杂多变、病位广泛、数病相兼的主因。

（三）多元思辨，"伏其所主"

由于"难病"具有病症错杂、病位广泛、多病相兼的临床特点，故临证时易陷于难辨、难治。为此，葛琳仪要求"必审问其所始病，与今之所方病，而后各切循其脉"（《素问·三部九候论》），常言"必伏其所主，而先其所因"（《素问·至真要大论》），采用"三位合一"的多元思辨模式，强调辨病为先、辨证为主、病证结合的思辨方式，在"先其所因"、即辨析、明了"难病"的病因、先后病、原发病和继发病等关系的基础上，以"证"为思辨主体，结合辨体进行论治，阻截、制伏疾病，即"伏其所主"。

葛琳仪指出，"伏其所主"的内涵在于"治病必求于本"，其"求本"之道则在于"谨守病机"；诚如《素问·至真要大论》所言："谨守病机，各司其属，有者求之，无者求之，盛者责之，虚者责之"，认为疑难病虽以病症错杂多变、病位广泛、多病相兼为临床特点，但其基本病机是：因病（邪、实）致虚（正、本）、因虚致实之"本虚标实、虚实错杂"，辨证中应做到确定主导地位的病位、病性，以"各司其属"，无论与病机相应之症的有、无，均应探求、辨析，更当责究邪正虚实盛衰，强调只有"谨守病机"，精准辨证，才能为准确论治提供依据。张介宾言：“本者，原也，始也，万事万物之所以然也。世未有无源之流，无根之木，澄其源则流自清，灌其根而枝乃茂，无非求本之道”，因此，葛琳仪在“难病”中，强调“澄其源”是“求本之道”，提出“正本清源”的治则理念，即护阳气、保阴精以固本，逐郁邪、理气血以安正，拓展了中医学论治“难病”的思辨模式。

二、临证辨要

“难病”虽病因多端、病症错杂、多病相兼，但其基本病机是“本虚标实，虚实夹杂”；葛琳仪指出：“本虚”是脏气亏虚、正气累损，“标实”是内生之邪“痰”、“瘀”、“毒”诸病理产物在体内的郁滞；故临证辨析时以“虚实”病机为纲展开，其要点如下。

（一）辨“邪实”之标

1. 奇病怪疾，责之于“痰”

《杂病源流犀烛·痰饮源流》言：“怪病皆由痰成也”。葛琳仪指出，痰（饮）属中医病因学中的病理产物、系“内生”之阴邪，具有黏滞的特性，是造成“难病”难辨、难治的主要原因。痰饮从“形、质”分类，有“有形”和“无形”之别；“有形之痰”具有视之可见、触之可及、闻之有声的特点，易于明了；“无形之痰”因视之不见、触之难及、闻之无声，故隐伏难见。

葛琳仪常言：“有形之痰”易明，“无形之痰”难辨；凡见呼吸道分泌和咯出之痰液，以及瘰疬、痰核等可触见的病变，因其视之有形、咯之有声，触之可及，结合舌脉，易辨为“有形之痰”；而“无形之痰”因随气流窜全身，或停积局部，或内伏五脏六腑，或外达肌肤、骨节、经络，故致病广泛、病症错杂、变幻多端，多为怪病顽疾，如痰蒙清阳之头痛、痰热扰心之失眠、痰气交阻之梅核气、以及痰迷心窍之癫狂等；故葛琳仪除传统四诊外，强调如下辨识：①舌脉（苔腻或厚浊、脉滑不定），②形态（形体肥胖、头颈短粗），③神识（神情呆滞、目睛乏神、言语欠畅），④奇病怪疾、常规论治无效者等。临证中但见上述症候者，当从痰论治，圆机活法，知常达变。

2. 宿疾久病，络闭论瘀

《叶案存真》言：“夫治病先分气血，久发频发之恙，必伤及络，络乃聚血之所，久病血必瘀闭”，“难病”由于病因多端、病机错杂多变而迁延难愈，久则脏气亏虚，无力鼓动血运，则血瘀络闭。因此，葛琳仪指出，“难病”久病不愈，伴随病程，常有瘀血内阻、甚者络脉闭塞等病理变化，其“内生瘀血”作为有形之邪，可再次阻滞气机并互为因果，影响血行，久则新血不生，气血累损，令病症胶结难解。

葛琳仪指出，相对于“无形之痰”，“有形之邪”之瘀血的临床辨识较为容易，主要从：①色候（面黯或黧黑，唇、甲青紫，肌肤甲错），②舌脉（舌黯或有瘀点、瘀斑，舌下络脉曲张，脉多细涩、沉弦或结代），③癥积（全身各处癥积包块、病位固定），④疼痛（刺痛且固定不移），⑤络闭（猝厥、半身不遂、口眼㖞斜、吐舌不利）等。临证中但见上述症候者，当从瘀论治，同时又强调：因瘀生痰、痰瘀同源，须知常达变，临证提倡“痰瘀并治”。

3. 癌瘤顽症，辨识“蕴毒”

蕴毒的概念，最早源于晋代王叔和所论：“寒毒藏于肌肤，至春变为温病”。葛琳仪指出，在古代医籍中，有多种“毒”论，如病因之毒，病证之毒，药物之毒等；就“难病”而言，因其病延日久，邪气郁积不解，邪盛生毒（即“蕴毒”），毒犯诸脏，使病证恶化、病情更为错综复杂，且影响疾病的顺逆转归；如黄疸（重症肝炎）中的热毒、水肿（晚期肾炎）中的湿（浊）毒、痉证（面神经麻痹）中的风毒、癌病（恶性肿瘤）中的癌毒、痹证（风湿性关节炎）中的瘀毒等。

葛琳仪强调：“蕴毒”具有致病急、进展快、预后差的临床特点，指出蕴毒内盛、毒犯诸脏，大致分为二个阶段：①以损伤脏气功能为主、兼夹热、寒、湿、风诸邪之不同而出现相应的临床证候；如热毒内蕴，可出现高热神昏、甚或抽搐、面红目赤、口渴喜饮、大便秘结、小便短赤、舌红苔燥、脉洪数等症。②以精血耗竭、神气衰败为主要临床表现，症见身体羸瘦，面色晦暗或黧黑，甚者肌肤甲错、毛发枯槁；身体有形包块进行性增大、甚或疼痛难忍；精神萎靡，心神不宁，失眠多梦、甚者神昏谵语；或现各种出血；纳食渐减，二便失调；舌红干绛，或青紫斑等。指出伴随着“蕴毒”的双重致病，则病情加剧、预后不良。

（二）候“正虚”之本

葛琳仪指出：正气累损、脏气亏虚，是“难病”迁延难愈的根源，所谓“邪之所凑，其气必虚”（《素问·评热病论》）；临证中论“脏气虚损”，主要从脏气、脏阴、脏阳虚损三个方面来辨识。①脏气虚损：是指脏气亏虚但无明显寒、热之象，临证中有心、肺、脾、肾气虚之分，以脾肾气虚为最；症见少气懒言，神疲乏力，头晕目眩，自汗，动则加剧，舌淡苔白，脉虚无力等。②脏气阳虚：是指在脏气虚损的基础上出现阳气偏损，临证中有心、脾、肾阳虚之分，以肾阳虚为最；症见面色皖白，形寒肢冷，唇舌色淡，喘咳身肿，大便溏薄或五更泄泻，阳痿早泄或宫冷不孕，舌淡胖嫩，苔白滑，脉沉迟无力等虚寒性病证。③脏气阴虚：是指在脏气虚损基础上出现的阴气偏损，临证中有心、肺、脾、肝、肾阴虚之分，以肾阴虚为最；症见五心烦热，头晕眼花，耳鸣，腰腿酸软无力，骨蒸盗汗，大便秘结，小便短少，舌红干少苔，脉细数等虚热性病证。为此，葛琳仪论治“难病”时注重补虚扶正，通过补益脏气来纠正“正虚邪盛”之邪正力量的对比，即补虚以扶正、扶正以祛邪，以图“正本清源”。

三、治法验案

“难病”论治，历代医家多有发挥，如朱震亨发展了“痰郁”学说，刘完素倡导的“六气皆从火化”，张从正的“攻邪论”、李杲的“内伤脾胃，百病由生”、以及后世王清任和唐容川关于血瘀、血证的论治等。葛琳仪指出，随着现代医学的快速发展、疾病谱的改变，中医对于“难病”的理论内涵及其论治手段也须顺应发展、研究、完善；葛琳仪认为当今求治于中医的诸多“难病”，多属中医复杂多变的内伤病范畴，以因病（邪、实）致虚（正、本）、因虚致实之本虚标实、虚实错杂的病理状态为多见，“本虚”是脏气亏虚、正气累损，“标实”是指体内“痰”、“瘀”、“毒”诸病理产物的郁积，主张“正本清源”的治则理念，即护阳气、保阴精以固本，逐郁邪、理气血以安正；临证中常立益气补肺祛风法、醒脾化瘀利水法、健脾和中减毒法、养阴辛润气化法、疏肝豁痰安神法、气阴双补固摄法等治疗大法。

（一）益气养血祛风法

1. 治法涵义

益气养血祛风法是针对素体肺脾气虚、易受风袭之病机而制定的治疗大法，适用于特禀体质，素体肺脾不足、易于重感风邪、病症迁延难愈的鼻鼽、哮病、风疹等，病属体虚易感者。《论衡》指出：“夫禀赋渥则其体强，禀赋薄则其体弱”，素体肺脾气虚，易于反复受邪，如《温疫论》所言：“本气亏虚，呼吸之间，外邪因而乘之”，因“风者，百病之长也”、“善行而数变”《素问·风论》，故葛琳仪立益气祛风养血法，以补益肺脾之气为本，兼以祛风养血，使肺气实、肌表固、体质强而能防邪、逐邪，减少此类病证的复发，为标本同治之法。

2. 常用方药

葛琳仪指出，特禀体质者易患鼻鼽、哮病等过敏性疾病，以素体肺脾气虚、卫外不固、易于复感风邪为主要病机，临床上以特禀体质、宿疾难愈、感邪卒发、好发“阳位”等为特征，如鼻鼽，因感邪，卒发鼻痒、喷嚏、流清涕、鼻塞等。治宜补气与祛风养血法并用，以补中益气汤合玉屏风散益气养血，加味虫类药物以祛风通络。常用药物：黄芪、炒白术、防风、党参、当归、白芍、川芎、徐长卿、僵蚕、蝉衣、地龙等。

补中益气汤出自《内外伤辨惑论》，玉屏风散出自《究原方》；由黄芪、白术、陈皮、党参、柴胡、升麻、当归、甘草、防风组成，功能补肺益气，祛风通窍，主治体虚易感，晨起喷嚏连连，流涕如水，易自汗，舌淡苔薄白，脉细弱。方中黄芪味甘微温，入脾肺经，补中益气，升阳固表，故为君药。配伍党参、炙甘草、白术，补气健脾为臣药。当归养血和营，协党参、黄芪补气养血；陈皮理气和胃，使诸药补而不滞，共为佐药；少量升麻、柴胡升阳举陷，协助君药以升提下陷之中气，共为佐使；甘草调和诸药为使药，再合防风，取玉屏风散之意，顾护卫表。诸药共奏补脾益肺，祛风实表之功。

葛琳仪指出，从中医体质发病学而论，特禀体质易罹过敏性疾病，以素体肺脾气虚、易感风邪、病证反复为临床特点，过敏性疾病经中医常规“益气祛风”而不效者，多系气虚不能行血，血脉不通、病已入络，普通草药力弱无以对抗。强调以益气为本，因气血互根、“血行风自灭”，补气结合养血，并加用虫类药祛风通络，取叶桂所论“每取虫蚁迅速飞走诸灵，俾飞者升，走者降，血无凝着，气可宣通”（《临证指南医案·积聚》），强调虫类药善走窜、喜透达而搜剔风邪，现代药理亦显示虫类药物多具有抗过敏、改善血液循环、免疫调节等作用，故常以地龙 蝉衣、僵蚕、全蝎、蜈蚣等虫类药攻之，取其能截能擒之性，临床收效显著。

3. 病案举隅

案例一：王某，女，15 岁。2017 年 8 月 14 日因“反复鼻塞鼻痒一年余，再发一周余”就诊。

患者原有过敏性鼻炎，反复鼻塞鼻痒一年余。近一周又作，喷嚏流涕，鼻流清涕，畏寒，神疲乏力，时有头晕，纳便无殊，夜寐可，舌质淡红，舌苔薄，脉缓。拟诊鼻鼽（肺脾气虚、复感风邪），治拟补气养血、祛风散邪，方用补中益气汤合玉屏风散加减：黄芪 15g，党参 15g，茯苓 12g，炒白术 12g，陈皮 9g，升麻 6g，柴胡 6g，当归 12g，赤、白芍（各）12g，川芎 9g，炙甘草 6g，望春花 9g，防风 9g，葛根 15g。7 剂，日一剂，水煎服。

二诊：药后乏力，畏寒、鼻塞症状稍减而流清涕未除，时作喷嚏，舌脉同前，仍辨前证，予原方加减：黄芪 15g，党参 15g，茯苓 12g，炒白术 12g，陈皮 9，升麻 6g，柴胡 6g，当归 12g，赤、白芍（各）12g，川芎 9g，炙甘草 6g，辛夷 9g，防风 9g，苏梗 9g，葛根 15g，徐长卿 9g，僵蚕 10g，蝉衣 6g。7 剂，日一剂，水煎服。继服 14 天后复诊，症状明显改善，原方加减调理善后。

按：过敏性鼻炎属中医“鼻鼽”之范畴，患者年少易感，肺气虚弱，卫表不固，腠理疏松，风寒乘虚而入，犯及鼻窍，邪正相搏，反复不愈，症见鼻塞流涕，畏寒，乏力，证属肺虚受风，故治以补益肺气，祛风散寒。方中黄芪、党参、茯苓、炒白术补土生金，充养肺气；柴胡、升麻升举阳气；当归、赤白芍、川芎养血合营；辛夷、防风解表散寒；苏梗、葛根解表祛邪。二诊患者鼻流清涕缓解不明显，考虑患者久病入络，原方稍加徐长卿、僵蚕，蝉衣加强祛风之力，且取二者抗过敏之用，诸药合用使肺气充盛，卫气得养，流走体表，既祛邪外出，且抵御外邪再次侵犯人体。如此则症状大减，继服调养而愈。

案例二：孙某，女，30 岁。2017 年 3 月 5 日因“反复发风团伴瘙痒 2 月余”就诊。

患者自生育 2 胎后全身起风团，反复 2 月余，以夜间为甚，压迫局部明显，伴有失眠，食欲尚可，大便干，小便可。舌质淡苔薄白，脉细。拟诊为“瘾疹”，证属气血亏虚、外受风邪。治以益气养血祛风，方药如下：党参 15g，茯苓 12g，炒白术 12g，陈皮 9g，生地 15g，当归 12g，柏子仁 15g，酸枣仁 15g，僵蚕 10g，蝉衣 6g，蜂房 9g，徐长卿 15g，地肤子 15g，白鲜皮 15g。7 剂，日 1 剂，水煎服。

二诊：患者服上药后症状明显好转，夜寐改善，但仍遇风会起风团；继续遵循上方的用药思路，调整处方用药：党参 15g，茯苓 12g，炒白术 12g，陈皮 9g，生地 15g，当归 12g，柏子仁 15g，酸枣仁 15g，僵蚕 10g，蝉衣 6g，蜂房 9g，徐长卿 15g，地肤子 15g，白鲜皮 15g，生黄芪 15g，防风 9g。14 剂，日 1 剂，水煎服。随诊 3 月，患者未再复发。

按：患者因生产耗气伤血，导致气血不足，气虚则卫外不固，不能抵御外邪，血虚则肌肤失养，血属阴，阴亦不能敛阳，阴阳失衡而发病。患者本虚夹有外邪，故而选用益气养血祛风，以标本兼顾，祛邪外出。方中四君子健脾益气以充养肺气，生地、当归取四物汤之意养血和营，柏子仁、酸枣仁养血安神兼有润肠之功，地肤子、白鲜皮、徐长卿祛风止痒，再合以僵蚕、蝉衣、蜂房此类虫药，搜风通络，以除痼邪。二诊患者症状明显缓解，但仍不耐风袭，风团时作，乃表虚不能固表，气虚不能卫外，故加黄芪、防风以取玉屏风散之益气固表，以防复发。

（二）温阳化气通络法

1. 治法涵义

温阳化气通络法是针对脾肾阳气亏虚，气化失权，水、瘀互结之病机而制定的治疗大法。适用于“难病”病延日久，脾肾阳虚、气机失调、气化无权，病久入络、水瘀互结之鼓胀、水肿、心衰、痰饮等病证。《素问·至真要大论》言：“诸湿肿满，皆属于脾”；《医贯·气虚中满篇》则言：“中满者……属之气虚。……气虚者，肾中之火气虚也”，指出肾阳衰微不能蒸化脾土，脾肾阳虚则健运、蒸化失司，久则水瘀互结。《金匮要略·痰饮》言“病痰饮者，当以温药和之”，故葛琳仪立温阳化气通络法，温补脾肾以助水津气化，化瘀通络以消散邪结。

2. 常用方药

《临证指南医案》指出：“初为气结在经，久则血伤入络”。葛琳仪强调，“难病”缱绻难愈，致脾肾阳衰，则水津气血气化失权，久病入络，水瘀互结而见鼓胀、水肿、心衰、痰饮等病证。治以温阳化气利水，兼以活血通络；代表方为附子理中丸合膈下逐瘀汤加减。常用药物：干姜、附子、肉桂、党参、白术、猪苓、茯苓、泽泻、枳壳、厚朴、草果、当归、川芎、桃仁、赤芍、五灵脂、香附、乌药等，水湿偏盛者加重附子、干姜等温阳药剂量；水肿、小便短少者加马鞭草、矮地茶、车前子、槟榔、舟车丸；胁下癥积者，加鳖甲、穿山甲等。

附子理中丸，出自宋·《太平惠民和剂局方》，由附子、党参、干姜、白术、甘草组成；功能温脾散寒；主治脾胃虚寒，食少满闷，腹痛吐利，脉微肢厥，霍乱转筋，或感寒头痛，及一切沉寒痼冷。方中附子温阳祛寒，配以炮姜温运中阳，白术健脾燥湿，人参益气健脾，甘草补中扶正，调和诸药。五药配伍，有温阳祛寒，益气健脾之效。

膈下逐瘀汤，出自《医林改错》卷上，由五灵脂、当归、川芎、桃仁、牡丹皮、赤芍、乌药、元胡、甘草、香附、红花、枳壳组成；功能活血逐瘀，破癥消结；主治积聚痞块，痛不移处，卧则腹坠，及肾泻、久泻由瘀血所致者。症见膈下形成痞块、痛处不移、卧则腹坠、久泻不止。方中当归、川芎、赤芍养血活血，与逐瘀药同用，可使瘀血祛而不伤阴血；牡丹皮清热凉血，活血化瘀；桃仁、红花、灵脂破血逐瘀，以消积块；配香附、乌药、枳壳、元胡行气止痛；尤其川芎不仅养血活血，更能行血中之气，增强逐瘀之力；甘草调和诸药。全方以逐瘀活血和行气药物居多，使气帅血行，更好发挥其活血逐瘀，破膈下逐瘀汤消结之力。

葛琳仪指出，病如鼓胀、水肿、痰饮等顽疾，系“阳衰阴盛”为主要病机，脾肾阳衰是其“本虚”，气、血、水结是其“标实”，故以温补肾脾为本、温阳化气以利水，活血通络以散结，此为水瘀互结之病证的临床常法；若水瘀互结日久，或峻下利水、活血破血太过，可致阴津亏乏、虚热内生而成水热互结证，其时温阳易伤阴，滋阴又助湿，治疗棘手，葛琳仪指出可仿仲景猪苓汤之清热养阴利水，选加甘寒淡渗之品，如沙参、麦冬、干地黄、芦根、茅根、车前草等，少佐桂枝温通，既有助于通阳化气，使滋阴生津而不助湿滞邪。

3. 病案举隅

案例一：周某，女，61 岁，2018 年 1 月 16 日因“反复腹胀 3 年余”、拟诊“肝硬化”收住入院。

患者 3 年前无明显诱因出现腹胀、乏力，诊为“肝硬化，门脉高压”。其后西医治疗，腹胀反复发作；刻下腹胀又作，腹部胀满，按之不坚，食后尤甚，手掌赤痕，大便偏烂，小便短少，舌暗淡，苔白腻，脉细。查体：移动性浊音（+），肠鸣音 2 ～ 3 次 / 分，双下肢轻度浮肿。拟诊鼓胀（脾阳虚弱，气结血瘀水停），治拟温阳化气、健脾利水，兼以化瘀通络；方选实脾饮合膈下逐瘀汤加减：制附子 6g，干姜 9g，炒白术 15g，茯苓 15g，草果 12g，木瓜 15g，大腹皮 12g，炒当归 12g，川芎 12g，桃仁 12g，红花 9g，赤芍 12g，乌药 12g，香附 10g，枳壳 10g，厚朴 10g。7 剂，日一剂，水煎服。

二诊，前药后患者自觉腹胀较前减轻，小便利，仍乏力腰酸，大便稍成形，舌脉同前。予原方加减：制附子 9g，干姜 9g，炒白术 15g，茯苓 15g，草果 12g，木瓜 15g，大腹皮 12g，炒当归 12g，川芎 12g，桃仁 12g，红花 9g，赤芍 12g，乌药 12g，枳壳 10g，厚朴 10g，黄芪 15g，仙灵脾 15g，仙茅 15g，怀牛膝 15g，山茱萸 12g。7 剂，日一剂，水煎服。出院后仍以此方加减，诸症不显，生活质量改善。

按：《医学入门·鼓胀》指出：“中满者……属之气虚。……气虚者，肾中之火气虚也”，《赤水玄珠·鼓胀说》则进一步阐述病机：“由于下焦原气虚寒，以致湿气蕴遏于肤里膜外之间，不能发越，势必肿满”。患者有鼓胀宿疾 3 年，肝郁脾虚，病延日久，气化失司，气结、水停、血瘀互结为患。刻下乏力、腹胀，大便偏烂，双下肢浮肿，腹部扣诊有腹水，证属脾阳虚弱，水瘀内停；治宜温阳化气、健脾利水，兼以化瘀通络。方中制附子、干姜、草果、炒白术温补脾阳，助阳化气，以复脾运化之功；枳壳、香附、川芎、厚朴、乌药疏肝理气，下气除满；桃仁、红花、赤芍、炒当归活血化瘀；茯苓、大腹皮、木瓜泄水逐饮。二诊，患者乏力腰酸症状仍著，考虑久病及肾，脾肾阳虚，气化失权，予加仙灵脾、仙茅补肾阳，助气化；山茱萸补肝肾，敛真阴，以防利水伤及阴液；怀牛膝引瘀、水下行；再合黄芪补气兼能利水。出院续服，使肾阳充盛、脾土得温，则气行、血通、水利，则鼓胀诸症得以改善。

案例二：谭某，女，72 岁，2017 年 11 月 25 日。因“反复胸闷 1 年，加重伴胸痛 1 周”就诊。

患者诉 1 年前无明显诱因下出现胸闷，于社区医院就诊，平素自行口服复方丹参滴丸等药物治疗，治疗效果欠佳；因对疾病未予重视，服药不规律，其后间断发作，并未予以系统检查及治疗。1 周前，患者劳累后胸闷加重，并伴有胸部闷痛，乏力肢楚，平素畏寒、体胖痰多，纳呆，夜寐尚安，大便溏薄，舌黯苔白腻，脉弦滑；否认有高血压、冠心病、糖尿病病史；辅助检查：心电图示 V1、V2、V3、aVL 导联 ST 段压低。患者要求中医治疗，拟诊“胸痹”，证属痰瘀互结、心阳不振证，治拟温阳化气通络，方用瓜蒌薤白半夏汤加减：瓜蒌仁 9g，瓜蒌皮 15g，薤白 15g，姜半夏 9g，桂枝 9g，乌药 12g，赤、白芍（各）12g，青、陈皮（各）10g，红花 9g，佛手 9g，娑罗子 12g，豆蔻 9g，六神曲 12g，丹参 30g，鸡血藤 15g，当归 12g。7 剂，日 1 剂，水煎服。

二诊：胸痛改善，胃纳增，仍时有胸闷，乏力，畏寒，舌黯苔白腻，脉濡滑。原方加苍术 15g、厚朴 9g、干姜 6g、制附子 9g，以温化寒痰湿浊；7 剂，每日 1 剂，水煎服。

三诊：胸痛基本消失，胸闷憋气等症状明显减轻。

按：《金匮要略·胸痹心痛短气病脉证治》云：“阳微阴弦，即胸痹而痛”。患者素体阳虚，即“阳微”而本虚，阳虚则阴寒凝滞，胸阳不振，气血运行痹阻，加之肥人多痰，即“阴弦”而标实，痰瘀互结，郁阻脉络，故症见胸闷胸痛，乏力肢楚，畏寒，体胖痰多，大便溏薄；舌黯苔白腻、脉弦滑为痰瘀互结、心阳不振之象；治以温阳化气通络，选用瓜蒌仁、瓜蒌皮、薤白、姜半夏、桂枝等通阳散结、宽胸祛痰，红花、赤芍、丹参、当归、鸡血藤活血祛瘀通络；佛手、娑罗子、豆蔻等理气和胃以化痰湿，六神曲健脾消食以助运纳。二诊时，诸症改善，但胸闷、乏力、畏寒未除，舌黯苔白腻，考虑寒湿内盛，故加制附子、厚朴、苍术、干姜以加强温化痰湿、回阳通脉之力，使痰瘀等有形阴邪如“离照当空，阴霾自散”。

（三）健脾和中减毒法

1. 治法涵义

健脾和中减毒法是针对癌瘤蕴毒，正气虚损之病机而制定的治疗大法。适用于癌病术后或化、放疗后患者。《医宗必读·积聚》言：“积之成也，正气不足，而后邪气踞之，如小人在朝，由君子之衰也”，指出积聚（癌瘤）的发生发展与机体正气的反复受损密切相关，治当扶助正气。葛琳仪常借《张氏医通·积聚》所论：“善治者，当先补虚，使气血壮，积自消也。不问何藏，先调其中，使能饮食，是其本也”；强调对于癌病术后，或化、放疗后的论治，以补虚扶正法为本，治从后天之本（脾胃），故立健脾益气、和胃助纳，壮其生化之源，以图正气来复、扶正减毒。

2. 常用方药

《沈氏尊生·寒·积聚癥瘕痃痞》言：“若积之既成，又当调营养卫，扶胃健脾，使元气旺而间进以去病之剂，从容调理，俾其自化”。葛琳仪认为，求治于中医的癌病患者多属中晚期，或术后，或化放疗后，以正气大伤、脏气亏耗为主，症见消瘦，神疲乏力，胃纳不振，甚或纳呆、泛恶，大便或干或稀，夜寐欠安等；治宜顾护脾胃为要，以健脾和中为主，扶助正气，减毒增效；代表方为二陈汤或六君子汤加减，药选半夏、陈皮、党参、茯苓、炒白术、淮山药、薏苡仁、炒扁豆、炒山楂、焦六曲等，兼以三叶青、藤梨根、白花蛇舌草、半枝莲、半边莲等抗癌减毒；兼有湿阻者，去参、芪补气之品，加厚朴花、白豆蔻、砂仁、石菖蒲、枳壳、娑罗子、旋覆花等化湿和胃；对于癌病易于情志郁结者，常施以疏肝理气法，配以逍遥散、柴胡疏肝散加减。

六君子汤，功能益气健脾，燥湿化痰，主治肿瘤术后胃气衰败证，症见神

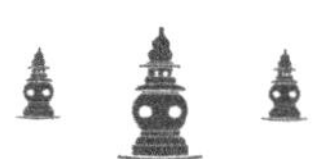

疲倦怠，懒言，气短自汗，食后胀甚，口淡无味，便溏或便秘，舌苔白腻、舌质淡胖或有齿痕，脉细弱或细滑。由党参、茯苓、白术、陈皮、半夏、甘草组成，方中党参补脾益气为君药，白术苦温燥湿，健脾补气为臣药，茯苓甘淡，渗湿泻热为佐，甘草甘平和中益土为使，陈皮理气和胃，半夏燥湿化痰。诸药合用，健脾益气、和胃助纳，饮食倍进，气血化生有源，则五脏得养、正气充盛。

葛琳仪指出，目前求治中医的癌瘤顽疾患者，多已行西医手术，或化、放疗后，西医疗法犹如中医峻攻逐邪之法，虽逐邪但大伤正气，使癌病虚者更虚；《素问·标本病传论》指出："谨察间甚，以意调之，间者并行，甚者独行"，葛琳仪强调，其时之"甚者"为正气大伤，须"独行"扶正；因脾（胃）为后天之本，气血化生之源，故当以顾护脾胃之气为要，治宜健脾和胃、益气调中，使正气来复、则抗邪解毒之自愈能力亦增，达到真正的邪去正安。

3. 病案举隅

案例一： 患者，张某，男，73岁，2017年6月12日因"胃癌术后5月余"就诊。

患者5月前行胃大弯恶性肿瘤切除术，术后体质虚弱，刻下精神不振，下肢酸楚乏力，脘腹作痛，胃纳差，食后腹胀，大便稀，日行2～3次，无明显黏液脓血便，舌淡红，苔薄白，脉细缓。拟诊：癌病术后（正气虚损、脾胃气机失调），治拟健脾和中减毒，方选六君子汤加减：炙黄芪15g，党参15g，炒白术15g，茯苓12g，陈皮9g，姜半夏9g，炒扁豆12g，炒白芍15g，佛手10g，娑罗子12g，苏梗10g，厚朴花9g，玫瑰花6g，焦六曲15g，芡实15g，蒲公英15g，野葡萄根15g，藤梨根15g。14剂，日一剂，水煎服。

二诊，前方续进28剂后，患者精神较前明显好转，体力稍复，腹痛消失，大便仍不成形，2次/日，舌脉同前。予原方加减：炙黄芪15g，党参15g，炒白术15g，茯苓12g，陈皮9g，姜半夏12g，炒扁豆12g，生白芍15g，佛手10g，娑罗子12g，焦六曲15g，补骨脂15g，肉豆蔻9g，芡实15g，石榴皮9g，蒲公英15g，藤梨根15g。14剂，日一剂，水煎服。药后诸症向善。

按： 患者年逾七旬，精气已衰，癌毒犯脏，脏气已亏，更经手术之峻攻之法，正气大衰，故症见精神不振，下肢酸楚乏力，脘腹作痛，胃纳差，食后腹胀，大便稀等，证属正虚夹毒。《脾胃论》："治脾可安五脏"，故治拟健脾和中、扶正减毒，方选六君子汤加减。方中炙黄芪、党参、炒白术、茯苓健脾益气，以复生化之本；炒白芍、佛手、娑罗子、陈皮理气和胃；焦六曲消食助运；姜半夏、炒扁豆、芡实健脾化湿；野葡萄根、藤梨根抗癌、减毒；诸药合用使脾气健，正气复。二诊，患者诸症好转，体力稍复，大便仍不成形，故守原方加肉豆蔻、石榴皮温阳涩肠，诸症向善。

案例二：杨某，男，68岁。2017年5月24日因“肺癌术后6月”就诊。

患者6月前因“肺恶性肿瘤”行胸腔镜手术，术后自觉乏力，精神不振，时感胸闷，伴有咳嗽少痰，偶有咳出少量血丝，大便干，2～3日一行，胃纳尚可，舌淡红少苔，脉细缓。拟诊为“癌病”，证属气阴两虚，治拟健脾气、养肺阴、解蕴毒，方用四君子合生脉散加味：党参15g，茯苓12g，炒白术12g，北沙参15g，麦冬15g，五味子6g，前胡10g，桔梗6g，葶苈子9g，紫苏子9g，白芥子9g，白茅根30g，瓜蒌皮15g，瓜蒌仁9g，薤白9g，三叶青6g，藤梨根15g，野葡萄根15g，炙甘草6g。14剂，日1剂，水煎服。

二诊，诉药后咳嗽减少，无咳痰，胸闷改善，大便较前畅，2日一行，舌脉同前。继守原方加减：党参15g，茯苓12g，炒白术12g，北沙参15g，麦冬15g，五味子6g，人参叶15g，百合15g，羊乳15g，前胡10g，桔梗6g，葶苈子9g，紫苏子9g，白芥子9g，三叶青6g，藤梨根15g，野葡萄根15g，炙甘草6g。14剂，日1剂，水煎服。

按：患者因肺癌术后，伤阴耗气，肺失清肃，则为咳嗽；津不养脉，血燥络伤，则为咯血；病延日久，气血不足则易于神疲乏力；证属气阴两伤，治以健脾益气、养阴润肺，方用四君子汤健脾益气、以助中州运化、化生气血；生脉散养阴润肺；葶苈子、紫苏子、白芥子降气止咳，前胡、桔梗宣降肺气、调理气机兼通利大便，白茅根凉血止血以宁血络，瓜蒌皮、瓜蒌仁、薤白宣痹通络以畅胸中郁气，再合三叶青、野葡萄根、藤梨根减毒强效。二诊，诸症好转，继以养肺为主，加人参叶、百合、羊乳益肺养阴以守效。

（四）养阴辛润气化法

1. 治法涵义

养阴润燥气化法是针对阴虚燥热，气阴两虚之病机而制定的治疗大法，适用于阴虚为本、燥热为标之消渴（糖尿病）病证。刘河间于消渴病专著《三消论》中言：“饮食服饵失宜，肠胃干涸，而气液不得宣平；或耗乱精神，过违其度；或因大病阴气损而血液衰虚，阳气悍而燥热郁甚”，指出了消渴病以阴虚燥热为病机特点；葛琳仪指出，消渴以阴虚为本，燥热为标；病延

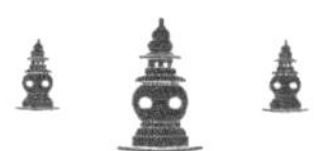

日久，燥热伤津耗气而气虚，故以气阴两虚证为多见；故立养阴辛润法。“辛润”法始见于《黄帝内经》“肾恶燥，急食辛以润之”（《素问·脏气法时论》），葛琳仪立此法旨在于养阴润燥澄其源，并于治本之中佐以辛润，取辛味“开、散、行”之性以强三焦气化，阴得阳助而水津四布。

2. 常用方药

消渴病症以多饮、多食、多尿，乏力、消瘦或尿有甜味等为典型病症。《证治准绳·消瘅》根据症状特点，将消渴分为上消、中消、下消。葛琳仪遵从古法，临证中按“三消论”辨治；上消者，渴而多饮为肺燥，治以甘凉清润，佐以桑白皮、薄荷、桔梗、杏仁、苏梗等辛润之品，以宣肺布津，代表方为消渴方；中消者，渴而消谷善饥为肺胃燥热，治以清热益气生津之法，方选玉女煎加减，伍以厚朴花、陈皮、苏梗、青皮、葛根、沙参、人参、玉竹、芦根等辛润之品，以醒胃悦脾；下消者，渴而便数为肾虚不固，治以养阴补肾，代表方六味地黄丸直补肾阴；同时常加以小剂量辛温之桂枝、肉桂、淫羊霍、肉苁蓉等以温补肾阳，微微生火，即生肾气，使蒸腾气化得行，津液代谢复常。

消渴方出自《丹溪心法》，由黄连末、天花粉末、人乳汁（或牛乳）、藕汁、生地汁、姜汁、蜂蜜组成；功能清热生津，滋阴补血；主治消渴，症见口干引饮，消谷善饥，舌红苔燥，脉细弦。方中天花粉、黄连、生地黄分清三焦气分血分之热，合用诸汁以润燥生津、通利三焦。

玉女煎出自《景岳全书》，由石膏、熟地黄、知母、麦冬、牛膝组成；功能清胃热，滋肾阴；主治胃热阴虚证。头痛，牙痛，齿松牙衄，烦热干渴，舌红苔黄而干。亦治消渴，消谷善饥等。方中石膏辛甘大寒，清胃火，故为君药。熟地黄甘而微温，以滋肾水之不足，故为臣药。君臣相伍，清火壮水，虚实兼顾。知母苦寒质润、滋清兼备，一助石膏清胃热而止烦渴，一助熟地滋养肾阴；麦门冬微苦甘寒，助熟地滋肾，而润胃燥，且可清心除烦，二者共为佐药。牛膝导热引血下行，且补肝肾，为佐使药。诸药合用，清热与滋阴共进，虚实兼治，以治实为主，使胃热得清，肾水得补，则诸症可愈。

六味地黄丸出自《小儿药证直诀》，由熟地黄、山茱萸、牡丹皮、山药、茯苓、泽泻组成；功用滋阴补肾；主治肾阴亏损，头晕耳鸣，腰膝酸软，骨蒸潮热，盗汗遗精，消渴；方中重用熟地黄，滋阴补肾，填精益髓，为君药。山茱萸补养肝肾，并能涩精；山药补益脾阴，亦能固精，共为臣药。三药相配，滋养肝脾肾，称为“三补”。配伍泽泻利湿泄浊，并防熟地黄之滋腻恋邪；牡丹皮清泄相火，并制山茱萸之温涩；茯苓淡渗脾湿，并助山药之健运。

三药为“三泻”，渗湿浊，清虚热，平其偏胜以治标，均为佐药。六味合用，三补三泻，其中补药用量重于“泻药”，是以补为主；肝脾肾三阴并补，以补肾阴为主。

葛琳仪指出，消渴病以气阴两虚证多见，因阴虚燥热，煎熬津液，势必引起血液黏滞，运行不畅；且气为血之帅，气虚则运血无力而致血瘀；故消渴病延日久，以气虚、血瘀、津（阴）亏为病理特点，是消渴诸多并发症的病理基础，因此，葛琳仪论治消渴病中后期，常在养阴辛润法中兼以活血化瘀、活血通络之品，如当归、川芎、红花、鸡血藤、益母草、泽兰、丹参、鬼箭羽、地龙、全蝎、地鳖虫、水蛭等。

3. 病案举隅

李某，女，66岁，工人。2017年7月11日因“口干伴尿频1月余”就诊。

患者有消渴（2型糖尿病）病史7年，长期口服降糖药物，但血糖控制欠佳。近月来，口干、尿频明显，伴乏力肢楚，四肢末端麻木，大便干结，查空腹血糖10.2mmol/L，餐后2小时血糖15mmol/L，舌红、苔薄黄，脉细。拟诊：消渴，证属肺燥津伤、气阴两虚，治拟清燥润肺为先，方用消渴方加味，药选天花粉15g，黄连6g，葛根30g，桑白皮15g，麦冬15g，知母12g，玄参15g，牡丹皮12g，虎杖15g，苏梗9g，杏仁9g，鲜芦根30g。14剂，日一剂，水煎服。

二诊：药后口干、尿频、便结改善，惟乏力肢麻，舌红苔薄，脉细，治拟滋阴补肾，方用六味地黄丸加减：熟地15g，山茱萸12g，温山药15g，茯苓12g，泽泻12g，牡丹皮10g，桂枝6g，当归10g，川芎9g，鸡血藤15g，丹参15g，鬼箭羽15g。14剂，日一剂，水煎服。

三诊：（1月后）患者诉诸症改善，复查空腹血糖为7mmol/L，嘱改服六味地黄丸并继服西药以固本善后。

按：《兰室秘藏·消渴门》指出：“津液不足，结而不润，皆燥热为病”，患者罹患消渴病7年有余，阴津亏虚，燥热内生；病久气阴两伤，症见口干、尿频，伴乏力肢楚，肢端麻木，大便干结；初诊治拟清燥润肺为先，予消渴方加减；方中天花粉清热生津；黄连、虎杖、知母清热降火；葛根、桑白皮、苏梗、杏仁、鲜芦根、麦冬等辛润共济、生津止渴；玄参养阴清热、润便；牡丹皮、虎杖清热凉血活血；诸药相配，共奏清热润燥、辛润并济之效。二诊，继守原意，改六味地黄丸加桂枝，取其滋阴固肾、阳中求阴之效，兼以当归、川芎、鸡血藤、丹参、鬼箭羽等活血通络，药后诸症改善，嘱六味地黄丸调

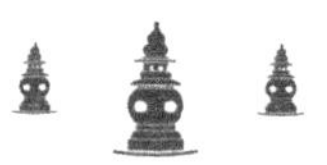

养续后。

（五）疏肝豁痰化瘀法

1. 治法涵义

疏肝豁痰化瘀法是针对肝气郁结，气滞、痰瘀内阻之病机而制定的治疗大法，适用于不寐、郁证、头痛、癫狂等顽症。葛琳仪指出，肝失条达之性，则全身气机不畅，久则气化不利则聚水为痰，气滞痰积则阻络为瘀，故气滞、痰瘀内阻是不寐、郁证、头痛、癫狂等顽疾的病理基础；《丹溪心法》云：“善治痰者，不治痰而治气，气顺则一身津液病随气而顺……气顺则津液流动，决无痰饮之患”；为此，葛琳仪立疏肝、豁痰、化瘀之法，使气行、痰化、瘀祛，则五脏元真通畅，灵机为用。

2. 常用方药

葛琳仪指出，顽固性不寐、郁证、头痛、癫狂等病证，虽病因多端，病机错杂，但以肝失疏泄，久则气、痰、瘀互结为病理特点，即所谓“新病在气、久病入络”，《医林改错》指出：“气血凝滞脑气、与脏腑气不接”，故常见烦躁或情绪低落，彻夜不眠或噩梦纷纭，词不达意、甚或癫狂等；治以疏肝豁痰化瘀，代表方癫狂梦醒汤加减。常用药物：桃仁、石菖蒲、通草、甘草、柴胡、半夏、酸枣仁、柏子仁、夜交藤、珍珠母、紫贝齿、青龙齿等。

癫狂梦醒汤出自王清任《医林改错》，由桃仁、柴胡、香附、木通、赤芍、半夏、腹皮、青皮、陈皮、桑皮、苏子、甘草组成；功能平肝散郁，祛邪除痰；主治癫狂，症见哭笑不休，詈骂歌唱，不避亲疏，许多恶态，乃气血凝滞，脑气与脏腑气不接，如同做梦一样。方中重用桃仁合赤芍活血化瘀，柴胡、香附疏肝理气解郁，青皮、陈皮开胸行气，半夏、苏子、桑白皮燥湿化痰，降逆下气，木通、大腹皮利水渗湿，甘草缓急建中。全方理气活血、疏肝解郁、化痰和胃以助安眠。

葛琳仪指出，顽固性不寐、郁证等病证多系七情内伤，肝郁日久不解所致，但其发病与精神因素密切相关。以疏肝理气法难以取效者，多因气病及血，气滞痰凝、气痰瘀互结、蒙蔽心窍、扰乱心神，致使心神活动失常。故宜疏肝、豁痰、化瘀并用，使气机调畅、湿去痰化、血脉通行，则清阳上升，腑气通畅，阴阳和合，灵机为用。

3. 病案举隅

案例一：患者，司徒某，女，46岁，2017年6月5日因“反复失眠3年余，加重1周”就诊。

患者3年来反复失眠，夜寐不宁、易醒，间断服用安眠药控制。1周前因郁怒不解失眠再发，3天来昼夜少寐，每日仅1～2小时，伴烦躁易怒，头目昏胀，夜间尤甚，胸腹胀满，曾服“舒乐安定”无效。刻下情绪激动，烦躁不安，诉胃脘胀满、嗳气频作，大便偏干，舌黯、苔白腻，脉弦滑有力。拟诊：不寐，证属肝气郁结、痰瘀内阻，治以疏肝宁神、兼以豁痰化瘀，方选癫狂梦醒汤加减：桃仁20g，通草5g，柴胡9g，郁金10g，香附10g，姜半夏9g，石菖蒲9g，炒枣仁15g，首乌藤15g，柏子仁15g，珍珠母30g，龙齿30g，厚朴12g，鸡内金9g，生山楂12g，炒稻芽30g，生甘草6g。14剂，日一剂，水煎服。

二诊，患者诉前药后夜寐稍好转，目前每夜睡眠3～4小时，大便较前畅，苔仍厚腻。予原方加减：桃仁20g，通草5g，柴胡9g，郁金10g，香附10g，姜半夏9g，石菖蒲9g，柏子仁15g，龙齿30g，厚朴12g，鸡内金9g，生山楂12g，炒稻芽30g，生甘草6g，煅青礞石15g，胆南星6g，陈皮9g。14剂，日一剂，水煎服。续服14剂后，夜寐如常，偶有胃胀不适，加以理气和胃，调养而愈。

按：患者中年女性，素有不寐，近日因郁怒不解，症见寐劣，烦躁，胃胀，便干，舌黯、苔白腻，脉弦滑有力；证属肝气郁结，痰瘀内阻，治以疏肝理气，豁痰化瘀，宁心安神；方选癫狂梦醒汤加减，方中桃仁活血化瘀；柴胡、香附、郁金疏肝理气；石菖蒲、姜半夏化痰开窍；炒枣仁、首乌藤、柏子仁养心安神；珍珠母、青龙齿潜阳安神；厚朴、鸡内金、生山楂、炒稻芽消食和胃；生甘草调和诸药。二诊，患者夜寐改善，安神助眠之药不可久用，去夜交藤、炒枣仁等；而舌苔仍厚腻，考虑顽痰内阻，遂加煅青礞石、胆南星皮攻逐痰邪，使久病停聚于体内的气、痰、瘀之邪消散；标本同治，阴阳交合则寐安。

案例二：刘某，男，56岁，2017年5月8日初诊。

患者素有高血压史，急躁易怒，头痛头胀时作。8月前无明显诱因下，因左侧肢体活动不利就诊于当地医院，诊断为“脑梗死”，经住院对症治疗后，病情好转出院。刻下左侧肢体活动不利，言语欠清，反应迟钝，左侧面部麻木，时有头胀目眩，腰膝痿软，二便尚调，口唇紫，舌黯紫，苔白腻，舌下脉络曲张，脉弦滑；拟诊“中风 、后遗症期”，证属“风痰瘀血、痹阻脉络”，治以活血理气、化痰通络。处方：石菖蒲15g，煅青礞石30g，胆南星 6g，陈皮 9g，枳壳 15g，木香 6g，珍珠母 30g，石决明 30g，当归 12g，丹参 15g，鸡血藤 15g，独活 9g，羌活 9g，桑枝 15g，络石藤 12g，紫苏子 9g，白芥子 9g。14 剂，日 1 剂，水煎服。

二诊，患者左侧面部麻木及肢体活动不利均有好转，余症同前，舌黯苔薄白腻，脉弦滑。前方去紫苏子、白芥子，加桃仁 12g，红花 9g，黄芪 15g，厚朴 15g。继续守方 14 剂巩固。随访患者病情稳定，继以补养肝肾、活血通络调治，病情平稳。

按：《素问·生气通天论》曰："阳气者，烦劳则张"，患者年届半百，素体肝肾阴亏，阴血暗耗，致虚阳化风、扰动为患而头痛头胀时作；因阴阳失调，脏腑功能紊乱，致痰浊瘀血内生，借助肝风鼓动，风痰瘀血上犯于脑，壅塞脑脉，故病发"中风"（中经络），经治病情控制；刻下系后遗症期，症见半身不遂、言语欠清、左侧面部麻木、舌黯紫苔白腻、舌下脉络曲张、脉弦滑等，为痰瘀阻络之象；反应迟钝、腰膝痿软等，系肝肾不足之征，证属本虚标实、虚实错杂。初诊时，急则治其标，治以豁痰、平肝、息风、通络为主，药选石菖蒲、青礞石、胆南星等豁痰理气，珍珠母、石决明平肝潜阳，丹参、鸡血藤、当归活血通络，桑枝、络石藤、羌活、独活散寒通络以利四肢，并用理气豁痰、平肝通络，以除痰浊、瘀血。复诊时加黄芪以加强益气活血，后期调养则以补益肝肾为主，标本同治。

（六）气阴双补固摄法

1. 治法涵义

气阴双补固摄法是针对气虚表疏，久病伤阴，致气阴两虚之病机而制定的治疗大法，适用于腠理不固而汗出不止之汗证。《临证指南医案·汗》："阳虚自汗，治宜补气以卫外；阴虚盗汗，治当补阴以营内。"因久病汗出，气随津脱，气阴两伤，故葛琳仪立气阴双补固摄法，补气以实腠理，养阴以复营阴。

2. 常用方药

《景岳全书·汗证》对汗证作了系统的整理，认为一般情况下自汗属阳虚，盗汗属阴虚。葛琳仪指出，不论是自汗或盗汗，如久治未愈，终致气随津脱而气阴两虚，故顽固汗证，往往自汗与盗汗并存，症见反复汗出、恶风，动则汗出，五心烦热，口渴等。治以气阴双补，兼以收敛固摄，代表方为玉屏风散合麦味地黄丸，加味浮小麦、糯稻根、瘪桃干、穞豆衣、煅牡蛎、煅龙骨等。气虚较甚者，重用黄芪、并加党参；阴虚较甚者，重用麦冬，并加细生地、北沙参；阴虚火旺者，加鳖甲、地骨皮、知母；口渴不已者，加天花粉、乌梅。

玉屏风散出自《究原方》，由黄芪、白术、防风组成，有补脾益肺，祛风实表之效。

麦味地黄丸出自《寿世保元》，由麦冬、五味子、熟地黄、山茱萸、牡丹皮、山药、茯苓、泽泻八味中药组成，功能滋肾养肺，主治肺肾阴亏之自汗、盗汗，症见潮热盗汗，咽干，眩晕耳鸣，腰膝酸软等症状。方中用熟地黄、山茱萸滋精养血，以壮水之主，为方中之主药；山药补脾益肺，固肾涩精；五味子敛肺固肾，益智安神；麦冬养心润肺，益胃生津，以兼顾心、肺、脾、胃，而为方中之辅药；茯苓养心安神，健脾利湿；牡丹皮清热凉血，和血消瘀，祛邪以扶正；泽泻泄肾浊又使滋补不腻。八种药物配伍组合，共奏滋肾养肺，敛阴止汗之功。

葛琳仪指出，中医论治汗证具有独特优势，传统验方如益气固表之玉屏风散、调和营卫之桂枝汤、滋阴降火之当归六黄汤等，但“难病”中常见顽固性汗证，如癌病放化疗后，正气大伤，气不固摄，津随气泄，其时除急投“独参汤”大补元气、益气固脱外，辅以外治法，予五倍子或五倍子、五味子各半碾粉，加水或醋调成湿饼，睡前敷于脐部，次晨取除；内、外合治，疗效显著。

3. 病案举隅

患者，孙某，男，35岁，2017年8月初诊。因“反复汗出3月余”就诊。

患者3月前劳作后出现汗出不止，昼夜无度，涔涔不止，湿衣粘衫，活动后加重。刻下见面色皖白，神疲乏力，伴见恶风，四肢发凉，心悸，少寐，口渴不欲多饮。舌尖发红，苔薄白，脉浮细数。拟诊“汗病”，证属气阴两虚，治拟益气养阴固摄，方选玉屏风合麦味地黄丸加减：麦冬15g，五味子9g，熟地12g，山茱萸9g，温山药15g，泽泻9g，牡丹皮10g，茯苓12g，枸杞子15g，生玉竹12g，黄芪15g，炒白术12g，防风9g，煅牡蛎30g，瘪桃干9g，穞豆衣15g，五倍子9g，陈皮9g，姜半夏9g。7剂，日一剂，水煎服。

二诊，前药后汗出较前明显减少，仍感口干、乏力，舌脉同前。予原方加减：麦冬15g，五味子9g，熟地15g，山茱萸12g，温山药15g，泽泻9g，牡丹皮10g，茯苓12g，枸杞子15g，生玉竹15g，黄芪15g，炒白术12g，防风9g，太子参15g，煅牡蛎30g，瘪桃干9g，陈皮9g，姜半夏9g。7剂，日

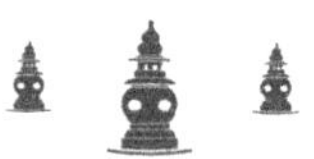

一剂，水煎服。

按：《王氏医存·即汗处知其虚处》指出："五脏皆有汗，不独心也。汗皆为虚"，患者平素体弱易感，肺气不充，故卫阳不固则恶风、易感冒；汗为阴液，汗出日久，伤及阴分，故口干口渴，心悸少寐；证属气阴两虚，予益气养阴，方用玉屏风散合麦味地黄丸加减。方中熟地、山茱萸、温山药、牡丹皮、泽泻、茯苓、枸杞子滋养肾阴；麦冬、玉竹养阴润肺；五味子养阴之余，更有敛阴之效；黄芪、白术、防风益气固表；柏子仁、酸枣仁补养心阴，安神助眠；瘪桃干、穞豆衣、五倍子、煅牡蛎敛阴止汗。陈皮、姜半夏理气和胃。7剂后汗出明显减少，而仍口干、乏力，予减固摄之穞豆衣、五倍子，加太子参益气养阴，再服一周，使元气得固，阴液内守，而汗出止。

四、诊余漫话

（一）"难病"论"和中为本"

"和中"之法，调和脾胃也。脾胃属土，居中焦，有长养万物之功，气血生化之源。如朱丹溪所言："气血冲和，万病不生。一有怫郁，诸病生焉"（《丹溪心法·卷三·六郁》）；葛琳仪指出："难病"以"本虚标实、虚实错杂"为基本病机，其"痰、瘀、毒"诸"标实"的郁滞不解，是"难病"错杂多变的原因，其正气累损、脏气亏虚之"本虚"则是"难病"缠绵不愈的根源。葛琳仪强调：论治"难病"，以"正本清源"、扶正祛邪为治疗总则，而扶正当以"和中为本"，即以调和脾胃、顾护脾胃之气为要。因脾胃为后天之本，气血生化之源，惟脾运胃纳、升降有序，才能气血化生有源，脏腑肌骸得养，正气来复而能御邪；且脾胃纳运相助，也有利于入药致效。故葛琳仪临证辨证之余加味益气健脾，理气和胃之品，如党参、茯苓、炒米仁、白术、生白芍、佛手、娑罗子、玫瑰花、木香、枳壳、乌药、豆蔻、炒麦芽、鸡内金、六焦六曲等。

与此同时，葛琳仪主张"药食同源"，提倡食疗在"难病"患者的日常生活、或辅助治疗、或病愈调养中的应用，指出谷肉果菜等食物均有着不同的"气、味"特性，根据患者的体质类型、病证的寒热虚实，可指导患者选择相宜的食饮之品，从而达到"气味合而服之，以补精益气"（《素问·脏气法时论》）的调治目的。如指导消渴病患的饮食宜忌，忌糖、控食，食宜选用苦荞麦、山药、苦瓜等，不宜米粥、汤面、蜜饯等。

（二）“难病”论“解毒”

葛琳仪指出，“难病”病延日久，邪气郁积不解，邪盛生毒，毒犯诸脏，使病证恶化、病情更为错综复杂，且影响疾病的顺逆转归，故“难病”常施以解毒法论治，临证中间以扶正解毒、排毒解毒、以毒攻毒等三法。

1. 扶正解毒法

是指通过补虚的方法来扶助正气、提高机体的抵抗蕴毒的能力，达到减轻毒邪对机体的损害程度。正如《医药顾问》所言：“有久病诸药不效者，惟有益胃补肾两途，然当先补脾土，使药气四达，则周身之机运流通，水谷之精微敷布，何患其药不效哉？”；故针对元气衰败，正虚无力祛邪攻毒者，治宜大补元气以扶其正，治从先后天之本脾肾两脏；常用黄芪、党参、白术、茯苓、熟地、黄精、山茱萸、陈皮、半夏等健脾益气，偏血虚者，酌加阿胶、何首乌、鸡血藤养血补血；偏阴虚者，酌加北沙参、炙鳖甲、炙龟甲、山茱萸等养阴生津；偏阳虚者，酌加补骨脂、肉豆蔻、仙茅、仙灵脾等补肾助阳。扶助正气，解毒于内，排毒于外。

2. 排毒解毒法

是指给邪毒以出路，不使留蓄体内的治法，针对蕴毒的不同病位，就近引导，逐之于体外。《温疫论》有言：“大凡客邪，贵乎早逐……早拔去病根为要耳。”葛琳仪常言蕴毒之邪亦是如此，早逐蕴毒于体外，既可减少体内蕴毒之害，又可“先安未受邪之地”（《伤寒论》），临证常有开泄腠理、宣通气血、通导大便、疏利小便等方法。如针对积滞体内，阻碍脾胃升降沉浮而表现为腑气不通之有形蕴毒，重用大黄、枳实、厚朴、槟榔、莱菔子等消积导滞之品，使胃为和降，蕴毒随有形积滞排出体外。其余诸法，宣、导、通、利，不外如是。

3. 以毒攻毒法

是指用毒性之药祛除毒邪为目的的治法，以药物之“毒”去攻病邪之毒，使邪去正安。葛琳仪认为蕴毒具有结聚深伏的特点，如仅用一般祛邪药，恐药力有所不及，而毒烈中药则具有攻积、破结之功，如《神农本草经》所言：下品多毒，“破积聚愈疾”。故临证中常用白花蛇舌草、三叶青、藤梨根、野葡萄根、山慈菇、夏枯草、猫爪草、半枝莲等解毒；虫类攻毒药亦为临床所常用，如蜈蚣、蜂房、全蝎、土鳖虫、蟾皮、斑蝥、水蛭等，临证辨证选用。葛琳仪指出，毒性药用量宜小，宜配伍扶正药，应中病即止，使毒去正安。

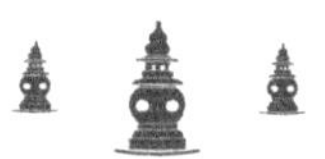

（三）消渴话“辛润”

葛琳仪指出，“辛润”法始见于《素问·脏气法时论》“肾恶燥，急食辛以润之”，在《医原》中得到进一步发展，以辛润法治疗三焦病证，载有辛润药达30余种。《皇帝素问宣明论方》论“消渴之疾，三焦受病也，有上消、中消、肾消……然则消渴数饮，而小便多者，止是三焦燥热怫郁而气衰也明矣”，故历代医家分消渴为上、中、下三消论治；葛琳仪遵其古义，辨病机为阴虚燥热，病位在三焦，累及脏腑则应责之肺、胃（脾）、肾三脏；强调消渴病延日久，燥热内盛而伤津耗气更甚，气虚气化失权，无力敷布津液，津液直行膀胱排泄而出，致烦渴多饮、尿频量多作甚，故消渴顽疾以气阴两虚证为多见。为此，葛琳仪立益气养阴“澄其源”，并于治本之中佐以辛润，取辛味“开、散、行”之性以强三焦气化，阴得阳助而使之润。

临证中，葛琳仪论治“上消”，法取清热润肺、辛润共济，多于甘凉清润之品中，佐以桑白皮、薄荷、桔梗、杏仁、苏子等辛润之品，以助上焦肺气宣发、敷布津液。论治“中消”者，法取清胃润燥、益气生津，以甘凉甘润甘淡之品中，伍以苏梗、青皮、陈皮、厚朴花、白术、葛根、石菖蒲等辛润之品，以展化气机，醒胃悦脾，且防养阴之品阻滞中焦枢纽。论治“下消”者，法取滋肾固摄，以六味地黄丸直补肾阴；同时稍加桂枝、肉桂、淫羊霍、肉苁蓉等以温命门，取“少火生气”之意，使肾气渐充，命门火复，津液蒸腾敷布而收效。

第四节　老年统“二本”

伴随着人口老龄化，老年病已成为临床上的常见病和多发病，由于老年病具有年老体衰、起病隐匿、症不典型、以及多病共存、缠绵难愈等特点，故临证中多以慢性病、难治病为特征。在葛琳仪临证病种中，老年病证也是多见，葛琳仪以调补脾肾、法统“二本”论治，以擅治老年性眩晕、胸痹、消渴、泄泻、便秘、失眠等病证而著称。

一、学术观点

（一）肾精为基，癸水为象

衰老是人“生老病死”的自然规律之一，早在《素问·上古天真论》中已有论述："女子七岁，肾气盛，齿更发长。二七，而天癸至，任脉通，太冲脉盛，月事以时下，故有子。……七七，任脉虚，太冲脉衰少，天癸竭，地道不通，故形坏而无子也。丈夫八岁，肾气实，发长齿更。二八，肾气盛，天癸至，精气溢泻，阴阳和，故能有子。……七八，肝气衰，筋不能动，天癸竭，精少，肾脏衰，形体皆极。八八，则齿发去"；由此可见，肾中精气作为生命之源，决定了人体生、长、壮、老、已的生命现象。《素问·上古天真论》又言："肾者主水，受五脏六腑之精而藏之，故五脏盛，乃能泻。今五脏皆衰，筋骨解堕，天癸尽矣，故发鬓白，身体重，行步不正，而无子耳"；则进一步指出肾中精气的盛衰，决定了天癸的盈亏变化；因天癸源于先天之肾中精气，受后天之水谷精微的充养，故癸水的盈亏，决定了人体外在的生、病理征象；若肾精不足，五脏精气亏耗，则癸水衰竭，机体呈现"发鬓白，身体重，行步不正，而无子耳"诸衰老、甚或病理之象。

因此，葛琳仪常藉上述《黄帝内经》原文强调保护肾中精气的重要，指出肾精充盛，五脏敷华，则精充、气足、神旺，是决定寿夭之天年的基础，即所谓"肾元盛则寿延，肾元衰则寿夭"（《医学正传》）。临证中，葛琳仪强调以癸水盈亏的生、病理之象，候肾中精气之盛衰，提出早期补肾填精、健脾和胃，以"二统"先、后天之法，抗衰防病，以尽天年。

（二）老年之体，易虚易实

中医体质学认为，体质是指人体生命过程中，在先天禀赋和后天获得的基础上所形成的相对稳定的固有特质，具有形态结构、生理功能和心理特征的差异特性。在不同的生命阶段，随着年龄的增加，体质特征亦随之改变；如《灵枢·天年》所言："五十岁，肝气始衰，……六十岁，心气始衰，若忧悲，血气懈惰，故好卧；七十岁，脾气虚，皮肤枯；八十岁，肺气衰，魄离，故言善误；九十岁，肾气焦，四脏经脉空虚；百岁，五脏皆虚，神气皆去，形骸独居而终矣"；指出伴随着加龄，肾精渐亏，天癸渐竭，五脏精气渐衰，老年人呈现出特有的形神俱"虚"的体质特征。宋代陈直在我国最早的老年病专著《养老奉亲书》中又言："其高年之人，真气耗竭，五脏衰弱，全仰饮食以资气血。若生冷无节，饥饱失宜，调停无度，动成疾患"、"高年阳气发泄，骨肉疏薄，易于伤动，多感外疾"、"眉寿之人，形气虽衰，心亦自壮，但不能随时、人、事遂其所欲"；指出了高年之体，因真气耗竭、五脏衰弱而易于外感或内生诸邪。现代老年体质学研究显示，老年异常体质

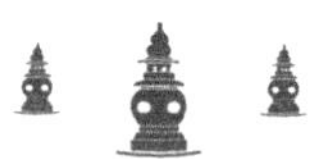

占居多数，以阳虚、瘀滞等兼夹体质为特征。

葛琳仪指出，老年体质具有易虚易实的病理特征。其“虚”者，系加龄之肾中精气渐衰，五脏虚损，气血乏源；因肾为先天之本，元阴元阳之根，脾为后天之本，气血生化之源，故问责脾肾为要。其“实”者，因五脏俱虚，易于感受外邪或内伤七情、饮食、劳倦致病；或因脏腑虚损、气化失权，体内气、血、津、精不归正化而变生成痰、湿、瘀诸病理产物，故老年人易发胸痹、咳喘、眩晕、心悸、消渴等病，所谓“邪之所凑，其气必虚”（《素问·评热病论》）。基于老年易虚易实、虚实错杂的体质特征，葛琳仪在临证中非常重视辨体（质）论治的应用，强调易虚易实的体质是老年病证形成的内在因素，把握其体质特点，则有助于辨析其对致病因子的易感性、对疾病的易罹性、对治疗的反应性、以及判断疾病的预后转归，在辨治伏发、缓发、继发、复发等老年病证型、以及养生保健中，具有十分重要的思辨意义。

（三）病起隐匿，数病相兼

《备急千金要方》指出：“人年四十而阴气自半也，起居衰矣。年五十体重耳目不聪明矣。年六十阴痿，气力大衰，九窍不利，下虚上实，涕泣俱出矣。故曰：知之则强，不知则老”；《养老奉亲书》则言：高年之人“精血耗竭，神气浮弱”、“精神耗短，百事懒于施为”；由此可见，伴随加龄，老年人因肾精渐耗、脏气亏虚，致神气耗散而耳聋目昏、感知减退、反应迟钝，故年高之人患病后对病症易后知后觉，而表现为起病隐匿。《养老奉亲书》又言：“高年之人，多有宿疾，春气所攻，则精神昏倦，宿患发动。又复经冬已来，拥炉熏衾，啖炙饮热，至春成积，多所发泄，致体热头昏，膈壅涎嗽，四肢劳倦，腰脚不任，皆冬所发之疾也。”由此可见，年高之人，脏腑虚损，气血不足，一处有病，往往累及它脏，受损脏腑或同时发病，或一病未愈，它病又起，呈数病相兼的病证特点。

因此，葛琳仪强调老年病具有起病隐匿、症不典型、数病相兼的病证特点，多属中医复杂多变的内伤病范畴，从中医病因病机学角度审视，以因虚致实、虚实错杂为病理特点；指出临证时须全面、准确地了解患者病史，活用中医学“以表知里”、“以常衡变”、“四诊合参”等诊法手段，从而“诊合微之事，追阴阳之变，章五中之情，其中之论，取虚实之要，定五度之事，知此乃足可以诊”（《素问·方盛衰论》）。

二、临证辨要

基于老年人“肾精为基、癸水为象”的生理特点、“易虚易实”的体质特征、“以虚为本，因虚致实、虚实错杂”的病机特点、以及“病起隐匿，数病相兼”的病证特点，葛琳仪对于老年病的辨证要点主要体现在以下三个方面。

（一）望“神”为先，候肾中精气

《类证治裁·内景综要》说：“一身所宝，惟精气神。神生于气，气生于精，精化气，气化神。故精者身之本，气者神之主，形者神之宅也。”《灵枢·本神》：“生之来谓之精，两精相搏谓之神。”人体生命来自于精，生命活动的维持依赖于气，而生命活动的体现及主宰则依靠于神；“神”是肾中精气的盛衰的征象。因此，在老年病的辨证中，葛琳仪非常重视望“神”，通过望“目”、察“（色）泽”，以推断肾中精气的盛衰。

葛琳仪指出“目”为心神之外候，所谓“神藏于心，外候在目”（《医宗金鉴·四诊心法要诀》）；“目”为五脏六腑之精气所注，目系通于脑，为肝之窍。肾中精气充盛，则目睛有神，两目灵活明亮；肾中精气虚衰，则目睛无神，两目晦滞暗淡。其次，葛琳仪强调望高年之人肌肤、毛发之“（色）泽”的重要性，如《素问·脉要精微论》所言：“夫精明五色者，气之华也。赤欲如白裹朱，不欲如赭；白欲如鹅羽，不欲如盐；青欲如苍璧之泽，不欲如蓝；黄欲如罗裹雄黄，不欲如黄土；黑欲如重漆色，不欲如地苍。五色精微象见矣，其寿不久也”；原文以“五欲”和“五不欲”，阐明望色泽的重要。葛琳仪指出人体肌肤、毛发是由精气充养而现光彩于外，肌肤光泽是脏腑精气盛衰的表现。有色有泽则示脏腑精气内藏未衰；有色无泽，则为脏腑精气泄露衰败；老年人常有面色黧黑，为肾虚、瘀血、寒痛；面色萎黄无泽，多为脾虚；面色㿠白，则属气虚。故望色泽有助把握老年脏腑精气之盛衰，判断病情轻重，推测疾病预后。

（二）观形闻声，察五脏盛衰

葛琳仪指出，五脏精气充沛，身体得到滋养则形体强健，高年之人因肾中精气的渐亏，五脏失其所养、所藏，内守不足，则身形体态出现衰颓之象。诚如《素问·脉要精微论》所述：“夫五脏者身之强也。头者精明之府，头倾视深精神将夺矣。背者胸中之府，背曲肩随，府将坏矣。腰者肾之府，转

摇不能，肾将惫矣。膝者筋之府，屈伸不能，行则偻附，筋将惫矣。骨者髓之府，不能久立，行则振掉，骨将惫矣。得强则生，失强则死”；由此可见，通过患者外在的病理性体态、强迫性体位等，可判断老年五脏精气的盛衰。故葛琳仪强调，老年病久，出现身形衰颓之状，系五脏气精气衰败，提示预后多属不良，即所谓“得强则生，失强则死”。

再者，葛琳仪在运用四诊于老年病患时，善闻声问语；所谓“五脏者，中之守也”（《素问·脉要精微论》），指出五脏主藏精、气、神，通过经络输布于全身，以维持生命活动，故高年之人，其五脏精气的盛衰与否，首先从语言、情志等外在生命活动反映出来；如若“中盛脏满，气盛伤恐者，声如从室中言，是中气之湿也；言而微，终日乃复言者，此夺气也；衣被不敛，言语善恶不避亲疏者，此神明之乱也；仓廪不藏者，是门户不要也；水泉不止者，是膀胱不藏也。得守者生，失守者死”（《素问·脉要精微论》）。故葛琳仪强调，高年之人，因精亏气少，声音多较低沉；但若声微喘急、喃喃自语、言语错乱、二便不禁，则是五脏精气衰亡失守的征象；如老年病久见之，系五脏衰败，精气神失守，提示预后多属不良，即所谓“得守则生，失守则死”。因此，葛琳仪在老年病临证辨识中，常运用内经“得强”、“得守”五脏之论。

（三）活用舌诊，探寒热虚实

《医门棒喝》指出：“观舌本可验其阴阳虚实，审苔垢即知其邪之寒热深浅也”。葛琳仪非常重视舌诊在老年病证中的应用，指出老年人正气衰弱，正邪相争不如青年人剧烈，一旦患病，即使症状未现，但在舌上已可察知。

葛琳仪指出，舌质与脏腑气化功能紧密关联，脏腑精气充养舌体，故舌质能反映高年之人脏腑精气之虚实。《辨舌指南》言：“平人之舌无纹也，有纹者血衰也。纹少，纹浅者衰之微；纹多，纹深者衰之甚。舌生横裂者，素体阴亏也；舌生裂纹如冰片纹者，老年阴虚常见之象也”。高年之人因五脏精气渐亏，尤以肾精损耗最为突出，肾阴不足，故高年之人常见舌有裂纹；舌红为阴虚或热证之象；淡白舌为气血亏虚或阳气虚衰；黯舌或舌下瘀筋显露为血瘀之象。其次，观苔之薄厚及色之变化，可察明邪正之盛衰、邪气之深浅、病情之进退、病性之寒热。舌苔薄白为疾病初起，病轻浅，胃气未伤；舌苔由薄变厚，提示病邪加重；苔白厚腻，为痰湿之征；苔黄厚腻，为痰热之象；高年之人因肾精亏耗、气血津液不足、胃气渐衰，常常表现为舌苔失润而燥、甚或剥落苔，如舌红无苔，舌面光滑如镜为阴虚，舌苔光剥，舌质淡为气阴两虚。因此，葛琳仪强调，因老年病证多虚实相杂，病机扑朔迷离，其舌象变化亦错综复杂，为得机要，常需抽丝剥茧，审慎求之。

三、治法验案

基于老年人“易虚易实”的体质特征、以及老年病证的“以虚为本，因虚致实、虚实错杂”之病机特点，葛琳仪立“正本清源、补虚导滞”为治疗原则。“补虚”，是指补益虚损之脏，以脾肾双补为法；“泻实”，是指祛除内外郁邪，以化痰、活血法为主。常用治法有益气温阳通络法、益气养阴润燥法、滋阴潜阳息风法、补肾健脾化湿法以及补肾填精活血法等。

（一）温阳益气通络法

1. 治法涵义

温阳益气通络法是针对老年之体，阳气亏虚、瘀血阻络之病机而制定的治疗大法；适用于老年胸痹、心悸、心衰、中风、痴呆、喘证、肺胀等病证。《素问·生气通天论》谓“阳气者，若天与日，失其所则折寿而不彰，故天运当以日光明。”又言“凡阴阳之要，阳密乃固……故阳强不能密，阴气乃绝”；强调阳气是生命的主导，若失常不固，人即折寿夭亡。葛琳仪认为，高年之人，肾中精气亏虚，无以化生肾阳，则阳虚无以温煦血脉，气虚无以推动血行，导致脉络瘀滞；故立温阳益气通络法，以温补肾阳为主，兼予益气通络。

2. 常用方药

《医门法律·中寒门》指出：“胸痹心痛，然总因阳虚，故阴得乘之。”葛琳仪认为，高年之人（尤老年男性），肾中精气渐亏，肾阳化生乏源，元阳虚损，阳虚则生内寒，易受阴邪侵袭，血脉失于温煦，血行不利则瘀；若发于心胸，则为胸痹心痛，喘息不得卧，或为心悸怔忡，胸闷气短；若发于肢体脉络，则为中风或口僻，表现为肢体偏枯不用，痿软无力或口眼㖞斜等。治宜温补肾阳，益气通络；代表方剂为肾气丸合补阳还五汤加减。药物常选桂枝、附子、仙茅、仙灵脾、山药、山萸肉、茯苓、补骨脂、肉苁蓉、黄芪、党参等温阳益气，川芎、当归、桃仁、红花、赤芍等活血化瘀，地龙、僵蚕、水蛭等活血通络。

肾气丸出自《金匮要略》，由干地黄、山药、山萸肉、泽泻、茯苓、丹

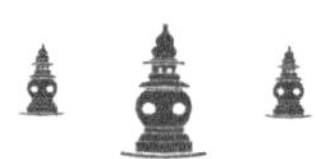

皮、桂枝、附子组成，功效温补肾阳。主治肾气不足，腰酸脚软，肢体畏寒，少腹拘急，小便不利或频数，舌质淡胖，尺脉沉细；及痰饮喘咳，水肿脚气，消渴，久泄。方中地黄、山茱萸补益肾阴而摄精气；山药、茯苓健脾渗湿，泽泻泄肾中水邪；丹皮清肝胆相火；桂枝、附子温补命门真火。诸药合用，共成补肾温阳之效。

补阳还五汤出自王清任的《医林改错》，由黄芪、归尾、赤芍、地龙、川芎、桃仁、红花组成，功效补气活血，祛瘀通络；主治中风之气虚血瘀证，半身不遂，口眼㖞斜，语言謇涩，口角流涎，小便频数或遗尿失禁，舌暗淡，苔白，脉缓无力。王氏将人体阳气比拟为“十成”，“分布周身，左右各得其半”。若五成既亏剩余五成，十去其五则属气亏，归并一侧则半身不遂，故创用本方，使气足、血行、瘀去、络通而“还五”，气行周身则“十全”，取方名为“补阳还五”。方中重用生黄芪大补元气，归尾、川芎、赤芍、桃仁、红花活血化瘀，地龙通行经络。诸药合用，使气旺血行，瘀祛络通，气血并活，阳生阴长。

葛琳仪临证中论治老年阳虚络闭之胸痹、心衰、中风等病证时，常以两方合用，意在温补肾中阳气，兼以益气活血通络，鼓动五脏之阳，使阴寒得解、血脉复以温煦、络脉得疏、血脉复通。指出肾气丸专于补肾精，温肾阳，重在温阳益气以正其本；补阳还五汤强于益气活血，化瘀通络，重在活血化瘀通络以清其标。

3. 病案举隅

吴某，男，85 岁，2013 年 4 月 24 日因“反复胸闷、胸痛十余年，心悸、气促一月”就诊。

患者素有胸痹宿疾（冠状动脉粥样硬化性心脏病）十余年，胸闷、胸痛时作，伴心中悸动，动辄气急，受寒、活动后尤甚，畏寒肢冷，腰膝酸软，夜寐不安，胃纳尚可，大便如常，舌淡且黯，苔薄，脉沉细而弦。拟诊：胸痹心痛病，证属肾阳亏虚、瘀血阻络证。治拟温补肾阳，活血通络；方用肾气丸合瓜蒌薤白白酒汤加减：桂枝 9g，熟地 15g，山茱萸 12g，山药 15g，泽泻 10g，丹参 15g，川芎 9g，肉苁蓉 9g，茯苓 15g，瓜蒌皮 15g，薤白 9g，炒续断 15g，盐杜仲 15g，党参 15g，炙黄芪 15g，赤芍 9 克，鸡血藤 15g，酸枣仁 15g。14 剂，日一剂，水煎服。

二诊：胸闷、胸痛减而未除，余症同前。舌淡黯，苔中薄腻，脉沉细弦。原法出入：去党参，加陈皮 9g，厚朴花 9g，14 剂。

三诊：服上方21日后，仍有胸中隐痛，憋闷不适，稍感心悸、短气，舌中腻苔已化。守方去厚朴花，加桃仁9g，红花9g，莪术9g，7剂。继用一月，诸症得缓。

按：患者年事已高，元阴元阳已亏，心阳衰微，阴寒内盛，致心血痹阻，脉络瘀滞，故见胸闷、胸痛，手足冷痛，证属阳气虚弱，瘀血阻络。故治以温补肾阳，活血通络，方用肾气丸合瓜蒌薤白白酒汤共为化裁。方中以肾气丸为主方，去大辛大热之附子，以求“少火生气”；桂枝合瓜蒌皮、薤白、党参、炙黄芪通阳理气宽胸；丹参、赤芍、鸡血藤化瘀通络；肉苁蓉、炒续断、盐杜仲温阳补肾；酸枣仁养心安神；药用14剂症稍缓，但见舌中部苔薄腻，为湿浊蕴阻中焦之象，故去党参，加陈皮、厚朴花健脾理气；再进21剂后，仍有胸中憋闷疼痛，故加桃仁、红花、莪术、川芎，以加重化瘀通络之力，而收效。

（二）益气养阴润燥法

1. 治法涵义

益气养阴润燥法是针对气阴不足，津亏血燥之病机而制定的治疗大法；适用于老年便秘、消渴、咳嗽、盗汗、噎膈、风瘙痒等病证。《素问·阴阳应象大论》云：“年四十，而阴气自半也，起居衰矣”；肾藏真阴而寓元阳，为脏腑阴阳之本；伴随加龄，肾精渐亏，阴气虚损；葛琳仪指出，老年之体常因肾水不足而燥热内生，燥热内盛则伤津耗气以致气虚，故老年病临证常见气阴两虚、津亏血燥之证；治宜益气养阴润燥法，使滋阴养血以清燥热，益气润燥以布津液。

2. 常用方药

葛琳仪强调，老年病属气阴两虚、津亏血燥证，以肺、胃（大肠）、肝、肾诸脏腑最易受累，因肺、胃喜润恶燥，肝肾“精血同源”，大肠主津；当此类脏腑气阴不足、失于濡润时，易患便秘、消渴、咳嗽、盗汗病证，症见干咳喘急，口干喜饮，乏力肢楚，盗汗自汗，毛发干枯，头晕耳鸣，大便秘结。治宜益气养阴润燥；代表方为生脉散合六味地黄丸。常随证选用北沙参、黄芪、玉竹、枸杞、羊乳、人参叶、百合等益气养阴，女贞子、知母、玄参、天花粉、制何首乌、黄精、当归等滋阴养血润燥。

生脉散出自《医学启源》，由人参、麦冬、五味子三味药组成，具有益气生津，敛阴止汗之功效。主治温热、暑热、耗气伤阴证，见汗多神疲，体倦乏力，气短懒言，咽干口渴，舌干红少苔，脉虚数；及久咳伤肺，气阴两虚证，见干咳少痰，短气自汗，口干舌燥，脉虚数。方中人参甘温，益元气，补肺气，生津液，故为君药。麦门冬甘寒养阴清热，润肺生津，故为臣药。人参、麦冬合用，则益气养阴之功益彰。五味子酸温，敛肺止汗，生津止渴，为佐药。三药合用，一补一润一敛，益气养阴，生津止渴，敛阴止汗，使气复津生，汗止阴存，气充脉复，故名“生脉”。《医方集解》说：“人有将死脉绝者，服此能复生之，其功甚大。”至于久咳肺伤，气阴两虚证，取其益气养阴，敛肺止咳，令气阴两复，肺润津生，诸症可平。

六味地黄丸出自《小儿药证直诀》，由熟地黄、山萸肉、山药、泽泻、牡丹皮、茯苓组成，功用滋补肝肾。主治肾阴亏损，头晕耳鸣，腰膝酸软，骨蒸潮热，盗汗遗精，消渴。方中重用熟地黄，滋阴补肾，填精益髓，为君药。山萸肉补养肝肾，并能涩精；山药补益脾阴，亦能固精，共为臣药。三药相配，滋养肝脾肾，称为“三补”。但熟地黄的用量是山萸肉与山药两味之和，故以补肾阴为主，补其不足以治本。配伍泽泻利湿泄浊，并防熟地黄之滋腻恋邪；牡丹皮清泄相火，并制山萸肉之温涩；茯苓淡渗脾湿，并助山药之健运。三药为“三泻”，渗湿浊，清虚热，平其偏胜以治标，均为佐药。六味合用，三补三泻，其中补药用量重于“泻药”，是以补为主；肝脾肾三阴并补，以补肾阴为主。

葛琳仪指出，生脉散偏于益气生津，六味地黄汤偏滋阴补肾，此二方为益气养阴之常用方，气虚较甚者，重用党参、黄芪；阴虚较甚者，重用麦冬，并加细生地、北沙参；阴虚内热者，加煅龙骨、煅牡蛎、青蒿、地骨皮；病属便秘者，加柏子仁、牛蒡子、火麻仁、郁李仁以润肠通便；病属汗证，加浮小麦、糯稻根、瘪桃干、穞豆衣等以固摄敛汗。

3. 病案举隅

史某，女，岁 83 岁，2014 年 3 月 27 日因“反复便秘三十余年”就诊。

患者大便秘结逾三十载，干结不畅，常数日不下，需以番泻叶泡服方能更衣，艰涩不畅，甚如羊屎状，近一周服用番泻叶不效，脘腹作胀，口干咽燥，胃纳少，夜寐尚安，舌质偏红苔少，脉细。拟诊：便秘，证属气阴两虚，治拟益气滋阴，润燥通腑，方用生脉散合调胃承气汤加减：太子参 15g，麦冬 9g，五味子 6g，生地黄 15g，玄参 15g，枸杞子 15g，生玉竹 15g，生黄芪 15g，大黄 6g（后下），麸枳实 15g，姜厚朴 12g，生白芍 12g，佛手 15g，牛蒡子 15g，火麻仁 15g，制首乌 9g，桃仁 15g，苦杏仁 15g。14 剂。

二诊：服上药后二剂即下，但之后仍有干结不畅，纳寐可，舌脉同前。拟原意继调。上方改麦冬15g，生地黄30g，加肉苁蓉15g，酒当归12g。14剂。原方加减再调近两月，便秘好转。

按：《兰室秘藏·便结燥》指出："夫肾主五液，津液润则大便如常，……耗散真阴，津液亏少，故大便结燥"；葛琳仪强调，老年肾精亏耗、肾阴不足、尤其是老年女性，因历经经、带、胎、产，阴血更易耗伤，气阴两虚，致肠道失润，传导失司，发为便秘病证。本案老年女性，肝肾已亏，阴血不足，因常年便秘，依赖番泻叶通便，致津液累损，气阴两虚；故以益气滋阴、润燥通腑为治。方选生脉散合调胃承气汤，并以生地、玄参、枸杞、玉竹助滋阴之效，以生黄芪增益气之力，生白芍、佛手行气以增导滞之功，牛蒡子、火麻仁、制首乌、桃仁、苦杏仁润肠以助通腑之效。药投二剂见效，然仍有反复，故守方继调，并加重滋阴药之剂量，加肉苁蓉补肾气、助动力且可润肠，酒当归养血以补阴液，活血以助行气。

（三）滋阴潜阳息风法

1. 治法涵义

滋阴潜阳息风法是针对老年之体，阴精亏乏，阴不潜阳，阳亢化风之病机而制定的治疗大法；适用于老年眩晕、中风、震颤、头痛等病证。《黄帝内经》指出"人年四十而阴气自半也。" 老年之体，肾精渐耗，水不涵木，则肝肾俱虚，阴不潜阳，肝阳独亢而风气内动。所谓"诸风掉眩，皆属于肝"（《素问·至真要大论》）。葛琳仪指出，《临证指南医案·中风》首载"水不涵木"之论，清代医家华岫云注释之："肝为风脏，因精血衰耗，水不涵木，木少滋荣，故肝阳偏亢，内风时起。治以滋液息风，濡养营络，补阴潜阳"；故遵其古法，立滋阴、潜阳、息风之法。

2. 常用方药

葛琳仪常言，老年之体，易虚易实，多属虚实错杂之证，其中常常可见因精血衰耗、水不涵木，导致肝阳偏亢而内风时起，如眩晕、头痛，或手足震颤、麻木，或言语謇涩、半身不遂等症；治宜滋水涵木固其本，潜阳息风治其标；代表方有天麻钩藤饮、镇肝息风汤合六味地黄丸加减；常用生熟地、枸杞、山茱萸、龟板、鳖甲、首乌等滋水涵木，生牡蛎、生龙骨、生石决明、磁石、紫贝齿、牛膝、决明子等平肝潜阳；羚羊角、钩藤、天麻、珍珠、玳瑁、全蝎、蜈蚣、白僵蚕、地龙等平肝息风。

天麻钩藤饮出自《中医内科杂病证治新义》，由天麻、钩藤、石决明、山栀、黄芩、川牛膝、杜仲、益母草、桑寄生、夜交藤、朱茯神组成，功为清热平肝，潜阳息风。主治肝阳偏亢，肝风上扰证。头痛，眩晕，失眠多梦，或口苦面红，舌红苔黄，脉弦或数。方中天麻、钩藤平肝息风，为君药。石决明咸寒质重，功能平肝潜阳，并能除热明目，与君药合用，加强平肝息风之力；川牛膝引血下行，并能活血利水，共为臣药。杜仲、寄生补益肝肾以治本；栀子、黄芩清肝降火，以折其亢阳；益母草合川牛膝活血利水，有利于平降肝阳；夜交藤、朱茯神宁心安神，均为佐药。诸药合用，共成平肝息风，清热活血，补益肝肾之剂。

镇肝息风汤出自《医学衷中参西录》，由怀牛膝、生赭石、生龙骨、生牡蛎、生龟板、生白芍、玄参、天冬、川楝子、生麦芽、茵陈、甘草组成。功效镇肝息风，滋阴潜阳。主治类中风：头目眩晕，目胀耳鸣，脑部热痛，面色如醉，心中烦热，或时常噫气，或肢体渐觉不利，口眼渐形歪斜；甚或眩晕颠仆，昏不知人，移时始醒，或醒后不能复元，脉弦长有力。方中怀牛膝归肝肾经，入血分，性善下行，故重用以引血下行，并有补益肝肾之效为君。代赭石之质重沉降，镇肝降逆，合牛膝以引气血下行，急治其标；龙骨、牡蛎、龟板、白芍益阴潜阳，镇肝息风，共为臣药。玄参、天冬下走肾经，滋阴清热，合龟板、白芍滋水以涵木，滋阴以柔肝；肝为刚脏，性喜条达而恶抑郁，过用重镇之品，势必影响其条达之性，故又以茵陈、川楝子、生麦芽清泄肝热，疏肝理气，以遂其性，以上俱为佐药。甘草调和诸药，合生麦芽能和胃安中，以防金石、介类药物碍胃为使。全方重用潜镇诸药，配伍滋阴、疏肝之品，共成标本兼治，而以治标为主的良方。

葛琳仪强调，老年病风气内动之根源是在于肝肾俱虚，故须滋水涵木补其本，兼以平肝潜阳。滋阴补肾以六味地黄丸为基本方，兼用天麻钩藤饮或镇肝息风汤平肝、潜阳、息风；指出天麻钩藤饮平肝潜阳，兼具清热安神之功，宜用于肝阳偏亢、生风化热之头痛眩晕；镇肝息风汤长于平肝潜阳息风、引血下行，宜于气血升逆之头痛眩晕，甚或中风。葛琳仪论治老年眩晕、中风等病证时，善用介类药物以潜阳，如龟板、鳖甲、牡蛎、石决明、瓦楞子、海蛤粉、珍珠母等，虫类药物以息风，如全蝎、蜈蚣、白僵蚕、地龙等。

3. 病案举隅

郭某某，女，60 岁，2018 年 4 月 2 日因“反复头晕目眩半年余”就诊。

患者有高血压病史二十余年，药物控制有效。近半年来时有头晕目眩，劳累后明显，偶有头胀痛，伴腰膝酸痛，纳谷不馨，夜寐欠安，二便尚调。舌偏红，苔白，脉细弦。拟诊：眩晕，证属阴虚阳亢；治拟滋阴潜阳，平肝息风；方用天麻钩藤饮加减：天麻 9g，钩藤 12g，牛膝 15g，杜仲 12g，续断 12g，制狗脊 9g，熟地 15g，酸枣仁 15g，夜交藤 15g，石决明 30g，珍珠母 30g，煅牡蛎 30g，川芎 12g，僵蚕 9g，蔓荆子 15g，姜半夏 12g，陈皮 9g，山药 30g。14 剂，日一剂，水煎服。

二诊：头晕缓而未除，晨起明显，夜寐转安，舌脉同前。治以原法，守方加生地 15g，山茱萸 12g。续进半月，头晕改善，精神好转。

按：《慎斋遗书》云："头晕，有肾虚而阳无所附者；有血虚火升者；有脾虚生痰者；有寒凉伤其中气，不能升发，故上焦元气虚而晕者；有肺虚肝木无制而晕者……肾虚阳无所附而晕，六味汤加人参……"此患者为老年女性，肾阴不足，肝阳上亢，化风上扰，故为头晕、失眠；腰膝酸痛、舌脉亦为肝肾不足之征。故治以滋阴潜阳，平肝息风。方中天麻、钩藤平肝息风，牛膝引血下行，熟地、杜仲、续断、制狗脊补益肝肾，酸枣仁、夜交藤宁心安神，珍珠母、煅牡蛎重镇潜阳又能安神，川芎、蔓荆子活血止痛，姜半夏、陈皮、山药健脾和中。复诊见头晕已减，夜寐已安，加生地、山茱萸以助滋阴之力，正本以求清源。

（四）温肾健脾化湿法

1. 治法涵义

温肾健脾化湿是针对老年之体，脾肾阳虚、水湿内停之病机而制定的治疗大法；适用于老年泄泻、咳喘、水肿等病证。《素问·经脉别论》中所云："饮入于胃，游溢精气，上输于脾，脾气散精，上归于肺，通调水道，下输膀胱，水精四布，五经并行……"水谷精微及水液代谢有赖于脾肾阳气温煦、推动、蒸化，老年之体肾中精气亏耗，元阳虚损，无以温脾助运，则水液运化失司，水湿痰饮内停。故葛琳仪立温肾健脾化湿法，以温肾化气，健脾化湿。

2. 常用方药

《医原》指出："里寒或由外直中于内，或虚则寒自内生，总不外脾肾阳虚，阳虚则不独不能御寒，而且脾阳虚则不能散精，肾阳虚则不能行水，不能散精行水，故化湿者多，化火者少。"葛琳仪认为，老年之体因肾阳衰微，常常累及脾运，因肾失蒸化，脾失健运，以致水湿内停，故脾肾阳虚、水谷精微运化失常则为泄泻，水液代谢失常、水湿内聚而成水肿，津液输布异常则为痰饮，痰饮上犯于肺则为咳喘，等。治宜温肾健脾以固其本，兼化痰利湿以治其标，“补、疏”兼施，代表方为四神丸、参苓白术散。药物常选仙茅、仙灵脾、补骨脂、肉豆蔻、肉苁蓉、吴茱萸、菟丝子、杜仲、狗脊等温补脾肾；白术、山药、党参、扁豆、茯苓、薏苡仁等健脾化湿；或配合猪苓、泽泻、车前子、车前草、玉米须、蟋蟀等利水渗湿，痰湿甚者加石菖蒲、陈皮、半夏、胆南星、白豆蔻、厚朴、草果、砂仁等。

四神丸出自《证治准绳》，由肉豆蔻、补骨脂、五味子、吴茱萸组成，功效为温肾暖脾，固涩止泻。主治脾肾虚寒之肾泄证。方中补骨脂辛苦热，补命门之火，为补火益土之要药，为君药。肉豆蔻温脾肾而涩肠止泻；吴茱萸暖脾胃而散寒除湿，为臣药。五味子酸温，固肾涩精，收敛止泻；生姜散寒行水；大枣滋养脾胃，共为佐药。诸药合用，肾温脾暖，自然泄泻止。《内科摘要·卷下》论四神丸“具有温肾暖脾，涩肠止泻，大补下焦元阳。通癸水，保戊土，散虚寒，固真阴之功效”。

参苓白术散出自《太平惠民和剂局方》，由人参、白术、茯苓、山药、莲子肉、白扁豆、薏苡仁、砂仁、桔梗、炒甘草，具有益气健脾，渗湿止泻之功效。主治脾虚湿盛证。方中以人参、白术、茯苓益气健脾渗湿为君。配伍山药、莲子肉助人参以健脾益气，兼能止泻；白扁豆、薏苡仁助白术、茯苓以健脾渗湿，均为臣药。佐以砂仁醒脾和胃，行气化滞；桔梗宣肺利气，以通调水道，又载药上行，以益肺气。炒甘草健脾和中，调和诸药，为使。诸药合用，补其中气，渗其湿浊，行其气滞，恢复脾胃受纳与健运之职。《医方考》：“脾胃喜甘而恶秽，喜燥而恶湿，喜利而恶滞。是方也，人参、扁豆、甘草，味之甘者也；白术、茯苓、山药、莲肉、薏苡仁，甘而微燥者也；砂仁辛香而燥，可以开胃醒脾；桔梗甘而微苦，甘则性缓，故为诸药之舟楫，苦则喜降，则能通天气于地道矣。”

葛琳仪常言，此二方为补肾健脾之常用方，而四神丸强于温补脾肾，尤其适用于老年脾肾阳虚之泄泻；参苓白术散药性平和，温而不燥，擅长健脾化湿，且能培土生金；因老年之体常见脾肾阳虚、水湿痰饮内停之病证，故临证时宜以二方化裁而用，使脾肾阳气得复，痰饮水湿得化。

3. 病案举隅

张某，男，63岁，2017年1月9日因“反复大便溏泄二十余年”就诊。

患者近二十年间反复大便溏薄、泄泻，日行4～5次，进食不慎则加剧，大便量少，无黏液脓血，时有便前腹痛、便后则缓，肠镜检查未见异常，胃纳欠佳，夜寐尚安，舌质淡，苔白，脉沉细。拟诊：泄泻，证属脾肾两虚。治拟温肾健脾，化湿行气，方用参苓白术散合二仙汤加减：仙茅 9g，仙灵脾 9g，党参 15g，炒白术 15g，茯苓 12g，炒扁豆 15g，生白芍 15g，木香 6g，枳壳 15g，乌药 15g，柴胡 9g，郁金 9g，香附 9g，焦六曲 12g，姜半夏 9g，陈皮 9g，车前草 15g，防风 9g。14 剂。

二诊：上方共服一月，药后大便仍烂，日行 3～5 次，腹痛减轻，寐食可，舌脉同前。治以温肾健脾，化湿止泻，守原方出入，减香附、陈皮、车前草，改炒扁豆 30g，郁金 15g，生白芍 12g，仙灵脾 15g，加肉豆蔻 9g、补骨脂 10g，五味子 9g，吴茱萸 2g。7 剂。原方加减再进二月，便泄好转，诸症得缓。

按：患者年届古稀，脾肾阳虚，肾虚蒸化失权，脾虚健运失司，水谷无以化为精微，湿浊内盛，混杂而下，发为泄泻。初诊先治以健脾为主，辅以补肾而固本，重于化湿以治标，故以参苓白术散合二仙汤加减。药投月余，收效不显，考虑泄泻日久，肾精亏虚，命门火衰，不能暖脾助运，正如《景岳全书·泄泻》所云："肾为胃关，开窍于二阴，所以二便之开闭，皆肾脏之所主，今肾中阳气不足，则命门火衰，而阴寒独盛，故于子丑五更之后，当阳气未复、阴气盛极之时，即令人洞泄不止也"，故治以温肾健脾，化湿止泻为原则，加重健脾之药量同时合用四神丸，以加强温补脾肾，涩肠止泻，则便泄好转，诸症得缓。

（五）补肾填精益智法

1. 治法涵义

补肾填精益智法是针对老年之体，肾精亏虚，髓海不足，神明失用之病机而制定的治疗大法，适用于老年痴呆、失眠、虚劳、耳鸣、脱发、健忘等病证。清代唐宗海指出："肾生精……精生髓为百骸之主。精髓充足，技巧出焉，志之用也"（《中西汇通医经精义》），肾精充足，脑髓得养，则人的智能活动、记忆、情绪才可能维持正常。老年之人肾精渐亏，气血不足，致脑髓、骨骼、齿、发、官窍失养，而见健忘痴呆，腰膝酸软，牙齿松动，头发脱落，眩晕耳鸣等病证。故葛琳仪立补肾填精益智法，旨在补肾益精，填髓增智。

2. 常用方药

《灵枢·天年》"六十岁，心气始衰，苦忧悲，血气懈惰，故好卧……八十岁，肺气衰，魄离，故言善误"，王清任则言"小儿无记性者，脑髓未满；高年无记性者，脑髓渐空”（《医林改错·脑髓说》）。为此，葛琳仪强调，老年之人肾精亏耗、髓海不足，久则脑窍失养而灵机、记性渐失，甚则神机失用而痴呆；肾精亏虚是其本，但因五脏气虚、气化失权，往往同时兼夹痰湿、瘀血之邪实，故治宜补肾填精益智、兼以化痰通络；以左归丸、右归丸为代表方。选用熟地、何首乌、枸杞子、山萸肉、骨碎补、怀牛膝、补骨脂、苁蓉、杜仲、锁阳、菟丝子等补肾；常用血肉有情之品，如紫河车、阿胶、龟板胶、鹿角胶等补益精血；远志、菖蒲、龙齿、益智仁、柏子仁、五味子等涤痰开窍、益智醒神，丹参、桃仁、红花、川芎、蒲黄、五灵脂、地龙、全蝎等活血通络。

左归丸出自《景岳全书》，由熟地黄、炒山药、山茱萸、枸杞子、菟丝子、鹿角胶、龟甲胶、川牛膝组成。功为滋阴补肾，益精养血。主治真阴肾水不足，不能滋养营卫，渐至衰弱，或虚热往来，自汗盗汗，或遗淋不禁，或眼花耳聋，或口燥舌干，或腰酸腿软。方中重用熟地滋肾益精，以填真阴，为君药。山茱萸养肝滋肾，涩精敛汗；山药补脾益阴，滋肾固精；枸杞子补肾益精，养肝明目；龟鹿二胶为血肉有情之品，峻补精髓，龟板胶偏于补阴，鹿角胶偏于补阳，在补阴之中配伍补阳药，取“阳中求阴”之意，均为臣药。菟丝子、川牛膝益肝肾，强腰膝，健筋骨，俱为佐药。诸药合用，共奏滋阴补肾，填精益髓之效。左归丸是由六味地黄丸去“三泻”（泽泻、茯苓、丹皮），加枸杞子、龟板胶、鹿角胶、菟丝子、川牛膝而成。两方均为滋阴补肾之剂，但立法和主治均有不同。六味地黄丸以补肾阴为主，寓泻于补，适用于阴虚内热证；左归丸纯甘壮水，补而无泻，适用于真阴不足，精髓亏损之证。

右归丸亦出自《景岳全书》，由熟地黄、炮附片、肉桂、山药、山茱萸、菟丝子、鹿角胶、枸杞子、当归、杜仲组成，功为温补肾阳，填精益髓。主治肾阳不足，命门火衰，神疲气怯，畏寒肢冷，阳痿遗精，不能生育，腰膝酸软，小便自遗，肢节痹痛，周身浮肿；或火不能生土，脾胃虚寒，饮食少进，或呕恶鼓胀，或翻胃噎膈，或脐腹多痛，或大便不实，泻痢频作。方中以附子、肉桂、鹿角胶为君药，温补肾阳，填精补髓。臣以熟地黄、枸杞子、山茱萸、山药滋阴益肾，养肝补脾。佐以菟丝子补阳益阴，固精缩尿；杜仲补益肝肾，强筋壮骨；当归养血和血，助鹿角胶以补养精血。诸药配合，共奏温补肾阳，填精止遗之功。

《素问·阴阳应象大论》言：“形不足者温之以气，精不足者补之以味”。葛琳仪临证中活用左、右归丸，指出补肾应以气味纯厚之药物为主，如左归丸和右归丸中的熟地、山药、山萸肉、枸杞子、菟丝子、鹿角胶等，此六味药物以甘温性味为重，是填精补肾之上品；若加入龟板胶、川牛膝为左归丸，重在滋阴补肾，填精益髓，方中鹿角胶、龟板胶，阴阳双补，补阴药中佐以扶阳药，可起“阳中求阴”之效。若加入肉桂、附子、杜仲、当归为右归丸，重在温肾壮阳，填精止遗，方中扶阳药中配以滋阴药，可收“阴中求阳”之效；葛琳仪强调老年补肾以阴阳互根为原则。

3. 病案举隅

范某，女，88岁，2017年11月16日因“乏力、消瘦近五月”就诊。

患者乏力肢楚，近五月来日渐消瘦，动作迟缓，偶有脑鸣，腰膝酸软，纳食不馨，时有脘腹作胀，大便尚调，夜寐不安，舌偏红，苔薄腻，脉沉细无力。有消渴病史。拟诊：虚劳，证属肾精不足，治拟补肾填精。予膏方调补：生晒参200g，鲜铁皮石斛200g，熟地黄150g，山萸肉150g，山药300g，茯苓150g，丹皮120g，泽泻150g，制黄精150g，旱莲草150g，女贞子150g，枸杞子150g，生玉竹150g，制何首乌150g，杜仲150g，制狗脊150g，续断150g，当归150g，丹参150g，生白芍120g，佛手100g，玫瑰花60g，木香90g，枳壳150g，青皮100g，陈皮100g，桂枝100g，龙齿300g，珍珠母300g，紫贝齿300g，煅磁石300g，红花60g，鸡血藤150g，远志90g，益智仁120g，鳖甲胶200g，阿胶200g，木糖醇250g，黄酒250ml。冬至后开始服用。三月后随访，精神、乏力好转，耳鸣亦减，纳、眠改善。

按：《素问·五脏生成篇》载述：“诸髓者，皆属于脑。”《灵枢·经脉》：“人始生，先成精，精成而脑髓生。”肾藏精，精生髓，脑的生长发育与功能活动取决于肾精。此案患者属高龄之体，肾精已亏，脑髓空虚，脑窍失养，则发为耳鸣、失眠；肾虚无以助脾健运，受纳失强，则纳食不馨，脘腹时胀；精血不足，形体失于濡养，则乏力肢楚，形体消瘦。故治以补肾填精，方用六味地黄丸加减，兼以行气活血，加用丹参、红花、当归、木香、枳壳等，以膏方调摄，诸症改善。

四、诊余漫话

（一）论老年补虚，法统“二本”

葛琳仪指出，关于虚劳病证的辨治，历代医家留下了丰富的理论和诊治经验，如元代医家汪绮石，著有《理虚元鉴》一书，其“虚劳”篇论“治虚有三本，肺、脾、肾是也。肺为五脏之天，脾为百骸之母，肾为性命之根”，认为“虚劳”病机与肺、脾、肾三脏密切相关，因肺为华盖、主宣发水谷精微，脾化生气血、以濡养全身，肾主藏精、为脏腑阴阳之本，故称肺、脾、肾为治虚之“三本”；汪氏又强调：“治虚二统，统之于肺、脾而已。人之病，或为阳虚，或为阴虚。……凡阳虚为本者，其治之有统，统于脾也；阴虚为本者，其治之有统，统于肺也”，提出“治虚二统”法，因病有阴虚、阳虚之分，故以阳虚为主者，统治于脾，以阴虚为主者，统治于肺。葛琳仪尊崇古法，在《理虚元鉴》“三本两统”的理论基础上进行了阐发，针对老年之人的易虚体质、易发虚性病证的病理特点，提出了法统先、后天之“二本”的脾肾双补法。

葛琳仪指出，老年体质具有易虚、易实的病理特征，其“虚”者，是由于加龄中的肾中精气渐耗，脏腑之气失其所养而功能减退，气血生化乏源，故易出现“发鬓白，身体重，行步不正，而无子”等衰老之征；中医历代医家关于衰老机制的论述较多，如《素问·上古天真论》指出衰老的关键是在于“天癸竭，精少，肾脏衰”及“三阳脉衰”，《景岳全书·脾胃》则强调“土气为万物之源，胃气为养生之主。胃强则强，胃弱则弱，有胃则生，无胃则死，是以养生家当以脾胃为先”，等等。为此，葛琳仪强调，对于老年之人的易虚体质、虚性病证，宜从先、后天“二本”的途径进行调摄、论治，即补肾益精以养先天、健脾和胃以培后天，通过脾肾双补，使先、后天相互资生，相互促进，达到“肾者主水，受五脏六腑之精而藏之”、“五脏盛，乃能泻”的精充、气足、神旺状态，从而抗衰防病。临证中，葛琳仪常以六味地黄丸、八珍汤等方药加减，以补肾填精为主，兼以健脾益气；因老年之体五脏气虚、气化失权而易于痰湿、瘀血郁滞，葛琳仪常施以化痰理气、活血通络之品于脾肾双补中，指出调摄进补时，无论药补、还是食补，都应以顾护后天脾胃气机为要，无犯“虚虚实实”之戒。

（二）论老年调治，“药食同源”

《黄帝内经太素》言：“空腹食之为食物，患者食之为药物”，指出同一食饮之品，以充饥而论，是谓食品；以治病而言，则为药物，故有“药食同源”之说。葛琳仪非常重视中医“药食同源”理论在临证中的应用，指出《素问·脏气法时论》早有“毒药攻邪，五谷为养”之论，“是药三分毒”，宜食疗者，慎施药疗，病需治疗者，提倡药食并济。葛琳仪认为，身为中医，须如熟知方药之性味那样掌握食饮之品的五味四气，常推崇《养老奉亲书》

所言："其水陆之物为饮食者，不啻千品，其五色、五味、冷热、补泻之性，亦皆禀于阴阳五行，与药无殊。大体用药之法，以冷治热，以热治冷。实则泻之，虚则补之，此用药之大要也。人若能知其食性，调而用之，则倍胜于药也"，指出"药食同源"的意义是在于食物同药物一样，以阴阳五行学说辨析，皆有四气、五味之性，寒热、补泻之效，中药学的"四性"、"五味"理论同样适用于食饮之品。葛琳仪在老年养生调摄中，强调对于精气已亏、不耐攻伐的老年之体而言，以食物的"味"、"性"来纠正偏颇之体，是调摄的根本手段。

葛琳仪指出："高年之人，真气耗竭，五脏衰弱，全仰饮食为资气血"、"缘老人之性，皆厌于药而喜于食，以食治疾，胜于用药"（《养老奉亲书》），即老年人具有"真气耗竭"、"仰饮食资气血""喜食厌药"的特性，食疗是老年养生调摄之基础，提倡杂食为养，诚如《素问·脏气法时论》所言："五谷为养，五果为助，五畜为益，五菜为充"、"气味合而服之，以补精益气"，因谷肉果菜有着不同的"气、味"功效，强调在日常生活、或辅助治疗、或病愈调养中，根据体质类型、病证的寒热虚实而选择相宜的食饮之品，所谓"调和"而食，从而达到补精益气的养生目的。此外，葛琳仪在治疗老年病证时，主张"药食相济"，体现在处方遣药中的"药、食共组"，如常用茯苓、薏米仁、大枣、桑椹子等药食两用之品组合入药；或者视疾病的浅深，将药、食分方而并用，以药物攻邪、食物养正为守，使药食相配，相得益彰。葛琳仪强调，老年之人虽为"易虚"之体，但又同时因五脏亏虚，气化无权兼有痰湿、瘀血之"易实"之体，不能一味地"补之以味"、"温之以气"，应补中寓泻，兼以理气、活血之品，使脾胃气机升降相因、六腑之气通降有序，则后天化生有源而尽天年。

第五节 "未病"论调摄

"治未病"理论最早见于《黄帝内经》，"圣人不治已病治未病，不治已乱治未乱，此之谓也"（《素问·四气调神大论》），又言："病虽未发，见赤色者刺之，名曰治未病"（《素问·刺热》），提出了"未病先防"、"先病而治"的"治未病"理念；后世医家则在内经的基础上进一步阐发，如《难经》、《金匮要略》等提出了"肝病传脾"、当"先安未受邪之地"的"既病防变"观点，由此构成了"未病先防"、"既病防变"的中医"治未病"

思想；葛琳仪非常重视其理论的阐发和应用，指出“治未病”的理论内涵，主要体现在“未病”时的重养生、主调摄以“先防”，“既病”后的重截邪、主安脏以“防变”这两个方面；在临证论治“未病”中，葛琳仪以独特的养生调摄观点、治病防变手段而著称。

一、学术观点

（一）精充气足，“神气”为守

《类证治裁·内景综要》言：“一身所宝，惟精气神，神生于气，气生于精，精化气，气化神，故精者身之本，气者神之主，形者神之宅也”；由此可见，人身三宝“精充、气足、神旺”的关系，其中“神”作为生命体的外在表现，以精、气为物质基础，由五脏精气守藏，同时又对五脏之气起到重要的调控作用，故中医学认为，精充、气足，则神气得以旺盛，神旺则生机正常，健康无病。《黄帝内经》又言：“百病生于气也”（《素问·举痛论》），“怒则伤肝”、“喜则伤心”、“悲忧则伤肺”（《素问·阴阳应象大论》），指出七情太过，可致机体气机失调，脏腑功能紊乱而发病。为此，葛琳仪指出，现代人快节奏的生活方式，常常出现因“郁”致病、因病致“郁”等情志病，强调日常生活中，须调神养性，内守“神气”是养生防病的关键，而调神养性不只局限于形式上的天人合一，尚与个体情志的调节、道德修养的培养等精神活动密切相关。

葛琳仪强调，中医学自古以来非常重视人的情志活动与身体健康的关系，如《素问·上古天真论》有“恬惔虚无，真气从之，精神内守，病安从来”、“志闲而少欲，心安而不惧”等论述，指出要善于调节七情，保持愉悦的心态、豁达的胸襟，同时要“和喜怒”，避免七情太过不及，使机体气机调畅、气血平和、正气充盛，则“邪不可干”。此外，葛琳仪强调修身养德和养生密不可分，指出道德修养是心理健康的基础，注重道德修养者，七情调畅，气血调和，精神饱满，形体健壮，且道德高尚，光明磊落，心胸豁达。诚如孙思邈所言：“道德日全，不祈善而有福，不求寿而自延，此养生之大旨也”（《备急千金要方·养性》）。因此，葛琳仪认为修身养性，培养高尚的道德情操，是调神养性、内守神气的更高境界。作为中医人，葛琳仪推崇儒家“仁者寿，智者乐”的观点，认为从医之人，无论在临床、科研还是工作生活中，都应保持“大医精诚”的初心，不追名逐利、利欲熏心，在碰到困难和挫折的时候才更能够以积极的心态面对。

（二）杂食为养，动静相宜

《素问·上古天真论》言："上古之人，其知道者，法于阴阳，和于术数，饮食有节，起居有常，不妄作劳，故能形与神俱，而尽终其天年，度百岁乃去"。从顺应自然、养生方法等方面提出了养生的原则。葛琳仪认为，"民以食为天"，人体后天的生、长、壮、老诸过程均离不开后天饮食物的摄取，故"饮食有节"是养生的主要内容，指出在饮食有节律的基础上，提倡"杂食为养"的养生观，如《素问·脏气法时论》所言"五谷为养，五果为助，五畜为益，五菜为充。气味合而服之，以补精益气"。因谷肉果菜气味不同，而各有偏性，如粳米味甘益脾、猪肉味咸入肾、桃子味辛利肺，故主张饮食品类宜杂、五味宜合而不偏嗜，同时强调在指导人们日常养生、以及病愈调养中，须根据机体的气血阴阳之偏颇来调和饮食气味，从而起到补养人体精气的作用，诚如王冰所言："气为阳化，味曰阴施。气味合和则补益精气矣。……形不足者，温之以气；精不足者，补之以味。由是则补精益气，其义可知"。

葛琳仪指出，现代人的过劳、过逸之生活方式，是诸多亚健康、慢性病的根源。《黄帝内经》中早已有"生病起于过用，此为常也"（《素问·经脉别论》）、"久视伤血，久卧伤气，久坐伤肉，久立伤骨，久行伤筋"（《素问·宣明五气》）等论述，指出久视、久立、久行等过劳行为，或是久卧、久坐等过逸做法，轻则导致人体气机升降出入的失调，重则气衰神竭、精血耗损而致病。葛琳仪在养生中，非常重视人生三宝中"气"的运行及其作用，指出人体之气只能以其运行不息的方式，才能激发并调控机体的生命历程，而形体的运动，是保持人体气机调畅的手段之一，故在"内守神气"的同时，须有"动静相宜"的养生观。葛琳仪在指导日常养生时，强调形体运动须因人制宜，适时、适度、持恒，应避开冰雪、雾霾、炎热之气候天气，运动量力而行、"形劳而不倦"，且持之以恒。

（三）养生调摄，辨体为要

中医学关于"体质"之名最早见于《景岳全书·杂证谟》："体质贵贱尤有不同，凡黎藿壮夫，及新暴之病，自宜消伐"，指出体质有强弱之分，所患疾病则各有不同；认为体质是人体在先天遗传和后天获得的基础上、所形成的功能、形态、心理上相对稳定的固有特性，表现在对致病因子的易感、

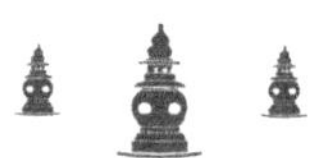

对疾病的易罹、以及对治疗的反应、预后的转归等不同。葛琳仪临证中倡导辨体、辨病、辨证之“三位合一”的多元思辨模式，在“治未病”中，十分重视中医体质学说的运用，指出“治未病”的着眼点是基于对机体生、长、壮、老各个生命阶段、不同体质类型的精准辨识，通过把握个体的体质类型，从而达到“未病先防、既病防变”的目的。

葛琳仪指出，运用中医体质学说于“治未病”，主要包括调体养生、调体截邪、调体安脏等方面。如冬令膏方应用于亚健康群体时，葛琳仪强调治则立法不应囿于“补”，应根据阴虚、阳虚、痰湿、气滞、瘀血等体质差异，辅以化痰祛湿，行气活血等法，“补”中寓“调”、寓“治”，调补兼施，以防“虚虚实实”之弊。又如：葛琳仪运用食疗养生时，提倡“辨体论食”，根据个体体质的阴阳偏颇、气血盛衰等特性，选择相合“气、味”的食物，如气虚体质宜茯苓、淮山药以健脾益气，痰热体质宜赤小豆、苦瓜以清热化湿，瘀血质红花、玫瑰花以活血化瘀，等等，通过饮食之性纠正体质的偏颇，即食疗调质。因此，葛琳仪强调结合体质进行养生调摄是中医体质学的优势所在。

（四）疴疾乍起，截邪安脏

《素问·阴阳应象大论》言：“邪风之至，疾如风雨，故善治者治皮毛，其次治肌肤，其次治筋脉，其次治六腑，其次治五脏。治五脏者，半死半生也”，指出了外邪致病由浅入深的演变规律，提出了早期诊治，以截断病邪、控制病程的“既病防变”观。葛琳仪倡导这种早期诊治的思想，诊治疴疾初起、宿疾卒发时，无论外感病、还是内伤病，辨证以邪气亢盛为主要病机时，根据病证传变规律，强调“截邪安脏”论治。如咳喘病证，若咳喘新疾或宿疾卒发时，多表现为实喘，系外邪犯肺，肺气壅塞，郁而化热，或痰饮宿疾为邪触发，往往郁而化热，致肺失宣肃，故常以“清法”阻截，选用足量清肺化痰之品，如黄芩、野荞麦根、七叶一枝花、鱼腥草等，使实喘之证被控制在萌芽阶段，杜绝久喘、虚喘的演变发生。对于既病防变，葛琳仪强调“早期截邪”、“邪去正自安”的学术观点。

《素问·玉机真脏论》言“五脏相通，移皆有次”，“五脏有病，则各传其所胜”，可见既病后除了“早期截邪”，还应把握病证的传变规律以防变。葛琳仪指出，中医学以外感病和内伤病分类，其中外感病以六经传变、卫气营血传变及三焦传变规律演变，内伤病的传变，宜以五行学说来推演；强调中医临证中以慢性病、疑难杂症多见，多属于基本病位在脏腑的内伤病范畴，常以五行乘侮规律演变，如《难经·七十七难》所言："所谓治未病者，见肝之病，则知肝当传之于脾，故先实其脾气，无令得受肝之邪"。因此，葛琳仪论治内伤病，强调根据五行生克乘侮规律，"安脏固本"。如对于咳喘病证，若病延日久，易于母子相及，金水俱虚，故常常肺肾同治。

二、调摄手段

（一）适龄以养，以体（质）为本

诚如《素问·上古天真论》所言："女子七岁，肾气盛，齿更发长；二七而天癸至，任脉通，太冲脉盛，月事以时下，故有子；……七七，任脉虚，太冲脉衰少，天癸竭，地道不通，故形坏而无子也。丈夫八岁，肾气实，发长齿更；二八，肾气盛，天癸至，精气溢泻，阴阳和，故能有子；……八八，天癸竭，精少，肾脏衰，形体皆极，则齿发去"，伴随着肾精的盛衰、天癸的盈亏，人体生、长、壮、老各个生命阶段具有不同的体质特征及其生理特点，葛琳仪指出：顺应生命的自然规律，"适龄以养"，是养生调摄的重要法则；同时强调："适龄以养"的着眼点是基于把握个体不同生命阶段的体质特征，根据脏腑气血阴阳之变化特点，通过调体养生、调体截邪、调体安脏等手段，适龄调整，以期机体"阴平阳秘"之状，从而达到保养生命而尽天年。故葛琳仪在临证养生中，针对小儿、少壮、老年之不同体质，分别立清养、清和、补疏等调摄大法。

1. 纯阳之体，清养为调

（1）调摄涵义。

清养法是针对小儿纯阳之体，易虚易实的体质特点而制定的调摄大法。葛琳仪强调，小儿生机旺盛，为"纯阳之体"；因其脏腑娇嫩，形气未充，精气阴阳尚未充分成熟，又有"稚阴稚阳"之称。《幼科要略》言："襁褓小儿，体属纯阳，所患热病最多"，俗语又有"要想小儿安，三分饥与寒"；为此，葛琳仪指出，临证中小儿以"易虚易实，易（化）热、易（食）积"为病机特点，以热病、积滞、疳积等多见，主张以清养为调，健脾胃、固卫气以培本，清肺热、消食积以祛邪。

（2）调摄方法。

小儿调摄原则，葛琳仪常借明代著名儿科医家万全所言："小儿五色修明，

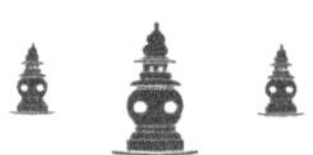

声音清响，此心肺之气足也。乳食能进，大小便调，此肠胃之气足也。手足和暖，筋骨刚健，此皆肾肝之气足也。是谓无病易养，不宜妄投药饵，诛伐无过也”（《幼科发挥·五脏虚实补泻之法》），指出症见语声清响、饮食二便自调、手足暖、筋骨健之小儿，是心肺、肠胃、肝肾之气皆足，喂养须顺应自然，强调小儿“稚阴稚阳”之体，忌滥用补益之品，更忌投攻伐之剂。

葛琳仪指出，由于小儿脾胃之体成而未全、脾胃之气全而未壮，故临证中须重视对后天脾胃的培护，保持中焦健运有司，使清阳得升、浊阴得降，则后天气血生化有源。对于脾胃虚弱、体虚易感者，常选用异功散、参苓白术散加减，葛琳仪指出异功散和参苓白术散均以四君子汤加味而成，其中人参以太子参替代，取其性平、补气之力轻缓，具有补气益脾、养阴生津、调和营卫之功。对脾胃气虚之证，宜以四君子汤加味陈皮、即“异功散”主之，以益气健脾、行气化滞；对于脾虚夹湿之证，则宜用四君子汤加山药、薏苡仁、白扁豆、桔梗、砂仁、莲子，即参苓白术散主之，以益气健脾、渗湿止泻。基于小儿易虚易实的体质特征、易（化）热、易（食）积的病证特点，对于积滞、厌食、疳积等脾系病证，常选用保和丸、健脾丸加减，葛琳仪指出，该二方均以消导立法，具有健脾消食和胃之效；对于食积之证，宜以保和丸消食和胃；对于脾虚湿停之积滞，则宜用健脾丸健脾和胃、消食止泻。此外，由于小儿肺脏娇嫩、卫表未固，外邪侵袭易于化热的病证特点，故对于小儿外感发热、咳嗽、哮喘等肺系病证，葛琳仪临证时视邪之深浅、病之轻重而分择辛凉轻剂桑菊饮或辛凉平剂银翘散，指出二方均有连翘、薄荷、桔梗、甘草、芦根五药，而均具辛凉解表、疏风散热之效，适用于风热外袭之表证；但银翘散因配伍辛温之荆芥、豆豉及清热解毒的金银花等，更具清热透表散邪之功；而桑菊饮主以桑叶、菊花、杏仁等，则长于肃肺止咳之功；临证时当以活用，如选金银花、连翘、桔梗、荆芥为清宣之用，佐杏仁之升中有降，表甚者加麻黄、桑叶之类。强调小儿脏气清灵、随拨随应的特点，用药量宜轻，应中病即止。

（3）病案举隅。

金某，男，3岁，2015年11月5日因“咳嗽1月余”就诊。

患儿1月余前因外感风寒之邪，出现咳嗽不止，咳痰不畅（年幼不知咳吐），刻下咳嗽痰稠，喉中痰鸣音，无发热，伴纳呆，恶心欲呕，夜寐安，小便自利，大便自解，日1次，量偏少，舌质偏红，苔薄白，脉数。拟诊外感咳嗽，证属风热犯肺，治拟清热化痰、健脾消积，方用银翘散合三子养亲汤加减：

金银花 6g，连翘 6g，炒黄芩 3g，蒲公英 9g，金荞麦 9g，炒前胡 3g，桔梗 6g，炒防风 3g，炒荆芥 3g，炒白芥子 6g，炒紫苏子 3g，炒鸡内金 6g，炒山楂 6g，炒稻芽 9g，辛夷 6g，徐长卿 6g，僵蚕 3g。7 剂，日一剂，水煎服。药后咳嗽渐减，胃纳渐启，诸症好转。

按：《素问·至真要大论》云“诸气膹郁皆属于肺”。本案因外感风寒，肺气被遏，失于宣肃，发为咳嗽；病延不解，正不胜邪，由表入里，体属纯阳，化热炼痰，故咳嗽不止、咳痰不畅，舌质偏红，苔薄白，脉数。因“脾为生痰之源，肺为贮痰之器”，痰热内郁，致脾失健运，故见纳呆，宿食内积、胃气上逆则恶心欲呕；证属痰热壅肺，脾运失健。治宜清金化痰为本，培土生金为助。方以银翘散合三子养亲汤加减，药选金金银花、连翘、黄芩、蒲公英、金荞麦等清化痰热，苏子、白芥子、前胡、桔梗宣降肺气；加味鸡内金、山楂、稻芽等以健脾消导和中，以杜绝内生积热。诸药合用，痰热得清，积食得化，肺得宣降，咳嗽即止。3 岁幼儿脏气清灵，随拨随应，故 7 剂而中病即止。

2. 少壮之体，调气和中

（1）调摄涵义。

调气和中法是针对少壮之体，易受情志、劳欲所伤而致气机郁滞、气血亏虚的体质特点所制定的调摄大法。《黄帝内经》有“生病起于过用，此为常也”（《素问·经脉别论》）、“百病生于气”（《素问·举痛论》）等论述，葛琳仪强调，现代青壮年普遍存在生活节奏过快，工作压力偏大，起居、劳逸失度等状态，往往导致机体脏腑气机失调，久则脏腑气血受损。如因于郁怒或忧思太过，常常可见胸闷喜太息、精神不振、食欲不振、夜寐欠安等亚健康状态，甚则病如梅核气、失眠、月经病等；故葛琳仪针对少壮之体，主张疏肝理气以调畅气机、健脾和中以培补后天为调摄大法。

（2）调摄方法。

葛琳仪指出，少壮之人气血旺盛、不易感邪，其病起是在于“过用”，其养生调摄重在于“和喜怒”、“法于阴阳，和于术数，饮食有节，起居有常，不妄作劳”（《素问·上古天真论》）等方面，强调要善于“和喜怒”，学会减压、调节情绪，平时保持愉悦的心态、豁达的胸襟，树立良好的生活目标。饮食上以固护脾胃为要，注意定时定量、避免暴饮暴食、“以酒代浆”，懂得调适饮食五味而不偏嗜、偏食。日常起居要遵循自然规律，忌通宵熬夜，懂得形体锻炼，注意劳逸结合、动静相宜。如是则气血内守，生机旺盛。

基于少壮之人往往病起“过用”、易于“气机郁滞、气血亏虚”的体质特点，葛琳仪立疏肝理气、健脾和中为调摄大法，常以柴胡疏肝散、香砂六君子丸、归脾汤等为基本方，药选柴胡、郁金、香附、白芍、代代花、玫瑰花等疏肝理气，太子参、炙黄芪、茯苓、炒白术、炒扁豆、山药等健脾益气，酸枣仁、夜交藤、柏子仁、紫贝齿、远志、龙眼肉等养心安神。如对于郁证、月经病、失眠等肝气郁滞之证，常用柴胡疏肝散为代表方以行气开郁；肝郁化火者，酌加夏枯草、蒲公英、黄芩清泻肝经之火。对于胃脘痛、泄泻等肝脾失和或脾虚湿滞之证，常以柴胡疏肝散合香砂六君子汤加减，以疏肝健脾、行气和中；呃逆者，酌加旋覆花、代赭石降气和胃；泛酸者，酌加海贝散以制酸止痛。对于失眠、心悸、月经过多等心脾气血两虚之证，常用归脾汤以益气补血、健脾养心；失眠健忘者，加柏子仁、夜交藤等养心安神；月经过多者，加地榆炭、艾叶炭、仙鹤草、煅牡蛎等止血。

（3）病案举隅。

案例一：鲍某，女，48岁。2017年7月13日因“胃脘部胀痛1月余”就诊。

患者素喜思虑、易情绪低落，遍寻名医已数年。每因情志不遂，感胃脘胀闷、甚则作痛，反复月余，嗳气频频，无泛酸，时有潮热，纳谷不馨，大便溏薄，夜寐欠安；舌偏红，苔薄腻微黄，脉缓。拟诊胃脘痛，证属肝气犯胃，治拟疏肝理气，方用逍遥散加减：当归12g，生白芍12g，柴胡9g，茯苓9g，炒白术12g，郁金9g，娑罗子9g，佛手9g，炒白扁豆15g，炒薏苡仁30g，广藿香12g，紫苏梗9g，厚朴花9g，陈皮9g，青蒿12g，地骨皮15g，焦六神曲9g。7剂，日一剂，水煎服。

二诊：药后胃脘胀痛改善，原方续进7剂，三诊，潮热改善，惟夜寐梦扰，舌脉同前。原方出入：当归12g，生白芍12g，柴胡9g，茯苓9g，炒白术12g，郁金9g，娑罗子9g，佛手9g，炒白扁豆15g，炒薏苡仁30g，紫苏梗9g，陈皮9g，青蒿12g，地骨皮15g，焦六神曲9g，酸枣仁12g，紫贝齿30g，珍珠母30g。7剂，日一剂，水煎服。

按：《沈氏尊生书·胃病》中指出：“胃痛，邪干胃脘病也……唯肝气相乘为尤甚，以木性暴，且正克也。”患者素喜思虑，因忧思不解、情志不遂而致肝失条达，气机不畅；肝气横逆犯脾，致脾失健运、胃失和降，则症见胃脘胀痛，嗳气频频，大便溏薄；肝郁日久，化热伤阴，则症见潮热时作、夜寐不安、舌偏红等；因适逢长夏，暑湿困脾，故见苔薄腻微黄之象。证属肝脾（胃）失和，阴虚内热；治拟疏肝理气，健脾安神方用逍遥散加减，药用柴胡、郁金疏肝解郁，当归、白芍养血柔肝，茯苓、白术、白扁豆、薏苡仁健脾化湿，辅以佛手、娑罗子理气和胃，藿香、厚朴花、苏梗芳香化湿，以助脾运，青蒿、地骨皮内清虚热，酸枣仁、紫贝齿、珍珠母养心安神，诸药相配，调治而效。

案例二：张某，女，27 岁。2012 年 4 月 11 日因“夜寐多梦、易醒六月，加重半月”就诊。

患者产后出现夜寐梦扰、易于惊醒，反复六月余，近半月因工作忙碌、起居失常而加重，刻下神疲乏力，面色少华，肢体倦怠，纳谷不馨，脘胀嗳气，月经尚准，量少色淡，腰酸时作，二便尚调，舌淡苔薄白，脉细无力。拟诊“不寐”，证属心脾两虚，治拟益气补血、健脾养心，方用归脾汤加减：炒党参 15g，麸炒白术 12g，蜜黄芪 15g，酒当归 9g，茯神 12g，炒酸枣仁 15g，夜交藤 15g，炒白芍 12g，佛手 9g，玫瑰花 6g，代代花 9g，陈皮 9g，熟地黄 15g，黄精 9g，枸杞子 15g，玉竹 9g，仙灵脾 9g，仙茅 9g，7 剂，日一剂，水煎服。

按：心主血、脾为气血生化之源，患者产后气血大亏，肾失所养，复因起居失常，亏耗益重，心脾两虚，心神失养，故见神疲乏力，面色少华，肢体倦怠，夜寐多梦、易醒，纳谷不馨，脘胀嗳气，证属不寐、心脾两虚证型。《类证治裁·不寐论治》云：“思虑伤脾，脾血亏损，经年不寐”。故以补养心脾，以生气血为法，予归脾汤加减。方中党参、白术、黄芪补气健脾；当归、白芍、熟地黄滋阴养血；茯神、酸枣仁、首乌藤养心安神；佛手、玫瑰花、陈皮理气健脾，和胃助运；酌加黄精、枸杞子、玉竹、仙茅、仙灵脾平调阴阳。少壮之人精充气旺，“过用”之因得祛，化源复健则诸症自调。

3. 老年之体，补、疏为养

（1）调摄涵义。

补、疏之法是针对老年之体、肾精渐耗、易虚易实的体质特点而制定的调摄大法。葛琳仪常举《养老奉亲书·饮食调治》所言：“其高年之人，真气耗竭，五脏衰弱，全仰饮食以资气血。若生冷无节，饥饱失宜，调停无度，动成疾患”，指出老年体质具有易虚易实的病理特征，其“虚”者，系加龄之肾中精气渐衰，五脏虚损，气血乏源；其“实”者，因五脏气虚，易于受邪或气化失权，“内生”痰、瘀诸邪，故老年之人易发胸痹、咳喘、眩晕、心悸、消渴等病。因肾为先天之本，元阴元阳之根，脾为后天之本，气血生化之源，故葛琳仪针对老年“易虚易实”之体，立补益脾肾以统“二本”、

化痰祛瘀以开郁导滞为调摄大法。

（2）调摄方法。

葛琳仪认为，高年之人因肾中精气的亏耗、五脏气血的不足，饮食物的摄取以化生后天所需的气血就显得非常重要，为此，老年人在“杂食为养”的日常食疗基础上，应注意食物“气、味”的调和、“亦荤亦素”的搭配，遵循王冰所言：“形不足者，温之以气；精不足者，补之以味”，达到“气味合而服之，以补精益气”。此外，葛琳仪强调根据老年易虚体质、不宜攻伐之特征，指出在日常或病后调养中，应有中医“药食同源”理念，如脾虚不运，宜选用茯苓、薏米仁、淮山药、大枣等健脾养胃食品煲粥熬汤等，使后天气血化生有源而终尽其天年。

葛琳仪常以《温疫论·老少异治论》中：“凡年高之人，最忌剥削。设投承气，以一当十；设用参术，十不抵一……所以老年慎泻，少年慎补，何况误用也”，作为老年之体的调治原则。老年人生机减退，气血亏虚，患病多为虚证或虚实夹杂，总则宜补，兼有实邪时攻伐当谨慎。故临证中基于老年之体“易虚易实”的体质特点，葛琳仪主张“补”、“疏”两法为调摄大法，即补益脾肾以统“二本”、化痰祛瘀以开郁导滞。常以六味地黄丸合补中益气汤为基本方，以补益脾肾。葛琳仪指出，老年易“虚”之体，乃先天肾精匮乏，后天脾胃气虚所致，故临证中常投以补肾填精之六味地黄丸，取三补（熟地黄、山萸肉、山药）三泻（泽泻、牡丹皮、茯苓）之意，其中补药用量重于“泻药”，是以补为主，肝脾肾三阴并补，且以补肾阴为主；偏阳虚者，在六味地黄丸的基础上加附子、桂枝，即金匮肾气丸以少火生气，补肾助阳。葛琳仪在补肾的基础上同时健脾益气，旨在后天供养先天，方选补中益气汤，取黄芪、人参、当归、白术、陈皮、柴胡、升麻等健脾益气，升阳举陷。常用熟地、山茱萸、黄精、淮山药、茯苓、黄芪、人参、大枣等补益脾肾；偏肾阴不足者，加枸杞子、玉竹、女贞子、旱莲草、黄精、桑椹、龟板等滋补阴血；偏肾阳不足者，以仙茅、仙灵脾、菟丝子、肉苁蓉、杜仲、狗脊、补骨脂、沙苑子等温补肾阳。对于老年易“实”之体，葛琳仪指出乃兼夹痰湿、瘀血之证，故常施以厚朴花、白豆蔻、砂仁、瓜蒌皮、薤白等理气化痰以开郁，丹参、丹皮、三七、赤芍、红花、川芎、鸡血藤、牛膝等补血活血以通络。

（3）病案举隅。

张某，男，60岁。2012年11月21日因适逢冬令，拟行进补，前来就诊。

患者素有咳喘宿疾，每于冬春交替时复发；体虚易感，时有头晕耳鸣，腰膝酸软，纳食、二便自调，夜寐尚安，舌黯苔薄，脉细弦；既往有高血压史。拟诊虚劳，证属肝肾阴虚、肺气不固，治拟调补肺肾，兼以平肝潜阳；以膏滋药调治，方用六味地黄丸合玉屏风散加减：生熟地各150g，淮山药300g，牡丹皮120g，茯苓300g，泽泻100g，炙黄芪300g，炒白术90g，防风90g，生晒参200g，五味子90g，蜜款冬花120g，蜜紫菀120g，鹿含草150g，百合150g，葛根300g，天麻100g，钩藤150g，石决明300g，珍珠母300g，磁石300g，茺蔚子150g，槐花150g，丹参300g，红花90g，酒川芎100g，鸡血藤150g，杜仲120g，炒山楂120g，枳壳150g，木香90g，青陈皮各100g，阿胶250g，龟甲胶250g，冰糖250g，黄酒250ml，上药水浸过夜，浓煎取汁，加入已烊化之阿胶龟板胶及冰糖、黄酒收膏，置入陶罐凉透备用，每日早晚空腹，各取一匙开水冲化温服，遇外感食积腹泻则停服；于冬至到立春期间服用。

来年因他病复诊，诉膏方服后，外感少作，故咳喘亦是少发，精神焕发，体力大胜从前。

按：《圣济总录·肺气喘急门》指出："肺气喘急者，肺肾气虚……盖肺为五脏之华盖，肾之脉入肺中，故下虚上实，则气道奔迫，肺叶高举，上焦不通，故喘急不得安卧"；患者病有咳喘宿疾，肺气不足，肺卫不固，故易为外邪触发；久病及肾，金水俱虚，故咳喘时作；素体肝阴不足，且年届花甲，肾精渐亏，肝肾阴虚，阴不制阳，肝阳上亢而见头晕耳鸣，腰膝酸软。治拟肺肾双补，兼以平肝潜阳，方以六味地黄丸合玉屏风散加减，其中六味地黄丸及阿胶、龟板胶补肾益精，玉屏风散补肺固卫，石决明、珍珠母、天麻、钩藤等平肝潜阳，丹参、红花、川芎、鸡血藤等活血通络，枳壳，青陈皮、炒山楂等理气和胃。诸药合用，使肺气得旺，肾气生，水木相涵，使诸症改善。制成膏剂，缓效图之。葛琳仪强调膏方运用时，尤当注重对脾胃的顾护，脾胃乃生化之源，药力之吸收、发挥全赖脾胃功能，故膏方组方中必配伍理气和胃之品。

（二）四气论调，顺应天时

《素问·六微旨大论》曰"天枢之上，天气主之；天枢之下，地气主之；气交之分，人气从之，万物由之，此之谓也"。葛琳仪指出，早在《黄帝内经》时代就已提出了"天人相应"的观点，人与自然息息相通，人体生理功能随着四时的阴阳消长会发生相应的规律性变化；故在养生调摄中，葛琳仪推崇

“天人合一”的整体观，主张遵循《素问·四气调神大论》中的养生大法，顺应春季“发陈”、夏季“蕃秀”、秋季“荣平”、以及冬季“闭藏”的四时物候特征，强调以调神养性为先，辅以起居饮食，以及药物调治的季节特点等。

1. 春谓“发陈”，顺养“生气”

（1）调摄涵义。

《素问·四气调神大论》言：“春三月，此谓发陈。天地俱生，万物以荣，夜卧早起，广步于庭，被发缓形，以使志生；生而勿杀，予而勿夺，赏而勿罚。此春气之应，养生之道也。逆之则伤肝，夏为寒变，奉长者少”。为此，葛琳仪指出：春季养生应顺应阳气升发、万物始生的“发陈”之物候特点，养性调摄以“使志生”而“顺养生气”，舒畅情志以顺应春季生发之气，使人体气血畅达、生机盎然；若违背其养生要点，则易伤肝，导致肝失条达之性而发病。

（2）调摄方法。

葛琳仪强调，春季是人体阳气生发之时，肝气条畅之际，应顺养生发之气；故养生以调神养性为先，以“使志生”为要，振奋精神，保持心情愉快，使情志宣发舒畅，切忌情志沉闷、忧郁。在饮食调理上，要顺应肝木条达之性，因“四时五脏，病随五味所宜也”（《素问·脏气法时论》），酸味入肝、甘味入脾，故饮食上宜食甘酸之味，以助益脾运，使后天气血化生有源，五脏平和。从生活起居而言，晚睡早起，多做户外运动以吐故纳新，振奋人体初生之阳气，促进阳气生发，使气血津液化生以充养脏腑筋骨。

临证调治中，葛琳仪指出春季主气为“风”，风为百病之长，易兼邪侵袭致病；肝与春气相通应，易拂郁而发为情志病；素体肝气郁结、或肝肾阴亏、或肝阳偏亢者，易于春季发病或宿疾加重。临证中，治宜疏肝调气、实脾防变，代表方为逍遥散，方中柴胡、当归、芍药疏肝柔肝，茯苓、白术健脾实脾，甘草益气和中，如《素问·脏气法时论》所言：“肝苦急，急食甘以缓之”，“脾欲缓，急食甘以缓之”，“肝欲散，急食辛以散之”，诸药合用，气血兼顾，肝脾同调，使木郁得疏，血虚得养，土弱得扶。葛琳仪常用药如柴胡、郁金、香附、佛手、木香、代代花、玫瑰花、苏梗、薄荷等疏肝理气，以生发“少阳之气”；太子参、白术、茯苓、山药、扁豆、大枣等健脾益气，以助土防变；葛琳仪指出疏肝理气之法当以顺应、顾护春季生发之气为要，忌过用、久用香燥辛散之品，以防劫伤肝阴。

（3）病案举隅。

陈某，女，54 岁，2016 年 3 月 14 日因“精神抑郁 1 年余，加重 2 周”就诊。

患者素性多虑，因家中变故致精神抑郁年余，近 2 周加重，胸胁胀痛，善太息，夜寐梦扰，时有潮热，心悸，肌肉酸痛，二便溏薄，舌偏红、苔薄白，脉细弦无力。拟诊郁证，证属肝气郁结；治拟疏肝解郁，健脾和营。方用逍遥散加减，药选柴胡 9g，炒白芍 12g，当归 9g，茯苓 12g，炒白术 12g，姜半夏 9g，郁金 9g，香附 9g，太子参 15g，炒枣仁 15g，首乌藤 15g，柏子仁 9g，珍珠母 30g，龙齿 30g，丹皮 9g，地骨皮 9g，鸡血藤 15g，佛手 9g。7 剂，日一剂，水煎服。

二诊：药后情志稍舒，胁痛、心悸缓解，仍潮热，动则汗出，大便调，舌偏红、苔薄，脉细弦。拟原法出入：柴胡 9g，炒白芍 12g，当归 9g，茯苓 12g，郁金 9g，北沙参 12g，麦冬 9g，五味子 6g，炒枣仁 15g，首乌藤 15g，柏子仁 9g，珍珠母 30g，龙齿 30g，青蒿 9g，地骨皮 9g，煅牡蛎 15g，穞豆衣 12g，炒麦芽 15g，佛手 9g。14 剂，日一剂，水煎服。

按：患者年过七七，天癸已绝，地道不通，肾精亏耗，肝失濡养，刚而不柔；加之素性多虑，气机失畅，肝失疏泄，神失所养，故症见精神抑郁、胸胁胀痛、夜寐梦扰；治拟逍遥散疏肝解郁、健脾和营。逍遥散方出《太平惠民和剂局方》，主治肝郁血虚，脾失健运之证，诚如《女科要旨·调经门》所言：“女子善怀，每多忧郁，此方解肝郁也，而诸郁无不兼治”；方用逍遥散疏肝理气、健脾和营，加炒枣仁、首乌藤、柏子仁补血养心，丹皮、地骨皮、珍珠母、龙齿清虚热、安心神。药后症减，但潮热不解，动则汗出，考虑患者年届半百，肝郁已久，气阴两亏，故酌加北沙参、麦冬、五味子益气养阴，煅牡蛎、穞豆衣敛汗固摄。诸药合用，使肝柔气畅，虚火清，阴液养，故情志舒，夜寐安，汗得敛。

2. 夏调“蕃秀”，顺养“长气”

（1）调摄涵义。

《素问·四气调神大论》言：“夏三月，此谓蕃秀。天地气交，万物华实。夜卧早起，无厌于日。使志无怒，使华英成秀。使气得泄，若所爱在外。此夏气之应，养长之道也。逆之则伤心，秋为痎疟，奉收者少，冬至重病”。为此，葛琳仪指出：夏季养生应顺应阳气旺盛、天地阴阳之气交合、万物茂盛的“蕃秀”之物候特点，养性调摄以“使志无怒”而“顺养长气”，保持情志淡泊宁静，顺应夏季茂长之气，使人体阳气顺应宣泄之势而阴阳平秘、

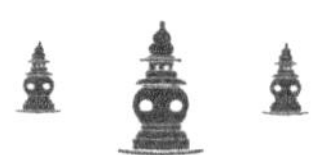

生机不息；违背其养生要点，则易伤心，导致心气耗散或心火过亢而发病。

（2）调摄方法。

葛琳仪强调，夏季是人体阳气旺盛之时，心气长旺之际，养生应顺养茂长之气；故调神养性以“使志无怒”为要，精神上积极进取，心情平静淡泊，保持快乐欢畅，切忌情志烦躁、郁怒。在饮食调理上，宜清凉甘淡，避肥甘厚味，忌恣食生冷。从生活起居而言，晚睡早起，适当运动出汗，使情志舒畅，以助人体阳气顺应宣泄之势，神清气和心神得养。在临证调治中，葛琳仪指出夏季主气为“火”，易火热致病；心与夏气相通应，易心火过亢或心气耗散为病；素体心肝火旺或心肾不交者，易于夏季发病或宿疾加重；治宜清心火、益气阴，代表方为清心莲子饮，药选黄连、黄芩、莲子、竹叶、车前子等清心降火，麦冬、生地、地骨皮、黄芪、人参、鲜石斛、鲜芦根、甘草等益气养阴；指出以顺应夏季长气的宣泄之势，忌过用苦寒、宣泄之品，以防气受遏热盛或气津累损。此外，隶属浙派中医“钱塘医派”的“杨氏内科”素以发掘、弘扬中医传统理论及养生调摄手段而闻名，基于《素问·四气调神大论》“所以圣人春夏养阳，秋冬养阴，以从其根”之理论，在阳陇“三伏”时节，创制了“三伏贴”、“三伏膏”等进行“冬病夏治”；葛琳仪在论治哮喘、胸痹、痹证、痛经等阳虚、气虚病证时，常常结合“三伏贴”以内外合治而“冬病夏治”，以顺应夏季内外阳气隆盛之势，取事半功倍之效。

葛琳仪指出，浙派中医素以善治时病见长，如湿温病，与夏秋之交的“长夏”季节密切相关。“长夏”一名，首见于《素问·阴阳离合论》：“其日丙丁……脾主长夏，足太阴阳明主治”，王冰补注《黄帝内经》时指出：“所谓长夏者，六月也。土生于火，长在夏中，既长而旺，故云长夏”；为此，中医学认为长夏是指夏至到处暑之间，时值夏秋之交，阳热尚盛，雨水且多，天气下迫，地气上腾，湿为热蒸，酝酿生化，故长夏应顺“养化气”；但葛琳仪强调，时值长夏，江南地域湿热之气尤为淫胜，长夏主气为“湿”，常常兼热邪致病；脾与长夏相通应，喜燥恶湿，易湿热交相为病；素体脾虚者易于长夏之季发病或加重；治宜清热化湿。如长夏季节常见的湿温病，系脾胃气虚、复受夏秋暑湿之气、致湿遏热伏、湿热内蕴的外感热病；葛琳仪强调，湿温初起，邪多在卫、气分之间，具有湿热内蕴、表邪未解的特点，治宜表里双解，以“宣畅气机、上下分消、清热化湿”为法，方选三仁汤加减，三仁汤以杏仁宣利上焦肺气，白蔻仁芳香化湿、行气宽中而畅中焦之脾气，薏苡仁甘淡性寒、健脾利湿清热而疏导下焦，使湿热从小便而去；配伍滑石、通草、竹叶淡渗利湿、清热解暑；辅以半夏、厚朴，既助行气化湿之功，又使寒凉而不碍湿。葛琳仪论治湿温病初起，非常重视三焦气机的宣畅，强调以三仁汤组方思路，宜宣上、畅中、渗下，使湿热之邪从三焦分消而解。常用药如白蔻仁、杏仁、生米仁、姜半夏、川朴、连翘、黄芩、大豆卷、通草、竹叶等。对于湿热病证的论治，葛琳仪指出其病机特点是以湿浊内蕴为主，"热"由"湿"邪从化而来，临证中应辨清"湿"、"热"之主次，从脾胃论治，强调治湿重在健脾，化热重在清胃；若湿胜于热者，治宜燥湿运脾、行气和胃，方选平胃散去甘草，以苍术为君燥湿健脾，辅以厚朴、陈皮芳香化湿，加白蔻仁、炒米仁、姜夏、草果、藿香、佩兰、大豆卷等以助芳香化湿、健脾和胃；若热胜于湿者，治拟清热燥湿、理气化浊，方用连朴饮加减，以黄连清热燥湿，厚朴、半夏理气祛湿，菖蒲芳香化湿，芦根清热生津，佐以栀子、豆豉清宣郁热；常用药如黄连、厚朴、石菖蒲、藿香、佩兰、苏梗、炒米仁、淡竹叶、鲜芦根等；指出湿热病证辨治时应重在除湿，所谓"湿去热孤"。

（3）病案举隅。

陈某，男，36岁，2013年8月15日因"自觉发热伴头身困重2周"就诊。

患者受凉致自觉发热2周，头痛恶寒，无汗，身热不扬，午后为甚，头身困重，神疲乏力，咽痛，纳呆，口黏不渴，小便如常，大便溏薄，舌淡苔薄白厚腻，脉濡。拟诊湿温，证属湿遏热伏于卫分；治拟宣畅气机、清利湿热；方用三仁汤加减，药用白蔻仁6g，米仁30g，杏仁9g，厚朴9g，姜半夏9g，陈皮9g，广藿香12g，佩兰12g，枳壳15g，莱菔子12g，藏青果4g，连翘9g，黄芩9g，大豆卷12g，竹叶6g，鲜芦根30g。7剂，日一剂，水煎服。

二诊：药后热退身凉，诸症好转，舌淡苔薄腻脉濡，原方出入，拟健脾化湿为固，加减：白蔻仁6g，米仁30g，杏仁9g，姜半夏9g，陈皮9g，厚朴花9g，佩兰9g，苏梗10g，黄芩9g，茯苓15g，山药15g，炒扁豆15g，莲子12g，佛手9g，六神曲15g。7剂善后。

按：《湿热病篇》言"太阴内伤，湿饮停聚，客邪再至，内外相引，故病湿热"；患者素体脾胃虚弱，长夏之时感受暑湿，湿遏热伏于卫分，内外相引而病"湿温"；故见自觉发热，头痛恶寒，无汗，身热不扬；脾为湿困，不能为胃行其津液，故纳呆，不渴，苔厚腻；湿性重浊黏滞，困阻脾阳，清阳不升，故头身困重，神疲乏力；脾失运化，故大便溏薄。治拟三仁汤加大豆卷以调畅气机、上下分消利湿，黄芩、连翘、鲜芦根等清热化湿，广藿香、佩兰芳香醒脾化湿。二诊表邪已解，热退身凉，酌加茯苓、山药、扁豆、神曲、佛手等健脾理气以固本。

3. 秋谓“容平”，顺养“收气”

（1）调摄涵义。

《素问·四气调神大论》言：“秋三月，此谓容平。天气以急，地气以明。早卧早起，与鸡俱兴。使志安宁，以缓秋刑，收敛神气，使秋气平，无外其志，使肺气清。此秋气之应，养收之道也。逆之则伤肺，冬为飧泄，奉藏者少。”为此，葛琳仪指出：秋季养生的要点是以顺应阳气收敛、秋风肃杀、万物凋谢的“容平”物候特点；养性调摄以“使志安宁”而顺养“收气”，收敛神气，保持神志安逸宁静，顺应秋季收敛之气，使人体阴津内守而不妄泄；违背其养生要点，则易伤肺，导致肺失清肃之令而发病。

（2）调摄方法。

葛琳仪强调，秋季是人体阳气收敛之时，肺气清肃之际，应顺养收敛之气；故调神养性以“使志安宁”为要，收敛神气，使神志安逸宁静，心理上适度藏其所志所愿，收其锋芒，不宜妄动感情，使七情过激。在饮食调理上，要顺应肺金清肃之性，饮食上宜食滋润甘酸以润肺保津，助肺清虚。从生活起居而言，早睡以避寒，早起以舒展肺气，避免剧烈运动迫使腠理开泄而津液受损。

临证调治中，葛琳仪指出秋季主气为“燥”，肺与秋气相通应，肺为清虚之脏，喜润恶燥，“燥胜则干”（《素问·阴阳应象大论》），故易发为阴津亏损病证；素体肺之气阴不足或肺肾阴虚者，易于秋季发病或宿疾加重；临证中治以清润法，代表方为生脉散或沙参麦冬汤加减，取清肺降气、生津润燥之效。葛琳仪强调生脉散和沙参麦冬汤均具有滋阴生津之功效，其中生脉散偏于益气养阴，其药简而力专，于一补（人参）、一清（麦冬）、一敛（五味子）之中，使气阴得复、虚热得退、肺气得敛；沙参麦冬汤则偏于清养肺胃，生津润燥，在清热养阴生津药中配伍扁豆、甘草以培土生金。常用药如北沙参、麦冬、五味子、桑白皮、野荞麦根、桑叶、贝母、百合、羊乳参、人参叶等；若干咳不止，加紫菀、款冬、野百合、蛤壳等；忌温燥宣散之品，以防津伤。

（3）病案举隅。

陈某，女，33岁，2016年9月19日因“反复咳嗽咳痰3年，再发2周”

就诊。

患者反复咳嗽咳痰3年，每于季节交替时发作，2周前因外感诱发，刻下干咳，咳声短促，痰少质黏，伴声音嘶哑，口鼻干燥，神疲形瘦，二便尚调；舌红少苔，脉细。拟诊内伤咳嗽，证属肺阴亏耗，治拟清肺润燥、降气止咳，方用沙参麦冬汤加减：北沙参12g，麦冬9g，生玉竹12g，桑叶9g，徐长卿12g，蝉衣6g，僵蚕9g，乌梅9g，五味子6g，前胡9g，桔梗9g，苦杏仁9g，浙贝母9g，葶苈子9g，紫苏子9g，枸杞子12g，姜半夏9g，陈皮9g。7剂，日一剂，水煎服。

二诊：药后诸症减轻，咳痰顺畅，舌脉同前。守方再进：北沙参12g，麦冬9g，生玉竹12g，桑叶9g，徐长卿12g，蝉衣6g，乌梅9g，五味子6g，前胡9g，桔梗9g，苦杏仁9g，女贞子12g，旱莲草12g，枸杞子12g，姜半夏9g，陈皮9g。7剂，日一剂，水煎服。

按：患者病有咳嗽宿疾，气阴不足。因感受秋季燥热之邪，肺失润降则见干咳气促，口鼻干燥，渴而喜饮；舌红少苔，脉细为阴虚内热之像。《温病条辨》言："温病燥热，欲解燥者，先滋其干，不可纯用苦寒也，服之反燥甚"。故治以清润法，清肺润燥、降气止咳，方用沙参麦冬汤加减，药用沙参、麦冬、桑叶、玉竹等滋阴润肺，前胡、桔梗、杏仁等宣肺止咳，苏子、葶苈子降气化痰，徐长卿、乌梅、僵蚕、蝉衣祛风解痉、敛肺止咳，诸药相配。二诊诸症减轻，治拟原意，加女贞子、旱莲草以强滋阴之功，药后诸症好转。

4. 冬调"闭藏"，顺养"藏气"

（1）调摄涵义。

《素问·四气调神大论》言："冬三月，此谓闭藏。水冰地坼，无扰乎阳。早卧晚起，必待日光。使志若伏若匿，若有私意，若已有得，去寒就温，无泄皮肤，使气亟夺。此冬气之应，养藏之道也。逆之则伤肾，春为痿厥，奉生者少。" 为此，葛琳仪指出：冬季养生须顺应其阳气虚衰、敛藏，万物潜伏的"闭藏"之物候特点，养性调摄以"使志若伏若匿"而"顺养藏气"，保持情志宁静、内守，顺应冬季闭藏之气，使人体阴精阳气固守于内、生机不息；违背其养生要点，则易伤肾，导致肾阴、肾阳亏耗而发病。

（2）调摄方法。

葛琳仪强调，冬季是人体阳气闭藏，肾气内藏的季节，养生应顺养藏气；故调神养性以"使志若伏若匿"为要，精神上宜节制欲望，含蓄宁静，愉快充实，使神气内藏；在饮食调理上，要顺应肾水主蛰守位之性，宜遵“虚者补之、寒者温之”之调补原则，宜适用补阴潜阳之品，以利阴气积蓄，阳气潜藏；忌食生冷燥热之味，以免阳气耗伤。从生活起居而言，宜早卧晚起以养阳固阴，避寒就暖使阳气无泄与外，适度劳逸使精气不过度耗泄。

临证调治中，葛琳仪指出冬季主气为“寒”，易侵袭致病；肾与冬气相通应，肾主藏精，主蛰守位，素体脾肾阳虚或久病阳虚者，易于冬季发病或宿疾加重。浙派中医素有冬令进补之传统，葛琳仪认为，冬寒腠理闭，津气不能外泄，为“养藏”创造了得天独厚的条件。《素问·阴阳应象大论》言：“形不足者温之以气，精不足者补之以味”，此时应顺应“冬令闭藏”之规律，以补肾填精立法，视肾阴、肾阳之偏颇而活用左、右归丸，以图益精养血、温肾助阳，并常以别直参、野山参、冬虫夏草以及膏滋药进行进补，以培护肾中精气的充盛。葛琳仪强调，补肾应以气味纯厚之药物为主，如左归丸和右归丸中的熟地、山药、山萸肉、枸杞子、菟丝子、鹿角胶等，此六味药物以甘温性味为重，是填精补肾之上品；若加入龟板胶、川牛膝为左归丸，重在滋阴补肾，填精益髓，方中鹿角胶、龟板胶，阴阳双补，补阴药中佐以扶阳药，可起“阳中求阴”之效。若加入肉桂、附子、杜仲、当归则为右归丸，重在温肾壮阳，填精止遗；方中扶阳药中配以滋阴药，可收“阴中求阳”之效。诚如《景岳全书》所言“左归丸，治肾虚腰痛，真阴不足，壮水之主，以培左肾之元阴，而经血自充。右归丸，治肾虚腰痛，真阳不足，益火之原，以培右肾之元阳，而神气自强矣”。葛琳仪指出，左归丸与六味地黄丸皆能滋补肾阴，右归丸与金匮肾气丸皆能温煦肾阳，然而左归丸、右归丸纯补而无泻，适用于真阴、真阳亏虚而虚火、水湿不显者；六味地黄丸、金匮肾气丸则适用于本虚之症较前者为轻、兼有虚火、水湿者。

（3）病案举隅。

案例一：周某，男，80岁。2015年12月17日为求冬令进补来诊。

患者宿有喘疾，每逢季节更替或外邪侵袭诱发，发作时咳嗽、喘急，动则尤甚，呼多吸少，气不得续。刻下缓解期，形瘦神疲，口干咽燥，大便干结，2～3日一行，舌红苔薄，脉沉细无力。既往有消渴病史。拟诊“喘证”，证属虚喘、肾虚证，治拟补肾纳气，方用都气丸加减：生地黄200g，熟地黄200g，山药300g，山茱萸100g，酒当归120g，菟丝子150g，枸杞子150g，牛膝150g，生晒参200g，北沙参150g，麦冬150g，南五味子100g，羊乳200g，百合150g，鲜铁皮石斛200g，炒丹皮120g，肉苁蓉150g，柏子仁120g，炒牛蒡子100g，决明子100g，葶苈子150g，炒紫苏子120g，紫菀100g，款冬120g，麸枳壳100g，蜜麸青皮100g，炒陈皮100g，阿胶200g，龟甲胶100g，鹿角胶100g，木糖醇250g，黄酒250ml。上药水浸过夜，浓煎取汁，加入已烊化之龟甲胶、鹿角胶、阿胶及木糖醇、黄酒收膏，置入陶罐凉透备用，每日早晚空腹，各取一匙开水冲化温服，遇外感食积腹泻则停服。冬至立春期间服用。

按：患者病有喘证、消渴宿疾，素体气阴不足，每易感邪复发。咳喘日久，累及肾水，致金水俱虚、肾不纳气而症见咳嗽喘促，呼多吸少，气不得续，动则喘甚；气阴两虚，故口燥咽干，形瘦神疲，大便秘结，舌红苔薄，脉沉细无力。《类证治裁·喘症》言“肺为气之主，肾为气之根，肺主出气，肾主纳气，阴阳相交呼吸乃和”，故拟滋肾纳气为法，方选都气丸加减。药用都气丸加枸杞子、怀牛膝、龟甲胶等补肾填精、收敛固涩，酌加菟丝子、鹿角胶，寓“阴中求阳”之意，以阴阳并补，化生肾气；参以北沙参、羊乳、百合、鲜铁皮石斛益气养阴；因肺与大肠相表里，腑气通则逆气自降，故以当归、阿胶滋阴养血润燥，肉苁蓉、牛蒡子、决明子、柏子仁润肠通便；酌加苏子、葶苈子、紫菀、款冬降气平喘，最后以枳壳、青皮、陈皮理气助运，防滋腻之品损脾碍胃。如此补肾纳气，兼顾脾胃，从本论治，来年复诊，诸症缓解，原法续进，宿疾少发。

案例二：叶某，男，65岁。2016年11月28日为求冬令进补来诊。

患者退休数年，不务劳作，在家休养，时感乏力神疲，健忘，偶有眩晕，活动后尤甚，口干喜饮，腰膝酸软，关节活动不利，小便不畅，大便正常，纳寐尚可，舌红苔薄白，脉细。拟诊“虚劳”，证属肾阴虚证，治拟补肾滋阴，方用左归丸加减：生熟地各150g，温山药250g，萸肉150g，杞子150g，菟丝子150g，川牛膝150g，鹿角胶200g，龟甲胶200g，杜仲150g，补骨脂150g，续断150g，狗脊150g，红花100g，桃仁150g，当归150g，丹参150g，鸡血藤150g，桑枝150g，生晒参200g，茯苓150g，枳壳150g，木香100g，青皮100g，陈皮100g，鳖甲胶200g，黄酒250ml，冰糖250g。上药水浸过夜，浓煎取汁，加入已烊化之鹿角胶、龟甲胶、鳖甲胶及冰糖、黄酒收膏，置入陶罐凉透备用，每日早晚空腹，各取一匙开水冲化温服，遇外感食积腹泻则停服。冬至立春期间服用。并嘱患者适当出门活动。

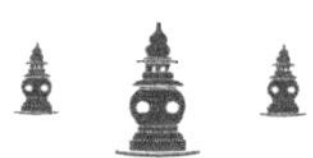

按：患者年老素体肾亏，气亦不足，肾精亏耗，骨失所养，髓失所充，故见神疲乏力，健忘，活动后尤甚，眩晕，腰膝酸软，证属虚劳、肾阴虚证型。《王旭高医书六种·医方证治汇编歌诀》言："左归是育阴以涵阳，不是壮水以制火"，故以补肾滋阴为法，左归丸加减，药用熟地、山药、枸杞子、山茱萸、龟甲胶补益肾阴；菟丝子、补骨脂、鹿角胶温补肾阳，以图阳中求阴；川牛膝、桃仁、红花、当归、丹参、鸡血藤、桑枝活血通络，杜仲、续断、狗脊合川牛膝补肝肾、强筋骨，佐以生地、鳖甲胶滋阴清热潜阳，茯苓通利小便，复加枳壳、木香、青皮、陈皮理气助运，防滋腻之品损脾碍胃。诸药合用，补益肝肾，强壮筋骨，配以适度活动，来年见患者精力旺盛，积极参与社区活动而不言劳累。

三、诊余漫话

（一）顺四时阴阳，施膏方调摄

膏方作为传统丸、散、膏、丹、汤五大剂型之一，以具有滋补强身、延缓衰老、治病纠偏等功效而蜚声于外，葛琳仪指出，浙派中医素有"冬令膏方"、"冬病夏治"的传统及其论治特色，中医膏方文化在江浙一带尤为盛行并传承至今。《素问·宝命全形论》言："人以天地之气生，四时之法成"，"所以圣人春夏养阳，秋冬养阴，以从其根"（《素问·四气调神大论》），提出了"天人合一"、顺时摄生的原理，指出养生调摄应以顺应四时阴阳消长规律为基准，春夏当顺其"生长之气"而养阳，秋冬当顺其"收藏之气"而养阴。对于"春夏养阳，秋冬养阴"的阐发，葛琳仪推崇以张介宾为代表的"阴阳互根"观点，认为春夏养阳，是为秋冬养阴作准备；秋冬养阴，则是为化生春夏阳气作基础；顺时养阴、潜阳的不同，才能使人体阴阳互根互用、生机不息。葛琳仪指出，如"冬令膏方"的运用，正是顺应了冬季物候的"闭藏"特点；冬寒腠理闭，津气不能外泄，为"养藏"创造了得天独厚的条件，遵循《黄帝内经》"劳者温之"、"损者益之"等治则，运用膏方滋阴潜阳，以助人体阴气积蓄、阳气潜藏。

《灵枢·五癃津液别》言"五谷之津液，和合而为膏者，内渗入于骨空，补益脑髓"；葛琳仪指出，膏滋药多以血肉有情之品调制而成，既是补虚佳品，更是"治未病"的一种手段；中医膏方常用于慢性病缓解期、疾病康复期、中老年人以及亚健康人群，多属中医病机学中的虚证或虚实夹杂证，临证中以“有病无症”或“症征不显”为特点，为此，葛琳仪提出膏方养生调摄的思辨模式，应以辨体为主、结合辨病、辨证，通过个体体质类型的精准辨识，以一人、一方、一膏的“量体定制”而调体扶正、调体逐邪，达到强体抗衰、防病治病的目的。其治则立法以扶正为主、兼以调气理血，或扶正兼以逐邪；葛琳仪强调膏方论治不应囿于“补”，应根据阴虚、阳虚、痰湿、气滞、瘀血等不同体质差异或病证“标本缓急”、“虚实错杂”特点，宜“补”中寓“调”，即在滋阴补血、温阳益气之中施于调气理血，使“补而不滞”，对慢性病证则“补”中寓“治”，扶正兼以逐邪；对适值外感六淫，或食积，或痰浊，或瘀血内盛之实证，强调逐除邪实为先，为膏方进补先施“开路方”，防犯“虚虚实实”之戒。葛琳仪指出，随着人们对生活质量要求的提高，近年来浙派中医致力于养生调摄、“治未病”手段的挖掘和完善，根据膏方“补虚调治”、“缓而图效”的特点，不应囿于冬令之时的进补，当以四时阴阳五脏理论为依据，拓展“四季膏方”的运用，以荤膏、清膏等多种不同性味及其剂型，加强中医膏方特色及应用。最后，葛琳仪强调，因膏滋药多以阿胶、龟板胶、鹿角胶等血肉有情之品收膏制成，处方时应兼顾脾胃气机的调畅，以防滋腻碍胃。

（二）论中医养生，崇“仁者至寿”

《论语·雍也》中说：“知者乐水，仁者乐山；知者动，仁者静；知者乐，仁者寿”，最早提出“仁者寿”的思想，认为道德修养使人健康长寿。孙思邈言：“百行周备，虽绝药饵，足以暇年；德行不克，纵服玉液金丹，未能延寿……道德日全，不祈善而有福，不求寿而自延，此养生之大旨也”（《备急千金要方·养性》），从德与寿的关系阐述了修身养德的重要性，指出修身养德是养生之大旨。为此，葛琳仪指出，中医学自古以来有“法于阴阳”、“和于术数”、“食饮有节”、“起居有常”、“不妄作劳”（《素问·上古天真论》）等养生大法，同时又深受儒家“自强不息、厚德载物”的道德观念的影响，要达到“尽终其天年”，除了拥有“形与神俱”、“天人合一”的中医健康观之外，尚须“道德日全”，强调修身养德是养生调摄的最高境界。

汉代董仲舒在《春秋繁露》中分析了“仁者寿”的原因：“仁人之所以多寿者，外无贪而内清净，心和平而不失中正，则天地之美以养其身”。为此，葛琳仪强调道德修养是心理健康的基础，注重道德修养者，七情调畅，气血

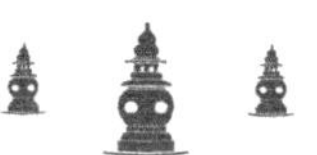

调和，精神饱满，形体健壮，且道德高尚，光明磊落，心胸豁达，故能延年益寿。葛琳仪指出，仁德和纯朴即是“厚德”，修德养生，仁者则寿。身为中医人，葛琳仪更是常常教诲后学：医乃仁术，仁心为先。治病讲究仁心仁术、厚德仁术，应时刻注意修身养德，无论在临床、科研还是工作生活中，都应保持“大医精诚”的初心；中医学强调“以人为本”的生命观，临证中须持有诊“人之病”、养“病之人”之理念，心怀同理之心；诚如《抱朴子·对俗》所言“欲求仙者，要当以忠孝和顺仁信为本。若德行不修，但务方术，皆不得长生也”。

第五章

学术成就

葛琳仪辛勤耕耘于杏林数十载，济人无数，成果丰硕，声名斐然，一代大家风范，为世所崇。寿登耄耋，养生有道，故耳聪目明，健步如飞。研宗经典，博采众长，善思善悟，知常达变，博而返约，通古贯今，融会新知，此治学有道。择善从之，酌加己见，推陈创新，临证思维跃然纸上，倡三位合一，融辨病、辨证、辨体于一身；衷正本清源，善用和法以起沉疴；主用药简练，轻重有度，力求量少轻灵、法捷效速；崇以人为本，尚以德修心、以仁爱人。本章从其治学、思辨、立法、用药及崇尚中医传统文化等方面阐述之，冀成为后世登堂入室之舟楫。

第一节　崇博学笃行

葛琳仪曾言："从医五十余载，如白驹过隙，中医之道，道阻且长，然志不移，心不改，行则将至。"穷究事理，格物致知，探索国医大师葛琳仪的从医之路，其治学之道可以从师崇经典，博学精专；知行合一，知常达变；承上启下，学有专攻三个方面展开之。

一、师崇经典，博学精专

葛琳仪认为经典是指具有典范性、权威性的著作，是经过历史选择出来的最有价值的书，其核心价值不会随时间的流逝而改变。面对博大精深的中医学，面对纷繁众多的中医书籍，葛琳仪强调《黄帝内经》是中医学子第一

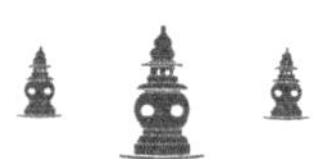

部尤需细读的经典。《黄帝内经》是在春秋战国至秦汉晋唐时期的漫长历史年代中，由许多学者在不同的时期所撰写的医学论著汇编而成，其内容广博，涉及了道生、阴阳（五行）、脏腑、经络、病因、病机、诊法、治则、组方、砭针、运气等诸多方面。在中医流传几千年的历史长河中，中医流派纷呈，医家林立，医学著作浩如烟海。然百脉一宗，皆源于《黄帝内经》，因此《黄帝内经》被珍视为“医家之宗”。更重要的是，《黄帝内经》不仅涵盖了医学理论，还融入了天文、地理、历法、气象、物候、心理等当时自然科学和社会科学先进的研究成果，因此被称为多学科研究医学的典范。它所揭示的生命活动规律及其思维方式，对当代以及未来生命科学的研究和发展也有一定的启示。

中医思维方式的建构深受中国哲学及传统文化的影响，中医药理论是在中国哲学指导下的独特思维方式的阐发，是中国传统文化的重要组成部分。中医学的思维方式的形成并非独立于社会生活之外，其产生和发展与当时的历史文化背景、物质条件有着紧密的联系。因此葛琳仪强调学习《黄帝内经》并不只是研究其医学知识，还要研究其中蕴含的中国哲学思想及中医思维方式等。《黄帝内经》系统建立了一个中医体系的构架，而深入透彻的学习和领会《伤寒论》、《温病条辨》及《神农本草经》等经典书籍，才能更好地完善和延伸中医体系。

“勤求古训，博采众方，撰用《素问》、《九卷》、《八十一难》、《阴阳大论》、《胎胪药录》，并《平脉辨证》，为《伤寒杂病论》，合十六卷”（《伤寒杂病论·自序》）。东汉医学家张仲景所著《伤寒杂病论》一书是我国现存第一部理、法、方、药比较完备的医学典著。它不仅为诊治外感疾病提出了辨证纲领和治疗方法，也为中医临床各科提供了辨证论治的规范，从而奠定了辨证论治的基础，被后世医家奉为经典。《神农本草经》是一部由秦汉时期众多医学家搜集、总结、整理当时药物学经验成果而成的专著，是对中国中医药的第一次系统总结。其中规定的大部分中药学理论和配伍规则以及提出的“七情和合”原则在几千年的用药实践中发挥了巨大作用，是中医药药物学理论发展的源头。清代医学家吴瑭所著《温病条辨》参以仲景六经辨证、刘河间温热病机、叶天士卫气营血辨证及吴又可《温疫论》等诸说，以三焦辨证为主干，前后贯穿，解释温病全过程辨治，析理至微，病机甚明，且治之有方，是温病学术研究和临床总结的标志性专著。

因此葛琳仪认为应以中医经典为核心，从根本上研究中医，深入经典，吸收古人的智慧成果，使学有根基，再学习其他各家学说著作才会源流清晰，循序渐进以充分领悟，用于临床实践而有所启发。故谓师崇经典，追本溯源，循序渐进。

《孟子》曰："博学详说，将以返约。"因此，葛琳仪主张，为医者，不应偏执一隅，需广泛涉猎，博采众长，临诊时才能思路宽阔，进退自如。因为任何一门学问都不是孤立的，而是可以互相渗透、互相启发，甚或互相移植的。因此做学问从广博出发，继而务必精深，最终达到简约，是在博采众长，融会贯通的基础上，去粗存精，去伪存真，抓其根本，做到少而精、博而专。因此葛琳仪以"清法"治疗肺系疾病，以"和法"治疗脾胃疾病，以"正本清源"治疗疑难杂证等临证经验的形成，并不是空中楼阁，而是集百家之长，融多年实践经验，最终成一家之言。

同时葛琳仪还提出，为医者，需因时、因地、因人制宜，在广泛阅读各家学说的基础上要有所侧重。正如《素问·异法方宜论》云："一病而治各不同，皆愈何也……地势使然也。"地理位置及环境气候会影响发病特点，由此"浙派中医"的地域特色也随之产生。"东方生风、南方生热、西方生燥、北方生寒、中央生湿"（《素问·阴阳应象大论》），浙江为东南沿海，地处亚热带季风气候区，植被茂盛，水资源丰富，温热病易于流行，此与中原易外感寒燥不同。据史料记载，仅在南宋 152 年间，至少有 81 年发生过疫灾，属疫灾高发地区，当时疫灾中心有今杭州、海宁、湖州、绍兴等城市。因此考浙江疾病谱，作为浙派中医，更应对温病学等专著进行深入研读。

温病学萌芽于《黄帝内经》，"初之气，地气迁，气乃大温，草乃早荣，民乃厉，温病乃作"（《素问·六元正纪大论》）是温病名称的最早记载。而在晋唐代以前均将温病隶属于"伤寒"的范畴，直至宋金元时期，医学家们观察到了温病与伤寒的区别，开始出现了关于温病与伤寒的百家争鸣，促进了温病学的迅速发展，并且元代末年医家王安道明确提出"温病不得混称伤寒"。明清时期，众多医家在总结、继承前人有关温病的理论和经验的基础上，结合临床实践，编著了大量有关温病的专著，在病因、病机、诊法、辨证论治诸方面形成了较为完善的理论体系，特别是创立了卫、气、营血和三焦辨证的论治理论，使温病完全从伤寒的体系中脱离出来，"温病学"从此形成。明代吴又可在《温疫论》中开专论温病之先河，立杂气致病学说，创疏利透达之法；后清代叶天士在《温热论》中创立卫气营血辨证论治，阐

明温病病因病机，并通过察舌、验齿等方法，发展和丰富了温病学的诊断方法；与此同时清代薛生白在《湿热病篇》中创湿热病专论，丰富温病理论及证治；继而清代吴鞠通在《温病条辨》中倡导三焦辨证论治体系，规范四时对温病证治；最后清代“温病四大家”之一的“浙派中医”王孟英在《温热经纬》中以《黄帝内经》、《伤寒论》、《金匮要略》等经典中有关热病的论述为经，以后世叶天士、陈伯平、薛生白、余师愚等诸家温病条文为纬，结合对亲自经历过的多次温热、霍乱、疫疠等流行时疫的诊治经验，系统总结了温病学理论。综上，温病学萌芽于战国至晋唐，成长于宋金元，形成于明清，时至今日逐渐发展完善成为一门独立的学科。

葛琳仪认为，浙江地区多山林、多水湿、多炎热的环境特点，导致了风温、湿热、温毒、疫疠等病邪易于盛行。正如一方水土养一方人，而一方人亦易罹患一方疾病，故身为“浙派中医”的后继者，更须深入研读温病学有关专著，才能有的放矢，治之有道。

《存存斋医话稿》曰：“医非博不能通，非通不能精，非精不能专。必精而专，始能由博而约。”葛琳仪指出在博采各家学说的基础上，要善于结合自身的环境等条件，明确主攻方向，才能真正地博学精专。

二、知行合一，知常达变

《尚书·说命中》曰：“非知之艰，行之惟艰。”葛琳仪常强调，明白认知事物的规律道理是一回事，能够做到做好又是另外一回事，尤其是中医学这门实践性很强的学科，若知行不能合一，那一切不过是纸上谈兵。故孙思邈才感慨道：“读书三年，便谓天下无病可治；及治病三年。便谓天下无方可用。”

中医学是在前人经验积累的基础上，经过不断总结概括而形成的一系列医学理论。知识的形成是由两个阶段构成的：第一阶段是感性知识，第二阶段是理性知识。感性知识是理性知识的基础，理性知识是感性知识的高级发展阶段。对于学生来说，课堂里学到的理论知识并不是他们亲自实践得来的，虽然必须要学习和掌握这些理论知识，但这种知识对于他们而言并不全面，因为他们缺少对理论知识的感性认识，容易导致临床运用的局限性，须知“纸上得来终觉浅，绝知此事要躬行”。因此，葛琳仪十分注重学生临床实践。在担任科主任、院长等职务期间，在葛琳仪的提议与推动下，医院先后开展教学门诊，将教学与门诊相结合，倡导以学生为主体，教师从旁指导的中医临床教学方法；提出“院系合一”的医教结合模式，推动了医、教、研一体化等强化中医学理论和实践结合的多项措施的实施。葛琳仪也经常鼓励具有丰富临床经验、理论功底深厚的教师、临床一线的医护人员积极撰写高质量的论文和参加教材的编写工作，以使内容更为丰满、理论切合实际。葛琳仪以身作则，1994 年参与编写《中医内科学》，先后发表多篇论文。

同时学而不用则废，用而不学则滞；知行合一，学用结合，二者缺一不可。葛琳仪于 1980 年又回到了阔别十多年的上海中医学院，参加为期半年的“高级师资进修班”，通过这次学习，她深刻体会到“理论—实践—再理论—再实践”的模式是医生成长的必经之路。故采取多项措施鼓励临床医生工作之余回到学校再次学习或参加理论研修班，夯实理论基础。意使医生通过拓展学习，对中医理论能够有更新的认识，临床分析问题时能够有更宽的思路和更深远的思考。

褚澄在《褚氏遗书·除疾》提到：“世无难治之疾，有不善治之医。”葛琳仪指出，随着医学的不断发展，许多令古代医家束手无策的疾病，现代医生已有较深的认识和有效的治疗措施。回溯医学的发展历史，随着疾病谱的不断更迭，每一历史时期都有其难以解决的医学难题，但最终还是被不断攻克了。因此，疾病虽然错综复杂，但并非无规律可循，只要善于从蛛丝马迹中辨清病因病机，灵活运用相应的治疗方法，就能找到突破口。所以，葛琳仪强调只有通过不断研究和探索，才能使自己逐步从“不善治”到“善治”。这就要求不光要知行合一，更要知常达变。

知常达变是规律性和灵活性的有机统一，是了解与掌握一般的认知规律，举一反三，达到对在常规下发生各种变化情况的科学认知。

在 20 世纪 70 年代，葛琳仪担任“浙江省防治老年慢性支气管炎协作组”的临床组组长工作，当时的支气管炎分两型，一是没有喘鸣音的单纯性支气管炎，一是有喘鸣音的喘息性支气管炎，前者易治，后者难愈。在葛琳仪带领团队深入民间开展防治慢性气管炎工作的初起阶段，便碰到一个难题。葛琳仪一行人在诊治患者过程中，发现患者几乎都是单纯性支气管炎，本以为患者经积极治疗后，便可以取得较满意的疗效，但反馈的结果却差强人意。对此现象，葛琳仪深感困惑。本着格物致知的精神，葛琳仪翻阅古籍，以期获得灵感和启迪。

喘鸣，《素问·阴阳别论》有云：“阴争于内，阳扰于外，魄汗未藏，四逆而起，起则熏肺，使人喘鸣。”朱震亨曾提：“哮喘专主于痰。”其病机变化为“伏痰”遇感引触，痰随气升，气因痰阻，相互搏结。又痰属阴，气属阳，一日之中阴生阳长时间不同，必然会有阴阳搏结最剧之时。又《灵枢·顺气一日分四时第四十四》中记载：“夫百病者，多以旦慧昼安，夕加夜甚……朝则人气始生，病气衰，故旦慧；日中人气长，长则胜邪，故安；夕则人气始衰，邪气始生，故加；夜半人气入脏，邪气独居于身，故甚也。”一般疾病，大多白天病情较轻，夜半加重，是因为早晨、中午、黄昏、夜半人体的阳气存在生、长、收、藏的变化规律，因而疾病也随之出现慧、安、加、甚的变化。

平时听诊都在白天，那么夜间会不会有所不同呢？本着一股与生俱来的探索精神，葛琳仪让患者自带棉铺，集中住到农村的祠堂，每隔一小时听诊一次，反反复复，终于发现在凌晨5时哮鸣音最明显。五更哮鸣，虽无古书记载，但《素问·金匮真言论》说：“鸡鸣至平旦，天之阴，阴中之阳也，故人亦应之。”五更正是阳气初生之时，人体阳气得到大自然天阳之气的襄助，欲将体内阴寒之邪驱逐于外，此时痰液积聚气道，但阳气始升，气道不畅，故闻哮鸣音而最显。

葛琳仪对“五更哮鸣”的发现，改变了支气管炎分型方法，同时通过合作研究制定出慢性支气管炎、阻塞性肺气肿、慢性肺源性心脏病的中西医结合分型辨治标准及方法，对该病有了比较全面的认识和治疗经验，形成了一套诊疗规范。并发表多篇论文，如《中西医综合疗法在慢性气管炎临床应用中的初步体会——附100例病例分析》。由于工作出色，1979年荣获浙江省防治慢性气管炎先进工作者称号。

三、承上启下，学有专攻

中医学是我国独特的传统医学，薪火相传，源远流长。几千年来，其学术经验能够传承并有所发展，医学教育起到了主要的作用。《淮南子》曰：“授人以鱼，不如授之以渔，授人以鱼只救一时之急，授人以渔则可解一生之需。”作为老师，传授学生正确的学习方法比传授具体的知识更重要；作为学生，通过理论学习，了解前人积累的经验，是掌握知识的捷径，但“学而不思则罔”，只有勤于思考，善于学习，才能做到举一反三，学以致用。而且生也有涯而知也无涯，尤其是医者，面对的是世界上最复杂的生物——人类，对人类生命健康的研究是永无止境的，故为医者，须有活到老学到老的觉悟。是以承上，即汲取前辈们积累下来的丰富经验与理论；启下，即结合自身的实际情况，培养自我学习的能力，善于学习，勤于思考，勇于实践，不断总结，传与后人。故承上启下，学而有道。

科学总是在继承前人成就的基础上，通过实践、认识、再实践、再认识的形式，不断创造，逐渐向前发展的。葛琳仪认为，传承与创新是中医学长久以来得以生存与发展的内在根本。雷丰的《时病论》中提到，“昔贤云：观今宜鉴古，无古不成今”。因此传承保证了中医文化中的思想精髓的沿袭，创新是中医学发展的动力。

任应秋言：“大凡一门科学的发展到了一定的阶段，必然要产生多种认识的方法，以致发展成不同的流派，可以说所有学术文化的进展都是如此。”中医学在漫长的发展历程中，不仅形成了系统的学术理论，亦产生了众多著名医家，由于各医家的阅历、学识、世界观、价值观、创新能力、思维方式等方面的不同，逐渐形成各具特色的医学流派，并通过师承、私淑得以传承。而各学术流派之间的争鸣、渗透与融合，促进了中医学术的发展，使中医理论体系得以不断完善，临床疗效不断提高，最终形成了中医学“一源多流”的学术特色。

“浙派中医”就是在这历史的长河中逐渐形成和发展起来的。追溯源远流长的浙江中医药历史，历代名医辈出：民国以前，浙江名中医有史可考者，计有1700余位；中医药著作有资料可查者，达1800余种。同时流派纷呈，并通过传承与创新，形成了丹溪学派、永嘉医派、绍派伤寒、钱塘学派、医经学派、温病学派、伤寒学派、本草学派、针灸学派、温补学派等。

葛琳仪认为，每位中医大家的学术思想的形成，都受到其当时社会政治经济文化环境的土壤孕育。而中医学术流派的传承，是一个“承上启下”的过程。因此对于流派学术思想的脉络研究，是需要站在“历史中”去把握“历史”，用“历史”的观点来理解它们的发展，这样才能更好地理解流派传承的内在变化动力。

早年被评为全国首批名老中医药专家、而今被誉为“浙派中医现代三驾马车”之一的中医临床大家杨继荪，出生于中医世家，杨老自幼深受已是当地名医的祖父杨耳山的影响，对“治病救人”充满着钦佩和憧憬，高中毕业后，放不下扎根于心的中医情结，继承祖业，跟随祖父侍诊左右，熟读“四大经典”等医学原著，深刻领会，细细揣摩。3年后祖父病故，又师从名医徐寿康，集两家学术思想与临床经验于一身，从医60余年，“师古不泥古，创新不离宗”，形成了独具特色的诊治风格和学术思想，以“寻因探源，治病求本”，“宏微辨证，证病合参”，“理瘀活血，继承阐扬”“衷中参西，灵活思辨”为特点。葛琳仪作为杨氏内科的传承人，在总结凝练杨老精华的基础上，结合当下时代的疾病谱、病机特点，进行充实完善、发扬创新，阐发为“三位合一，多元思辨”的辨证模式，“谨守病机，以‘和’为法”的论治大法，“方证相对，用药简练”的用药原则。

杨老认为，中医治病，贵在辨证，而辨证之关键，在于掌握疾病的性质和临床演变规律，立方下药，有的放矢。葛琳仪传承了杨老的辨证论治特点并加以发扬，形成了自成一体的辨治特点。如治疗肺系疾病善用“清法”、灵活采用“治喘四法”、脾胃疾患多论“和”法、疑难杂病正本清源、老年病人调补脾肾等。

在传承、研究、总结“杨氏内科”的工作中，葛琳仪不光自己收获满满，她领导组织的“著名中医杨继荪学术经验整理研究”课题项目，获得了浙江省科技进步奖三等奖，使杨老的学术精髓得以不断的传承、发展。

葛琳仪指出，中医流派与中医师承教育模式是中医独特的文化与学术现象。这是中医学在漫长的历史过程中形成的生存与发展方式，是中医学术创新的根基，人才培养的土壤。为医者，要充分了解中医理论的形成过程，熟知中医学术流派的各家所长，通过自身的临床积累与研究，逐步形成独特的学术思想和诊治风格，并传承下去。只有这样才有助于丰富和完善中医药理论的内涵，有助于有效地指导临床，使得中医学能够适应社会的发展，具备生生不息的动力。

第二节　倡多元思辨

多元思辨是一种思维方式，即从多个角度考虑问题。从哲学角度来说，单个思考模型，往往会忽略真实世界的某个部分，用不同思维模型思考问题，更容易获得认知优势，“现实的科学比人们所料想的更接近多元论”，如果我们想要全面的了解某个事物，就要运用多个角度、多维观念，多种方法。而中医是受哲学影响最深的一门具体科学，辨证论治亦是如此。不论是疾病还是患病的人，都是一个多元的综合体，都需要从多角度出发，全面了解，综合分析。葛琳仪师古而不泥古，倡导在临证中建立辨病、辨证、辨体结合论治的“三位合一”的多元思辨模式。

一、多元思辨，立体辨证

（一）辨病论治

疾病是由于某些病因侵犯部分人体而引起的，具有特定的病机和证候、发展规律和转归。辨病论治是根据不同疾病的各自特征，做出相应的疾病诊断，采取对应的治疗。

中医学对疾病的认识较早，在商周时期的甲骨文中，就有“疾首、疾目”等根据病变部位描述的病名，最早的医方书《五十二病方》记载有马不痫、癫疾、骨疽等52种疾病名。《黄帝内经》载有100余种病名，如“寒热病”、“水肿”、“热病”、“疟”、“痹”、“咳”等，并对疾病的致病因素、病机变化、临床表现、治疗及预后等均进行了较为详尽的阐述，初步形成系统的辨病论治思想。

葛琳仪认为辨病论治要求医家着眼于疾病整个过程的演变，有助于从整体观考虑疾病，以此来认识疾病的病位、病性、病势、邪正关系及疾病的发展变化规律。一种疾病的发生、发展、转归等都有一定的规律性，辨病的过程可以帮助掌握疾病的这种规律性，把握疾病基本病机，还可以根据疾病的一般演变规律而提示常见的证型。

（二）辨证论治

证，是机体在疾病发展过程中的某一阶段的病理概括，包括了病变的部位、病因、性质，以及邪正关系。辨证论治是在整体观念指导下，运用“四诊”对病人进行仔细的观察，收集临床症状和体征，结合地理环境、时令、气候以及病人的具体情况进行分析，从而找出疾病的本质，得到辨证的结论，确定为何种性质的证候，最后制定治疗法则，借以遣方用药。

辨证论治的思想萌芽于《黄帝内经》，如《素问·至真要大论》“病机十九条”中，粗略地把疾病某些类同的症状归属于同种证候，如“诸暴强直，皆属于风”，“诸痉项强，皆属于湿”。而张仲景的《伤寒杂病论》在继承和发展《黄帝内经》的基础上，把外感疾病错综复杂的证候及其演变加以总结提炼，提出了较为完整的六经辨证体系，奠定了辨证论治的基础。

葛琳仪认为辨证论治的目的在于揭示患者在疾病过程中某一阶段的个体

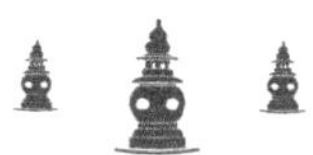

特殊性，反映出这一阶段病机变化的本质。并将当时机体脏腑气血阴阳的变化与辨病结合起来，以确立治则治法、特异性药物、用药禁忌等，使治疗个体化。因此中医辨证，不仅仅关注致病因素，更重要的是着眼于患者的个体特点，是对患者个体反应性的动态分析和判断的过程。

（三）辨体论治

"体"指体质。体质是人体在生命过程中由先天禀赋和后天调养所决定的表现在形态结构、生理功能和心理状态方面综合的相对稳定的固有属性。辨体论治即以人的体质为认知对象，从体质状态及不同体质分类的特性，把握其健康与疾病的整体要素与个体差异，制定防治原则，选择相应的治疗、预防、养生方法。

古人早已认识到人的先天禀赋各有不同，如《灵枢·寿夭刚柔》曰："余闻人之生也，有刚有柔，有弱有强，有短有长，有阴有阳……形有缓急，气有盛衰，骨有大小，肉有坚脆，皮有厚薄。"并认识到体质差异会影响疾病的发展转归，如《医宗金鉴·伤寒心法要诀》云"人感受邪气虽一，因其形脏不同，或从寒化，或从热化，或从虚化，或从实化，故多端不齐也。"

葛琳仪认为体质是证候形成的内在基础，辨明患者的病理体质类型，有助于更好的辨病辨证。首先，不同体质皆有各自的特征，辨体质整体可以掌握病人的状态，同时在辨病时，可以把握致病因子的易感性、对疾病的易罹性以及病势演变规律。其次在辨证论治上，体质因素参与并影响不同证候与病机的形成与从化，感受相同的致病因素或患同一种疾病，因个人体质的差异可表现出阴阳表里虚实寒热等不同证候类型；感受不同病因或患不同的疾病，而体质在某些方面具有共同点，常常可表现为相同或类似的证候，即同病异治与异病同治与体质因素密切相关。因此体质常决定疾病的证候类型。

二、三位合一，优势互补

（一）辨病为先，衷中参西

作为医者，诊治疾病时，首先要明确所患何病。随着现代医学科技对传统中医学的影响，在新的医疗环境下，中医临诊时，既要辨中医的"病"，也要参以西医的"病"。辨中医病是从宏观层面认识疾病的病因、病机、病势等，辨西医病则是借助现代科技仪器设备，从微观角度认识疾病的病因、病位、病理变化。

葛琳仪认为，中医辨病结合现代诊疗技术，是一种医学上的“优势互补”，主要基于衷中参西理念：即在医学理论研究和临床诊治中衷于中医学术思想，参照西医理论。

随着科技的进步，西医的不断渗透以及临床实践的深入，中医在坚持宏观辨证的同时，对病的实质的认识日益深刻和重视。葛琳仪强调西医以“诊病论治”作为诊治疾病的基本原则，对疾病的病因、病理的认识比较细致深入，对疾病的发生、发展和预后以及临床表现等特点的把握比较准确，这些都是传统中医所要加强的。当然西医诊病论治也有过多强调病变局部，相对忽视整体的缺点，而中医辨证施治特别强调整体观念，也就是“宏观辨证”，这是最为根本的优势，能使医者站在较高的层面去了解疾病的发生、变化，预测发展趋势。

因此葛琳仪重视“衷中参西”思想在辨病时的灵活运用，在诊断时需明确中西医病名以帮助医者从整体角度出发了解疾病全貌。因中西医诊断疾病侧重点不同，中医诊断疾病多按主症（如心悸、眩晕等）、体征（水肿、黄疸等）或病机（虚劳、郁证等）定名，西医诊断疾病则多借助实验室检查为主。而随着疾病谱的改变及对疾病微观认识的深入，参考西医的诊断，可从微观角度早期认识疾病以更全面的辨病、辨证论治。如中医诊断为“胁痛”、“积证”，西医依据实验室检查诊断为“肝功能异常”的患者，葛琳仪在辨证施治的同时根据现代药理研究，酌情考虑加入虎杖根、积雪草、垂盆草等，可明显改善实验室指标，防止疾病进一步发展。又如仅以口干多饮就诊的患者，中医辨病为“消渴”时结合实验室检查可以明确是“糖尿病”抑或是“干燥综合征”等其他疾病，如若西医确诊糖尿病，从消渴病论治，不光辨证用药遵循“阴虚为本，燥热为标”的基本病机，投以清热润燥益气养阴之品，更应告知患者注重饮食运动的调摄，注意预防并发症的出现。因此葛琳仪认为，现代中医要善于运用先进的科技仪器设备，在临诊中对患者务必详细询问病史，仔细进行查体和做必要的实验室检查，结合起来才能更好地早期明确诊断和精准治疗。

（二）辨证为主，谨守病机

葛琳仪指出，辨证论治是中医学的优势所在，是个体化治疗的基础。因此临证中要重视四诊合参，以辨证为主，在辨证方法的选择上需知常善变，

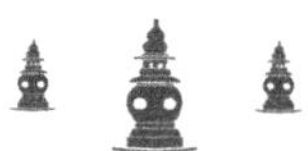

灵活运用。同时重视疾病基本病机的探索，谨守病机，突出辨证论治的主导地位。

1. 知常善变，随证治之

临床常用的辨证论治方法很多，如脏腑辨证、六经辨证、八纲辨证、卫气营血辨证、三焦辨证等。葛琳仪临诊时，根据四诊所得，采用恰当的辨证方法遣方用药，同时还结合患者发病前后及治疗前后的变化及时变通，灵活运用。如对于治疗外感疾病，历来有伤寒与温病二种学说。《伤寒论》把外感疾病统称伤寒（广义伤寒），并就伤寒演变过程提出六经辨证体系。温病学说则以热病为论，并根据发病的迟早及表里分为新感与伏邪，有以卫、气、营、血为主的温病辨证纲领。葛琳仪认为，这二种辨证方法各有特点，各具优势。临证时需因人而异，灵活运用。在 20 世纪 70 年代，葛琳仪所在的浙江省中医院中内科病房收治的急性感染性疾病的患者不在少数，对于属“咳嗽”、“喘证”的“慢性支气管炎”急性发作期患者，由于入院时大多已经过两三天的门诊治疗，所以临床表现更多符合“发汗后，不可更行桂枝汤，汗出而喘，无大热者，可与麻黄杏仁甘草石膏汤”（《伤寒论》），因而葛琳仪常采用六经辨证论治，予麻黄杏仁甘草石膏汤加减。而对于属“暑温”的“流行性乙型脑炎”患者，其临床表现多为高热、头痛、项背强直、意识障碍、甚或烦躁痉厥，病情较为凶险，葛琳仪跟随恩师杨继荪一起观察、诊治，总结发现此病与感染戾气有关，根据其临床表现与传变规律当辨“暑温”。由于暑热之邪伤人传变最速，极易逆传心包，扰乱神明，故须尽快采取果断措施，以免邪陷心营，出现一系列的精神症状，葛琳仪多运用卫气营血进行辨证施治，当患者尚处于邪在卫分、气分阶段，急投银翘散、白虎汤加减，配合急症“三宝”（辨证使用至宝丹、紫雪丹、安宫牛黄丸）；若入营动血，则直须清营凉血，或予白虎汤加味，以冀“入营犹可透热转气”，或予犀角地黄汤（用水牛角代替犀角）加减凉血散血。而随着时代的发展，疾病谱的变化，现如今就诊于中医的患者以慢性病、疑难杂症为多见，往往虚实夹杂、寒热并存，因而葛琳仪多采用脏腑辨证配合八纲辨证，以正本清源，梳理病机，遣方用药。

除了辨证方法的选择，葛琳仪认为辨证论治过程中应重视辨本证、变证。张仲景提出“观其脉证，知犯何逆，随证治之”，如《伤寒论》中常对于某证，以某方主之，确定辨证论治的主方用药。某一性质的疾病必然存在某些特定的证，即本证。本证构成疾病的基本病机，本证的先后相继关系，揭示出疾病基本病机的演变规律。辨本证论治可以更好地把握疾病规律，使理法方药落到实处。另一方面，证候是生理、病理、心理、社会环境等多种因素作用于人体所表现的整体反应状态的总和，它往往可能是各种因素在同一个阶段上的相互混杂、相互影响的结果。由于证候表现与疾病的内外因素相关。因时、因地、因人而有差异，因此证候的显现具有不确定性。因气候、宿病、兼病、失治、误治、体质改变等因素的影响，疾病常常会出现诸多变证。徐大椿在《医学源流论》曰："病有一定之传变，有无定之传变。一定之传变，医者可豫知而防之也。无定之传变，或其人本体先有受伤之处，或天时不和又感时行之气，或调理失宜更生他病，则无病不可变医者，不能豫知而为防者也。"此时的治疗不能刻舟求剑，而应运用整体恒动的辨证思维处理临床问题。如对于消渴病的治疗，葛琳仪认为，其产生的主要病因病机是"阴虚为本，燥热为标"，因此治疗消渴病时清热润燥益气养阴谓其大法。但消渴病是一种慢性病，病延日久，阴虚燥热，耗津灼液，血运不畅而成瘀血，或燥热日久，耗伤气阴，气虚血行无力，瘀血随之而生，若患者出现胸痹（冠状动脉粥样硬化性心脏病）、中风（脑血管意外）、痹证（周围神经病变）等变证时，消渴病"阴虚燥热"的本证已不是主要矛盾，而"瘀血阻络"的变证成了主要病机，故常常以祛瘀通络作为治疗大法，选择逐瘀汤之类加减，投以川芎、莪术、红花、桃仁、丹参、鬼箭羽、虎杖根、地龙、全蝎、地鳖虫之品。

2. 谨守病机，治病求本

病机是疾病发生、发展和变化的机制，它揭示了疾病发生、发展、变化以及转归的本质特点和基本规律。《素问·至真要大论》曰："审察病机，无失气宜"，"谨守病机，各司其属，有者求之，无者求之，盛者责之，虚者责之"。分析病机是认识疾病证候的临床表现并进行辨病辨证、预防治疗的内在根据和理论指导。

葛琳仪认为，病机其内涵为辨证论治的"理"，其外在表现则为"证"，病机对患者出现的临床症状、体征，能起到从感性认识上升到理性认识的作用，并指导治疗法则及遣方用药。疾病是一个不断连续性演变的异常生命活动过程，任何疾病的发生发展都会呈现出一定的阶段性，同一疾病在其发展的某一特定阶段，常常会表现出相对固定的基本特征。而"证"本身就是疾病发展至某一阶段病机的概括和表现，发病的时间和阶段不同，病位有可能变化，病机也必然随之发生改变，辨证的过程就是判断疾病当前的病机的过

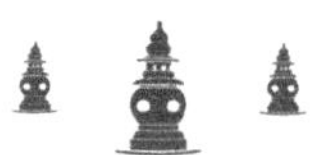

程。因此谨守病机，辨证论治是整体动态把握疾病的本质，体现了治病求本的理念。

葛琳仪认为辨证论治指导同病异治与异病同治的关键在于抓住病机。同病异治是指同一种病，由于发病条件不同，或所处的疾病的阶段或类型不同，或病人的体质有异，故反映出的证候不同，因而治疗也就有异。《伤寒论》第 35 条指出“太阳病，头痛发热，身疼腰痛，骨节疼痛，恶风，无汗而喘者，麻黄汤主之。”但第 56 条则提出“伤寒不大便六七日，头痛有热者，与承气汤。其小便清者知不在里，仍在表也，当须发汗，若头痛者，必衄，宜桂枝汤。”这就说明，同为伤寒病头痛发热，但由于病机不同，故治疗各异。因此葛琳仪强调临诊时必须四诊合参，反复琢磨，仔细辨证，明确病机，才能抓住疾病的本质，以便更好地遣方用药。而异病同治是指不同的疾病，若引起发病的病机相同，可用同一种治疗方法。如《黄帝内经》中“病机十九条”，粗略地把疾病某些病机类同的症候，归纳于某一病因或某一脏的范围内。如“诸痿喘呕，皆属于上”，指出痿、喘、呕吐虽属不同的病症，但皆与上焦，特别是与肺热相关，因此痿、喘、呕吐皆可从肺论治。如治疗咳嗽咯血与胃痛吐酸，如果辨证分别属于肝郁化火、木火刑金和肝郁化火、横逆犯胃所致者，都可采用清肝泻火的治疗方法，此谓异病同治也。故而葛琳仪认为对于复杂多变的证候，只要掌握辨证论治的思维方式，谨守病机，灵活施治，则可执简驭繁。

（三）结合辨体，融会贯通

辨体质，包括辨体质的强弱胖瘦、年龄、性别、地域、奉养优劣，还包括人体的神色、形态、行为举止、饮食习惯、性格心理等。临床上因观察角度、分类方法不同，对体质的划分、命名方法也不同，如藏象阴阳分类法、阴阳属性分类法等。王琦[7]教授根据其临床实践制定了分类判定标准，将体质分为平和质、气虚质、阳虚质、阴虚质、痰湿质、湿热质、血瘀质、气郁质、特禀质等九种。葛琳仪认为这一分类相对比较全面，但在临证时多数患者常常表现为多种体质夹杂，包括虚中夹实（气虚血瘀），两虚并存（气阴两虚）、多因共患（气郁痰湿血瘀）等复杂体质，因此要在实践中从整体观出发辨体质，考虑体质对病因病机及治疗用药的影响，做到辨病辨证和辨体论治有机结合。在诊治过程中应以辨病为先、辨证为主，但决不能忽视“因人制宜”的辨体，遣方用药时根据患者不同的体质，考虑疾病的可能变化，兼顾调体施治，如素体脾气虚者，治疗时须适时加入益气健脾之品，如茯苓、山药、炒薏米等，时时维护后天之本，以免攻伐太过，徒伤脾气，导致运化失司；若遇到偏于阴虚体质的，则要考虑到这类患者易于化热，辨病辨证时要随时顾护阴精，选择沙参、麦冬、黄精、玉竹、生地等清热生津之品，将更有利于疾病的康复。

中医自古便十分重视“治未病”，如《素问·四气调神大论》指出：“圣人不治已病治未病，不治已乱治未乱。”《灵枢·逆顺篇》又曰“上工治未病，不治已病”。“治未病”主要包括未病先防、既病防变、瘥后防复，其包含中医经几千年实践形成的诊治疾病的理论体系及丰富的治疗与养生保健的方法和手段，在“防患于未然”方面有着明显的优势。葛琳仪认为中医“治未病”思想在疾病预防和保健中发挥重大的作用，是促进预防医学事业发展的重要方式，而这其中必须重视体质学说在治未病时的应用，结合辨体论治可以在有“病”无症时既病防变，在证、症不显时以防引动宿疾，在亚健康状态时未病先防。

1. 有“病”无症时

有“病”无症中的“病”指西医病名，随着国家重视健康知识的普及和民众对身体素质的重视，定期体检的人员越来越多，西医实验室检查可以帮助人们了解自身的健康状况，还可以早期诊断疾病。许多前来就诊的患者，因体检发现实验室指标不正常，可以诊断为某些西医疾病，但其病变尚在早期阶段，可无明显症状。如胸部 CT 示肺部结节，临床上患者无咳嗽胸痛等症状。葛琳仪对于此类有“病”无症者，除了告诫患者日常饮食情志的调节，还运用中医的辨体论治以达到既病防变的目的。如对于肺部结节病，中医则属于“癥结”范畴，可由于邪毒痰凝血瘀引起，多见于湿热质、血瘀质，治疗以清热解毒、豁痰祛瘀为主。

2. 患有宿疾，证、症不显时

患者在经过一段时间的治疗后，病情趋于稳定，但部分疾患易复发，辨体质可指导瘥后防复。如中医属“咳嗽”“喘病”“肺胀”等范畴的慢性支气管炎、慢性阻塞性肺气肿，在临床缓解期，可无明显短气胸闷、咳嗽、气喘、咯痰症状。葛琳仪认为：患者素有宿疾，体虚易受外感引发，宜从辨体结合辨病的角度进行思考，这类患者以老年人居多，病程较长，气虚、阴虚或气阴两虚之体质为多见，宜补肺益气养阴，常调以补中益气汤、玉屏风散、生脉饮等，考虑到“气之根在肾”，可酌加菟丝子、补骨脂、枸杞子等益肾填精，

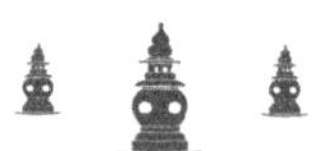

阴虚明显者则以沙参、玉竹、生地、麦冬、黄精等养阴增液。

同时对于患有宿疾的病人，葛琳仪重视在冬、夏两季进行辨体结合辨证施治投以不同的药物治疗，以调体固本为要。喘证患者久病之后往往体质虚弱，阳气不足，易使肺、脾、肾三脏受损，痰瘀内蕴，表现为气虚质、阳虚质、痰湿质、血瘀质等病理体质的相互显现。每至冬天，久喘者极易受外邪侵扰，“内外夹攻”，使“宿疾”为邪引动，导致反复发病。《黄帝内经》有云“春夏养阳、秋冬养阴”，夏季阳气旺盛，机体卫外渐固，咳喘症状便会“减轻”或者“消失”，但只是处于病情的缓解期，病根并未真正去除。三伏天是夏季最热的时候，阳气生于春，旺于夏，因而葛琳仪在“三伏”时节治疗喘证缓解期的患者时，遵循“春夏养阳”的原则，投以温肾纳气之品，以“冬病夏治”；同时，冬主藏精，冬季是一年四季中进补的最好季节，此时通过辨体结合辨病辨证施以冬令膏方调治为最佳。

3. 亚健康状态时

随着中医养生文化兴盛发展，综合运用中医“天人合一”的整体观，推出中医体质学说理论与中医调理方案，其谓之辨体养生。辨体养生主要是针对亚健康的人群，指机体虽无明确的疾病诊断，却表现出明显的疲劳感，活力、反应能力降低，适应能力减退，介于健康与疾病之间的一种健康低质量状态及体验。中医“三因制宜”的思想为亚健康人群的个体化诊疗提供了基本原则。而中医体质学说与辨证理论则有利于对亚健康状态进行辨识与分类。亚健康状态主要分为躯体亚健康、心理亚健康和社会适应亚健康，此类患者常常有不适症状，例如纳食减少、记忆下降、容易疲劳、情绪焦虑、郁郁寡欢等，但理化检查提示无病理变化。葛琳仪认为这些不适症状常与患者气虚质、阴虚质、痰湿质、气郁质等体质相关，通过辨体养生，可以防止疾病发展，即未病先防。中医丰富多样的治疗方法如中药、针灸、推拿、拔罐、食疗养生等也为亚健康的干预提供了手段。

（四）三位合一，灵活应用

葛琳仪在继承“辨病为先、辨证为主”的中医传统思辨模式下，重视体质因素对于病、证的影响，形成辨病、辨证、辨体三位合一的思辨模式。临证时重视辨证思路的建立，明了辨病、辨证、辨体三者各自的优势所在，如有病无证须重视辨病论治，掌握疾病的发展规律，截断恶化趋势；有病有证则以辨病为先，辨证为主，抓住病机，结合辨体，精准论治；“治未病”时需辨体论治，健身强体。辨病、辨证、辨体的有机结合，灵活运用，是中医诊疗模式的进一步完善，是中医治疗思路的进一步扩展。由此葛琳仪指出，尽管随着时间的迁移，古今的疾病谱已发生显著的变化，但谨守“三位合一”的多元思辨模式，以不变应万变，是确立治则治法的前提，是确保临床疗效的基础。

第三节 善以和为法

治法是在一定的治疗原则指导下，针对不同病证所采用的治疗方法。葛琳仪衷“正本清源”的治则理念，结合当下的疾病谱特点，治疗上多以清邪热，调气机，消郁滞等法开郁逐邪，兼补法为守，故善用和法以固本安正，并进一步阐发，形成以“和”为法的治疗理念。

一、中医论“和”法

（一）狭义之和法

成无己在注解《伤寒论》小柴胡汤的治法中提到，“伤寒邪在表者，必渍形以为汗；邪在里者，必荡涤以为利；其于不内不外，半表半里，既非发汗之所宜，又非吐下之所对，是当和解则可矣”（《伤寒明理论》）。程钟龄承成氏之说，在《医学心悟》中论“和法”曰：“伤寒在表者，可汗；在里者，可下；其在半表半里者，惟有和之一法焉。仲景用小柴胡汤加减是已。”因此狭义和法是指和解少阳，专治邪在半表半里少阳证的治法。小柴胡汤作为代表方，治疗邪在少阳，经气不利，郁而化热所致的少阳证，为少阳枢机之剂，和解表里之总方。

（二）广义之和法

戴北山在《广温热论》中指出：“寒热并用之谓和，补泻合剂之谓和，表里双解之谓和，平其亢厉之谓和。”何廉臣在《重定广温热论》曰：“凡属表里双解，温凉并用，苦辛分消，补泻兼施，平其复遗、调其气血等方，皆谓之和解法。”广义和法，泛其义为“和其不和”之法，包括和解与调和，和解是指和解少阳，调和是指通过调和阴阳、表里、寒热、虚实、升降等对立、相持的病机矛盾关系，纠正人体之偏，通调人体表里、上下，平其寒热、燥湿，

调其升降、开阖，使人体阴阳、脏腑气血津液等自然而然归于和谐。

二、葛老谈“和”法

“和者，天地之正也，阴阳之平也，其气最良，物之所生也。诚择其和者以为大得天地之奉也”（《春秋繁露·循天之道》）。“和”是一种境界，一种状态。人之阴阳，于动态中求平衡，其最佳状态为之“和”。中医学以“和”为本，追求“内外调和”的生命最佳状态。《素问·生气通天论》曰：“凡阴阳之要，阳密乃固，两者不和，若春无秋，若冬无夏，因而和之，是谓圣度。”葛琳仪认为，阴平阳秘是机体最佳的稳定态，这种稳态一旦被打破，机体便出现疾病，治疗疾病就是应用各种方法、手段使之重新达到稳态，并由此阐发形成“自和”观与“他和”观。

（一）“自和”观与“他和”观

1.“自和”观

《灵枢·刺节真邪》：“六经调者，谓之不病，虽病，谓之自已也。”《素问·大奇论》：“肝脉惊暴，有所惊骇，脉不至若瘖，不治自已。”《素问·通评虚实论》：“帝曰：癫疾何如？岐伯曰：脉搏大滑久自已。”《黄帝内经》中所论述“疾病不治自已”的思想充分体现了“自和”的理念。

张仲景在《伤寒论·辨太阳病脉证并治》指出“凡病，若发汗，若吐，若下，若亡血，亡津液，阴阳自和者，必自愈”。而柯琴在《伤寒来苏集·五苓散证》进一步发挥道：“欲其阴阳自和，必先调其阴阳之所自。阴自亡血，阳自亡津，益血生津，阴阳自和矣。”阴阳自和，是机体自我调节与和谐的一种本能的高度概括，是人体内阴阳二气在生理状态下的自我协调和病理状态下的自我恢复，是维持健康、趋于康复的内在动力。中医学认为，人的生命过程中会受到来自于自然、社会环境等因素变化的刺激，而人体脏腑、经络、气血将随之做出与其相适应的调整，形成相应生命状态。而对此生命状态的形成起重要作用的是人体的自和能力，如天热时出汗、天冷时毛孔紧缩等，即是通过自身状态的调整适应环境（气候）的变化；如北方人形体多壮实，腠理致密，东南之人多体型瘦弱，腠理疏松等，即是通过自身状态的调整适应环境（地域）的变化。

葛琳仪认为，我们应该充分重视“阴阳自和”能力，对于“未病之人”

调护的关键是增强“阴阳自和”的能力，如“春夏养阳”、“秋冬养阴”就是考虑到四时对机体阴阳状态的影响，顺四时养生。同时，葛琳仪十分重视中医体质学说在养生保健中的运用，因体质的偏颇，即代表其“阴阳自和”能力的减弱。而任何偏颇的长期存在，必将导致阴阳失衡，导致疾病的产生，因此，“治未病”时更需“辨体施治”。先天禀赋出生后已无法改变，那后天因素就尤为关键，如重视饮食习惯、生活习性、运动、情志等因素在调整体质方面的作用，以达到“不药而愈”的效果。因而葛琳仪常在患者病情控制后，建议逐渐减少服用的药量或停药，依靠其“自和”能力康复如初。对于慢性咳喘患者，教给他们如何做“呼吸操”以锻炼肺活量；通过背部拍打，增加肺部的血液循环以利于痰液的排出和炎症的控制；并根据各自体质制定适合的饮食宜忌和运动方式；告诫慢性胃肠病的患者，“三分治疗七分养”，平时要保持心情舒畅，提倡饮食。

除了阴阳自和外，还存在着五行生克制化。五行生克制化的自我调控效应，保证了五行之间的动态的平衡协调，保证了万物的有序生化，并保持着整体的协调与平衡。《伤寒论》曰：“夫天布五行，以运万类，人禀五常，以有五脏。”对于自然界来说，五行生克制化是维持其生态平衡；对于人体来说，则是维持着五脏的动态平衡，从而保证生命活动的正常进行以及病理状态下的自我恢复。如王履在《医经溯洄集·亢则害承乃制论》提到：“人之气也，固亦有亢而自制，苟亢而不能自制，汤液、针石、导引之法以为之助。”若五脏尚能“自制”，虽病仍可自愈；倘若“亢而不能自制”，只须借助于“汤液、针石、导引”等治疗手段促其“自制”。

宇宙与人都存在着一个维持或修复“和”的自我调控机制，即所谓的“自和”机制。由于人体自我调控机制的存在及运行，使得疾病有自愈的可能。而人体“自和”的调控机制是病愈的内在基础。

2.“他和”观

“他和”是指外在刺激或体内的应激超过了阴阳的调节能力，导致人体的脏腑、经络、气血的功能出现了偏颇，并处于“阴阳失衡”的状态，此时不仅“阴阳自和”的能力衰减，而且仅靠“阴阳自和”的能力已无法使机体恢复“阴平阳秘”的生命状态，故需借助药物等治疗手段的干预以恢复其自和，回到阴阳协调的健康状态。

《素问·血气形志》曰：“形乐志苦，病生于脉，治之以灸刺。形乐志乐，病生于肉，治之以针石。形苦志乐，病生于筋，治之以熨引。形苦志苦，病

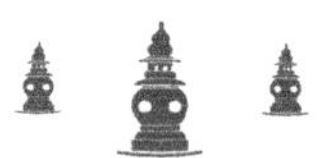

生于咽嗌，治之以百药。形数惊恐，经络不通，病生于不仁，治之以按摩醪药。”葛琳仪认为，现代治疗手段非常丰富，中医有中药内服外用、针灸、推拿等手段，西医有西药、手术等手段。而“他和”的关键是“循生生之道”顺应人体“阴阳自和”的趋势，本于气的升降出入调和阴阳、表里、虚实、寒热等证候，从而治愈疾病。

葛琳仪以擅治肺系、脾胃系、老年病、慢性病、疑难杂病著称，她认为当今时代不仅疾病谱发生了很大的变化，人们就诊的时机也各不相同，在现代医学快速发展的今日，求治于中医者，往往为西医不效的慢性病、老年病及疑难杂病，多属中医复杂多变的内伤病范畴，从中医病因病机学角度审视，以因病（邪、实）致虚（正、本）、由虚挟实之本虚标实、虚实错杂的病理状态为多见。治疗上既不专于祛邪，也不专于扶正，往往需要同时照顾阴阳、表里、寒热、虚实、气血、脏腑诸方面的情况而进行全面的、综合的但又较和缓的调整，即“病有在虚实气血之间，补之不可，攻之又不可者，欲得其平须从缓治，故方有和阵”的运用原则。

葛琳仪认为，中医要讲治法，必先明确辨证。八纲辨证是各种辨证的纲领，适用于任何病证，以阴阳、表里、寒热、虚实来概括各种病证具体病机的共性。

下面介绍八纲析“和”法。

1）阴阳：《素问·阴阳应象大论》说：“善诊者，察色按脉，先别阴阳。”《类经·阴阳类》言：“人之疾病……必有所本，故或本于阴，或本于阳，病变虽多，其本则一。”《景岳全书·传忠录》亦言：“凡诊病施治，必须先审阴阳，乃为医道之纲领，阴阳无谬，治焉有差？医道虽繁，而可以一言蔽之者，曰阴阳而已。”阴证与阳证是根据阴与阳的基本属性而划分的，还可以用于归纳疾病的病位、病性和病势，故疾病虽多，不出阴阳，阴阳具化而成六变即表里寒热虚实，由此可见阴、阳在辨别病证的重要性，是八纲的总纲。正如《素问·至真要大论》所言“谨察阴阳所在而调之，以平为期”，故调和阴阳是治疗的根本。

2）表里：《素问·调经论》曰“五藏，故得六府与为表里。”《素问·血气形志》云：“足太阳与少阴为表里，少阳与厥阴为表里，阳明与太阴为表里，是为足阴阳也。手太阳与少阴为表里，少阳与心主为表里，阳明与太阴为表里，是为手之阴阳也”表与里是相对的概念，如皮肤与筋骨，皮肤属表，筋骨属里；脏与腑，腑属表，脏属里；经络与脏腑，经络属表，脏腑属里；经络中三阳经与三阴经，三阳经属表，三阴经属里等。就疾病而言，表里是相对立的病位。素有内伤杂病的患者，病位在里，但因久病体弱，为“虚人”，常易受外邪侵袭，如《灵枢·百病始生》所言：“风雨寒热，不得虚，邪不能独伤人。卒然逢疾风暴雨而不病者，盖无虚，故邪不能独伤人。此必因虚邪之风，与其身形，两虚相得，乃客其形。两实相逢，众人肉坚，其中于虚邪也，因于天时，与其身形，参以虚实，大病乃成。”故疾病常表里同病。然在表者汗而发之，在里者攻而去之，若表里同病者，则须和而治之。代表方如葛根黄芩黄连汤，出自《伤寒论》，由葛根、黄芩、黄连、甘草组成；功能解表清里；主治表证未解，邪热入里证，身热，下利臭秽，胸脘烦热，口干作渴，或喘而汗出，舌红苔黄，脉数或促。方中葛根外解肌表之邪，内清阳明之热，又升发脾胃清阳而止泻升津，使表解里和，黄芩、黄连苦寒清热，厚肠止利，甘草甘缓和中，调和诸药。四药合用，外疏内清，表里同治，使表解里和，身热下利自愈。

3）寒热：《素问·阴阳应象大论》曰：“阳盛则热，阴盛则寒。”《素问·调经论》云：“阳虚则外寒，阴虚则内热。”寒热是阴阳盛衰的反映，是疾病性质的体现。现代人常过食生冷寒凉，或内伤久病损伤阳气等，导致寒邪内生；而寒邪又可郁而化火，或又因其他如七情过激，郁而化火，或饮食不节，积滞化热，或房劳内伤，劫阴夺精等，导致火热内生，故疾病常寒热错杂。然寒者热之，热者寒之，若寒热错杂者，则须和而治之。代表方如半夏泻心汤，出自《伤寒论》，由半夏、干姜、黄芩、黄连、人参、大枣、甘草组成；功能寒热平调，散结消痞；主治寒热互结之痞证，心下痞，但满而不痛，或呕吐，肠鸣下利，舌苔腻而微黄。方中半夏散结除痞，降逆止呕，干姜温中散寒，黄芩、黄连泄热开痞，人参、大枣甘温益气，以补脾虚，甘草补脾和中而调诸药。诸药相伍，使寒去热清，升降复常。

4）虚实：《素问·调经论》：“百病之生，皆有虚实。”《素问·通评虚实论》：“邪气盛则实，精气夺则虚。”《景岳全书·传忠录》：“虚实者，有余不足也。”辨别虚实是了解正气强弱和病邪盛衰的依据。病邪和正气在疾病过程中呈相互斗争的状态，若由于疾病失治误治，以致病邪久留，会损伤人体正气，导致虚实夹杂。而正气虚弱，脏腑功能低下，无力驱邪外出，或导致气、血、津液等不能正常运行，从而产生气滞、血瘀、痰饮、水湿等实邪停留体内，则亦导致虚实夹杂。然虚者补之，实者泻之，若虚实夹杂者，则须和而治之。代表方如健脾丸，出自《证治准绳》，由人参、白术、茯苓、甘草、山药、肉豆蔻、木香、陈皮、砂仁、六神曲、麦芽、山楂、黄连组成；

功能健脾和胃，消食止泻；主治脾虚食积证，食少难消，脘腹痞满，大便溏薄，倦怠乏力，苔腻微黄，脉虚弱。方中人参、白术、茯苓补气健脾运湿以止泻，山楂、六神曲、麦芽消食和胃，肉豆蔻、山药健脾止泻，木香、砂仁、陈皮理气开胃，醒脾化湿，黄连清热燥湿，以除食积所生之热，甘草补中益气，调和诸药。诸药共用，使脾健、食消、气畅、热清、湿化。

（二）葛老用“和”法

八法中，汗、吐、下三法以祛邪为务，补法专司扶正，温、清之法专祛寒热，消法专攻壅滞；而对于阴阳、脏腑、气血、寒热、升降等相互间关系的“失和”，需要2种或2种以上治法的有机的组合，以兼顾病机矛盾的双方或多方。因此，葛琳仪常用“和法”以论治现代疾病。

（1）“和”法在肺系的运用：对于属中医范畴的“咳嗽”、“喘证”、“肺胀”（慢性支气管炎、慢性阻塞性肺疾病）等慢性肺系疾病，在其慢性迁延期，机体功能紊乱，抗病能力较差，此时脏腑机能一时难以复原，病邪亦退之不净。病情表现多属虚实夹杂证，正虚多以肺、脾、肾气虚为主，邪实则以痰热内壅为患，故以补气扶正、豁痰祛邪为治，方选参苓白术散、补肺汤合苍术二陈汤加减，在黄芩、蒲公英、野荞麦根、浙贝、杏仁、半夏、苍术、陈皮等清热化痰的基础上，加入潞党参、茯苓、白术、黄芪、薏苡仁、猪苓等健脾益气、淡渗利湿，同时还十分重视补肾纳气以平喘，往往加入补骨脂、枸杞子平补肾之阴阳。清热化痰与健脾、补肾，看似矛盾的两个对立面，但只要选择适宜的时机合理配伍，实乃“治病求本”的根本所在，此“和”法之妙也。

（2）“和”法在脾胃病的运用：临床上脾胃病者以慢性居多，脾胃不和、肝胃不和、肝脾不和较为常见。脾气虚弱，运化失司，则中焦壅滞，以至于胃气不得和降，反之胃气不降，又影响脾之运化升清，两者互为因果；治疗时常需通补兼施，寒热并调等。方选四君子汤、温胆汤合良附丸等加减，常用太子参、炒白术、茯苓、薏苡仁、扁豆以补之；用香附、娑罗子、苏梗、陈皮、枳壳以通之；用高良姜、肉豆蔻、姜半夏、乌药、草果以温之；用黄芩、蒲公英、石菖蒲以清之。同时脾胃属土肝属木，“土得木而达。”（《素问·宝命全形论》）。若情志失调，或因怒、因郁等导致肝失疏泄，必然影响脾胃气机的升降出入，久之导致脾胃不和，运化失常。故治疗上常以疏肝理气与健脾和胃并用。方选柴胡疏肝散、金铃子散和香砂六君子汤加减，常用柴胡、郁金、制香附、延胡索、川楝子、佛手、玫瑰花，广木香、娑罗子、枳壳、陈皮等疏肝理气之品及太子参、茯苓、炒白术、甘草等健脾和胃。同时葛琳仪在接诊此类患者时常常倍加耐心予以情志疏导，以求缓解其紧张、抑郁、焦虑等状态，以获得更理想的治疗的效果。

（3）“和”法在老年病的运用：五脏虚损，精、气、神渐衰是老年人的生理特点。老年人随着年龄的增长，脏腑功能生理性的衰退，导致机体调节适应能力降低，抗邪之力减弱，故外易感邪气，内易生积滞。多以肝脾肾三脏虚损为病之本，痰浊、瘀血、气滞等为病之标。临床上往往多病共存，故治疗时须标本兼顾，虚实同治。如同时患有中风（脑梗死）、胸痹（冠状动脉粥样硬化性心脏病）的老年患者，脾肾两虚为其本，痰浊瘀阻为其标，取法补气活血、祛痰通络，方选补阳还五汤、牵正散合血府逐瘀汤、栝蒌薤白半夏汤等，常用黄芪、茯苓、炒白术、桑寄生、怀牛膝健脾补肾，桃仁、红花、当归、赤芍、地龙活血祛瘀，姜半夏、胆南星、栝蒌、薤白、僵蚕、全蝎祛痰通络。老年患病多是体虚而为，因虚致病，虚实夹杂，故治疗宜攻补兼施，祛邪不伤正。

（4）“和”法在癌症的运用：目前求治于中医者的癌症患者，大多数是在西医手术、放化疗后，已损伤人体正气，故正气内虚、脏腑精气累损是其病理基础，而气滞、血瘀、痰湿、蕴毒等标实之证的显现或因疾病本身，或因术后、放化疗后的副作用，或因情志抑郁，导致脏腑气血阴阳功能失调等原因所致。因此治疗时须攻补兼施，虚实兼顾。如治疗肺癌时，在黄芩、野荞麦根、蛇舌草、七叶一枝花、山慈菇、白毛夏枯草、鱼腥草等清热解毒的基础上，常配合沙参、麦冬、天花粉、羊乳参等以养阴润肺；治疗胃癌时，在藤梨根、七叶一枝花、蒲公英、蛇舌草、猫爪草等清热解毒散结的基础上，常配合石斛、太子参、米仁、山药等益气健脾。对于情绪不佳、气滞明显者，酌加柴胡、香附、郁金以疏肝理气。

面对现代常见疾病谱中表里寒热虚实等病情复杂多端的内伤杂病，葛琳仪善用和法以论治，以“和”作为根本出发点和最终目标，治疗时充分重视人体自和的能力，也清晰地认识到当人体偏离稳态轴，不能自行恢复时，则必须及时通过治疗，使之恢复稳态，回到阴阳协调的平衡状态。

第四节 主用药简练

对于临证时的遣方选药，葛琳仪主张须用药简练、轻重有度，务切病情，

既守法度，方从法出，又不拘泥，崇尚实践，力求法捷效速。同时强调结合现代药理对于辨病用药的优势，扬长避短，优势互补，方可用药精也。具体主要体现在辨证用药、辨病用药、经验用药这三方面。

一、辨证用药，随证化裁

葛琳仪常强调，辨证论治是认识疾病和解决疾病的过程，辨证是论治的前提，论治是辨证的目的，方药则是治病的利器。通过对《黄帝内经》、《伤寒杂病论》等经典的学习，发展历代医家经过长年累月的经验总结，在辨证用药时审证求因，重视疾病的动态变化和三因制宜，提倡传统中医经典的辨证论治方式，即辨证立法、方证相对、据方遣药。

方从法出，法随证立，辨证立法是组方用药的重要原则。证有种种，法必有种种，立法须与辨证一致，遣方用药才能不误。故辨证立法的关键首先是辨证。清·林佩琴曾言："司命之难也在识证，识证之难也在辨证，识其为阴为阳，为虚为实，为六淫，为七情，而不同揣合也。辨其在经在络，在腑在脏，在营卫，在筋骨，而非关臆度也。"要想把证辨清辨明，须有深厚的理论基础，即掌握各种辨证大法，如八纲辨证、脏腑辨证、六经辨证，卫气营血辨证，气血津液辨证等，皆必了然于心，全面把握各种辨证方法的内容与特点，方能各施其用，左右逢源。证既辨明，法随证立。历代医家在长期的医疗实践中总结创制出众多治法，如《素问·至真要大论》云："寒者热之，热者寒之，微者逆之，甚者从之，坚者削之，客者除之，劳者温之，结者散之，留者攻之，燥者濡之，急者缓之，损者温之，逸者行之，惊者平之，上之下之，摩之浴之，薄之劫之，开之发之。"但具体选用何法，须"适事为故"，即皆依据病情而定。

方证相对的思想源于《伤寒杂病论》。张仲景在《伤寒杂病论》中所提方多数都是证以方名、方由证立，方证一体，如麻黄汤证、桂枝汤证、柴胡汤证等这般以方名证之提法。《伤寒论》通脉四逆汤方后注云："病皆与方相应者，乃服之"。可见方证体系的特点是病下系证，证下系方，方随证出，辨证论治，理、法、方、药一体。唐代孙思邈采用"方证同条，比类相附"的方法，在《千金翼方》中将《伤寒论》重新整理编撰，建立了方证相对的方证体系。清代朱肱在《类证活人书》中将方证称为"药证"，对方证相对作了明确的阐述，指出"所谓药证者，药方前有证也，如某方治某病是也"，"须是将病对药，将药合病，乃可服之”。又随后提及“伤寒有证异而病同一经。药同而或治两证。类而分之。参而伍之”，提出证异病同、药同证异需要分类、参考，即是对同病异治、异病同治较为早期的解读认识。宋代孙奇等在校正《金匮要略》时指出：“尝以对方证者，施之与人，其效若神。”朱震亨在《局方发挥》中载：“据证验方，既方用药”。可见，“方证相对”的关键是病机层面上的对应，强调了“理法方药的统一”，具有针对性强和执简驭繁的特点，是临床取效的关键。

因此，不管是辨证立法，还是方证相对，其辨证用药的关键都在于抓住病机，对此仲景作了相应的详解，提出“观其脉证，知犯何逆，随证治之”，如在使用小柴胡汤时提及“但见一证便是，不必悉具”，即点明在使用小柴胡汤时，像口苦、咽干、目眩、往来寒热、胸胁苦满、默默不欲饮食、心烦喜呕等症状不是同时出现，或仅见其中几种症状，但只要是辨证属于少阳病，邪在半表半里的，都可使用这“少阳枢机之剂，和解表里之总方”。临床上发病过程往往错综复杂，因而治疗上一定要透过现象抓住本质，明确病机，方可辨证精准，选方用药适宜。具体而言，“证”是对病机的概括，而不是简单的“对症用方”，需要做到辨病、辨证、辨体“三位合一”，从整体性去理解“证”与“方药”的关系。

此外，要有恒动的辨证观。张仲景在《伤寒论》中有时需要先后运用到数个方剂，如患者有“下利，腹胀满，身体疼痛者，先温其里，乃攻其表。温里四逆汤，攻表桂枝汤”。即这种情况需要先用四逆汤温其里，待真阳得复，下利止而腹满消，表邪或可自解。倘若里虽和而表未解，可再治其表，用桂枝汤治疗。此为疾病在发展过程中由于病机改变、药物的干预、或者失治、误治等导致证候发生了变化，因此须恒动辨证方可谨守病机，以便及时改变立法选方用药。如葛琳仪治疗高热病人，若见发热恶寒、肢体疼痛等症，辨证属太阳少阳合病者，常使用柴胡桂枝汤和解少阳，调和营卫。而对于邪气尤甚，入里化热，症见发热，口渴欲饮，咳逆气急等则用麻杏石甘汤宣泄郁热，清肺平喘。

最后在据方遣药方面，葛琳仪认为拟方用药的过程是辨证过程的体现与延续。临床上因患者症状复杂，或出现多个证候相杂，葛琳仪注重辨主证用药外，也重视合方的运用及加减用药。合方之用必在于单方不解时，需据证立方，药证相对。仲景使用合方有桂枝麻黄各半汤、桂枝二越婢一汤、柴胡桂枝汤、桂枝去芍药加麻黄细辛附子汤等，葛琳仪使用经方合用时强调选方

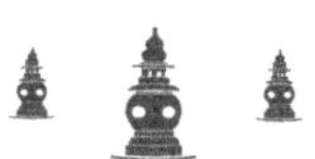

需精准，注意哪两方相合、比例如何与药味增减等。同时用药须结合辨体及根据“未病先防、已病早治、既病防变、瘥后防复”的“治未病”思路确定剂量及加减，方可用药简练有效。如对于肺系疾病的用药，葛琳仪重视八纲辨证，在治疗肺系疾病时，对于风热表证，常用银翘散、桑菊饮等；药用金银花、连翘、黄芩、桑叶、野菊花、牛蒡子、荆芥、防风类；对于热邪犯肺者，麻杏石甘汤是常用方剂，另可加黄芩、野荞麦根、蒲公英；若痰热壅盛，在清肺的基础上选鱼腥草、七叶一枝花、三子养亲汤与葶苈大枣汤加减合用；如外感风热不解、入里壅肺，此时虽以清肺为主，但仍可参以解表透热，方用麻杏石甘汤为主合银翘散；若表证已解，痰热内蕴，咳喘气急，则以麻杏石甘汤与三子养亲汤等合方。在确立病机、选定方剂后，择药惯以用药精炼为要，合理配伍。

诚如范文甫所说：“用药如用兵，将在谋而不在勇，兵贵精而不在多，乌合之众，虽多何用！治病亦然，贵在辨证明，用药精耳。”用药精的关键在于正确全面掌握中药理论。中药理论主要有四气、五味、归经、升降浮沉等，在临床用药时，必须全面结合起来考虑。疾病的病性或属寒、或属热、或属虚、或属实，病位或在脏、或在腑、或在气、或在血。而“药以治病，因毒为能，所谓毒者，因气味之有偏也。盖气味之正者，谷食之属是也，所以养人之正气。气味之偏者，药饵之属是也，所以去人之邪气，其为故也，正以人之为病，病在阴阳偏胜也”（《类经》）。葛琳仪指出，药物的性能各有偏重，或气同味不同，或味同气不同，或气味相同而质地有别，或趋向有异，因此形成药物作用的多样性和复杂性。如荆芥、葱白和丁香、小茴香，性味均为辛温，但荆芥、葱白为辛温解表药，趋向于上，适用于外感风寒表证；丁香、小茴香属于温里药，趋向于里，适用于里寒证。这种差异是药的特性决定的。因此，在组方、选药时，既要全面掌握药物的四气五味、升降浮沉、归经理论，又要认识它们之间的关系；既要掌握药物性能的共性，又要区别它们的特殊性；既要掌握药物固有的性能，又要了解药物炮制配伍或引经药的性能和作用趋向。只有充分学深学透每味中药，临证时才能随证化裁，效如桴鼓。

二、辨病用药，寓“理”于方

葛琳仪认为，在现代医学高度发展的今天，中医人在辨病论治时须衷中参西，掌握辨中医病的同时，参以诊西医病。中医、西医辨病分别从宏、微观不同的角度认识疾病，各有优势，因此主张辨病用药时亦宜衷中参西，宏、微观结合，寓“理”于方地运用中药以更精准的诊治疾病。

中医辨病用药早在《五十二病方》即有论述，如用“石韦”治“石癃”、用“李实汁”治“痉病”等。《黄帝内经》亦以辨病用药为主要治疗形式，如以鸡矢醴治鼓胀，生铁落饮治怒狂，泽泻饮治酒风等，均根据病名而采取治疗用药，初具专病专方的特点。张仲景在《伤寒杂病论》中也多涉及辨病用药，如他在书中的每一章节均以辨某某病脉证并治为题进行论述，以及用茵陈治黄疸，用蜀漆疗疟疾，用百合治百合病等，均体现着辨病论治、专病当用专药的涵义。针对专病所进行的专方、专药治疗历史渊源流长，是中医学论治疾病的重要内容。正如徐大椿在《兰台轨范·序》中云：“欲治病者，必先识病之名，能识病之名而后求病之所由生，原其所由生，又当辨其生之因各不同，而病症所由异，然后考虑其治之法，一病必有主方，一病必有主药。”这些专方、专药对疾病的治疗有很强的针对性，可以大大提高临床疗效。如葛琳仪和团队成员在“防治老年慢性支气管炎”的研究中，总结出七叶一枝花具有明显的清肺化痰平喘作用，是治疗咳喘的有效药，遂将该药研粉，分成 3g 一包，痰热咳喘较甚时服用 1 包多能奏效。同时对于便血患者使用仅由紫珠草、蒲公英、檵木三味药物组成的“止血Ⅰ号”止血（该内容在第三章第二节有详细阐述），总有效率高达 89.10%[6]。此即为专病专药、专病专方之体现。鉴于“止血Ⅰ号”对于治疗便血（上消化道出血）的良好疗效，1992 年葛琳仪主持组织的“止血Ⅰ号的研究”项目获浙江省医药科技进步奖三等奖。

辨病时衷中参西，结合西医的疾病诊断，可以更好地了解疾病的发展趋势，掌握治疗的主动权。在辨病辨证施治的同时，也能衷中参西，则能使遣方用药更精准、更简练。辨西医病使用中药的历史虽不长，但发展十分迅速。随着 16 世纪到 19 世纪时期，西方医学传入中国，化学药物、针剂开始在国人中使用。20 世纪初，在“洋为中用”等新思潮的推动下，开始出现了中医与西医互补、中西医结合的医学模式。张锡纯在《医学衷中参西录》中运用专药与西法断病相结合，如他认为鸦胆子有“消除痢中原虫之力也”，凡诸痢均可用之。鸦胆子也可治毒淋，在“毒淋汤”一方中指出“今人治毒淋，喜用西药悍猛之品，以其善消淋证之毒菌也。不知中药原为善消此等毒菌，更胜于西药者，即方中之鸦胆子也。盖鸦胆子味至苦，而又善化瘀解毒消热，

其能消毒菌之力，全在于此”。

葛琳仪在辨病用药时，宗“衷中参西”思想，在辨病辨证施治，整体调整机体阴阳平衡的同时，根据历代医家用药经验及现代药理研究结果，选择针对疾病有效的药组入方，以提高中医诊治的有效性。有关中药的现代药理研究，是对中药效用的一种新认识。如屠呦呦教授从葛洪《肘后备急方》：“青蒿一握，以水二升渍，绞取汁，尽服之”治疟疾疗效显著而得到启发，同时参考历代医家辨治疟疾的方药及用法，发现并提取了有特效的青蒿素。黄连有清热燥湿，泻火解毒之功效，黄连提取物小檗碱[8]对多种细菌如痢疾杆菌、结核杆菌、肺炎球菌及白喉杆菌等都有抑制作用，其中对痢疾杆菌作用最强，现在用黄连治疗细菌性胃肠炎、痢疾等疾病已成了不争的事实。这也是对专病专药治疗的最好诠释。

葛琳仪在治疗“哮病”（支气管哮喘）时，认为其发病与免疫反应有关，患者多为特禀性体质，常伴有其他过敏性疾病，在采用分期、分型辨证论治的同时，常配以祛风解痉之品，如徐长卿、露蜂房、蝉衣、地龙等，既取其祛风、解痉、解毒之传统功效，又发挥其现代药理研究结果所显示的抗过敏作用，以达到用药精而疗效好的目的。

随着现代医学对疾病的早期认识和干预治疗，辨病用药不仅要熟悉中药现代的药理作用，还要参合检查、检验结果，联系疾病病理变化。如葛琳仪在治疗中医辨病属“淋证”范畴（泌尿系结石）的患者时，经X线或B超等检查手段确诊后，虽无石淋、砂淋的临床症状及体征，治疗上仍常相应地选用金钱草、海金沙、鸡内金、郁金等进行溶石及排石以行早期治疗；治疗“肺胀”（慢性阻塞性肺气肿）患者时，因其病理变化表现为毛细血管床减少，肺小动脉内膜呈纤维性增生、肥厚，临床虽无血瘀之征象，治疗上仍会相应选用活血之品如当归、丹参、莪术等。尽管不是所有有关中药现代的药理作用，检查、检验结果，以及疾病病理变化都能作为中医遣方用药的依据，但通过不断地摸索、总结，寻找其规律，是能够把更多的现代医学的研究成果，结合到中医体系中来并为中医药研究者及临床工作者所用的。

因此，葛琳仪主张临床用药时既要汲取历代中医大家在专病专方、专病专药等方面的临床经验，又要结合现代医学对中药运用的扩展与延伸，从而充分凸显中药辨病用药方面的优势，辨病准确、治法遣方合理，选药精准，可使一药多效，用药精而疗效好也。

三、经验用药，广师求益

葛琳仪常宗“医者意也”之言，强调临证时要具儒家参悟之性、灵活化裁之技，在辨证、辨病用药的基础上，广罗各中医大家及民间的经验用药，结合自己的临床实践加以总结、升华，并擅用药对，取其相须相使之功，以求药精而效捷。

药对是历代医家长期医疗实践的经验总结，是方剂配伍的组成部分之一，其组成并非是随意两药的相加，而是以中医基本理论为原则，依据一定的病证而选取特定的治法，针对治法选择性地应用与之性味、功用相匹配的两味中药。其组成简单却具备配伍性的基本特征，体现了中医遣方用药的特色优势，是复杂方剂组成的基础。药对的雏形源于生活实践，其理论的形成脱胎于《神农本草经》，而将其灵活运用与发展的是《伤寒杂病论》。《伤寒杂病论》载有的药对很多，如麻黄与桂枝、附子与干姜、半夏与生姜、茵陈与栀子、柴胡与黄芩等，均对后世产生深远的影响。

葛琳仪在学习历代医家的用药经验的基础上，根据自身的临床实践，既巧用他人的药对，也总结凝炼出自己的经验药对。如：人参叶配山海螺，人参叶益气生津，山海螺养阴润肺，两药相配共奏益气养阴清热之效，常用于慢性咽喉炎、慢性胃炎等气阴两虚之证；麻黄配杏仁，麻黄宣肺平喘，杏仁降利肺气，与麻黄相伍，一宣一降，以恢复肺气之宣降，加强宣肺平喘之功，用于治疗肺气郁闭之咳喘患者，每每获效；桔梗配前胡，取桔梗宣通肺气、前胡降气肃肺，一升一降共奏宣肃之效，适用于各种原因导致肺失宣肃引起的咳嗽病证；三角胡麻配生槐米，胡麻、生槐米具有清肝明目、凉血止血之效，现代药理研究证明两药合用具有降压利尿作用，常用于肝阳上亢之高血压病；枸杞子配玉竹，取枸杞子、玉竹养阴润燥生津之效，现代药理研究显示两药有类雌激素样作用，常用于更年期之阴虚型郁证、虚劳等；玄参配藏青果，玄参滋阴、凉血、散结，藏青果清利咽喉，两药相配共奏清热利咽之效，适用于咽痒、咽痹诸症。

同时，葛琳仪也积极吸取身边良师益友的用药经验。时至今日，恩师吴士元先生治疗淋证（急性肾盂肾炎）常用紫花地丁、蒲公英、瞿麦、萹蓄、石韦、黄柏、知母、王不留行；治疗太阴脾湿，常用苍术、厚朴以苦温燥湿的经验方及恩师杨继荪先生治疗咳嗽常用黄芩、野荞麦根及鱼腥草，俗称“清热三斧头”，配合宣肺止咳药物的经验，葛琳仪仍在使用，屡试不爽，都能

取得满意的疗效。

葛琳仪也善于不断总结自己的用药经验而临证时灵活配伍，如款冬、紫菀配百合，款冬、紫菀止咳化痰，百合润肺下气，常用于久咳不已或痰中带血者。对于老年人便秘，常由于阴精不足，以六味地黄丸为主方加减运用；对于肺系疾病伴便秘者，常用牛蒡子，有“提壶揭盖”之妙；对于肺热者，在使用杨老的“清肺热之主三斧”（葛琳仪常用蒲公英替代鱼腥草，认为清热作用更强）的基础上，若喘明显者加用七叶一枝花，痰多色黄者加用鱼腥草等。葛琳仪亦深悟“中医不传之秘在用量”之言，如煅龙骨、煅牡蛎用量需达 30g 才有很好的收敛止汗作用。

葛琳仪不光在临诊中结合中药的现代药理研究选药组方，还经常将自己多年的临床积累，分享给学生、同行。在葛琳仪的指导下黄真主持完成的课题“苏郁胶囊对抑郁动物脑神经递质及 NMDA 受体的影响”于 2010 年获浙江省人民政府科技进步奖三等奖；并获得两项国家发明专利：“一种抗过敏性鼻炎的中药组合物”（2009 年），“一种抗抑郁中药组合物及滴丸”（2010 年）。

第五节　尚以人为本

葛琳仪常常强调中医学虽属于自然科学的范畴，但同时具有浓厚的中国传统文化底蕴和特色，是一门以自然科学知识为主体、与人文社会科学等多学科知识相交融的医学科学。指出中医学具有阴平阳秘的恒动观、以人为本的生命观、以及善治未病的预防观等文化特征。医乃仁术，为医者须怀仁心，不断的修身养德，推崇“以人为本”、“以和为贵”的中国传统文化理念。

一、衷“以人为本”

我国古书中最早明确提出“以人为本”的是春秋时期齐国名相管仲。《管子·霸言》记载：“夫霸王之所始也，以人为本。本理则国固，本乱则国危。”在我国古文献中，“人”与“民”二字经常连用，合成为一个词组。如《诗经·大雅·抑》曰：“质尔人民，谨尔侯度，用戒不虞”，而与《诗经》齐名的《尚书》亦云：“民为邦本，本固邦宁。”所以，以人为本即以民为本。这是最初政治意义上的“以人为本”，后来延伸入医学中，形成为医者最基本的，也是最重要的理念。

（一）通达天地，尊重生命

《黄帝内经》为医学经典中的经典。《素问·宝命全形论》认为："天覆地载，万物悉备，莫贵于人。人以天地之气生，四时之法成……夫人生于地，悬命于天，天地合气，命之曰人。"《灵枢·玉版》亦说："且夫人者，天地之镇也。"《黄帝内经》在汲取了古代先哲的"人本"观念后，结合医学实践发扬光大，使"以人为本"成为《黄帝内经》治疗思想中重要的理念之一。尊重人的生命，以生命为本的观念，使得《黄帝内经》虽是医道，却尽显人道。其生命的观念绝不在生物机体层面上，整个《黄帝内经》从头至尾都洋溢着浓烈的生命意识，其间的生命之道不仅丰富而且自成体系。它视宇宙人生为一体，观天地以察人体，透周身而通宇宙，个体生命—群体生命（社会）—宇宙生命（自然）之关系，讲述透彻，故《黄帝内经》的医道充分体现着生命之道。

葛琳仪认为，"以人为本"，要懂得尊重生命，为医者，须谨记"医当医人，不只医病也"。人因天地之气生，受自然环境的孕育，感社会环境的熏陶，故面对人这一生命体时要通晓形神合一观，天人相应观，社会生命观，方能诊治不失矣。

1. 形神合一观

《灵枢·天年》云："人之始生……以母为基，以父为楯。"《灵枢·经脉》亦云："人始生，先成精，精成而脑髓生，骨为干，脉为营，筋为刚，肉为墙，皮肤坚而毛发长。"此形体生命之生也。形体是构成人体生命的一个最基本要素，但"血气已和，荣卫已通，五脏已成，神气舍心，魂魄毕具，乃成为人"（《灵枢·天年》）。正如明·张景岳在《类经·针刺类》所言："形者神之体，神者形之用；无神则形不可活，无形则神无以生"，可见人之生成，既要"五脏已成"，又要"魂魄毕具"，即形神皆备，"乃成为人"，即"形者，生之舍也，神者，生之制也"（《淮南子·原道训》）。因此形、神构成人的生命，葛琳仪指出养生、诊治疾病时对外养形，对内养神，才能"形与神俱，而尽终其天年，度百岁乃去"（《素问·上古天真论》）。

2. 天人相应观

《灵枢·本神》曰："天之在我者德也，地之在我者气也，德流气薄而生者也。"人类的生命源于天地阴阳之气的相互作用，遵循自然规律而生，

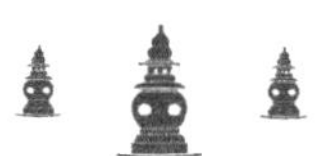

依赖自然物质而成，故“天地之大纪，人神之通应也”（《素问·至真要大论》）；“治化而人应之也”（《素问·气交变大论》）。因此人的生命是与大自然的变化息息相关的。人的生命是宇宙生命链中的一环，生息的规律，符合宇宙运动的规律，生理变化也是随着自然的变化而发生的。正如《素问·六微旨大论》所言：“天枢之上，天气主之；天枢之下，地气主之；气交之分，人气从之，万物由之。”人的生命活动处于天地气交之中，天地之气交互作用所形成的气候环境及其时序变化，是人类生存的基本环境要素，制约着人的生命活动。因此人的生命活动必须顺应时序气候的变化，即《灵枢·五乱》云：“五行有序，四时有分，相顺则治，相逆则乱”。葛琳仪强调养生与诊治疾病必须“法天之纪”、“用地之理”，顺应四时的寒暑燥湿变化及地域差异，即因时、因地制宜。这在第四章第五节的“四气论调，顺应天时”中已有较为详细的论述。

3. 社会生命观

《素问·疏五过论》曰：“凡未诊病者，必问尝贵后贱，虽不中邪，病从内生，名曰脱营。尝富后贫，名曰失精，五气留连，病有所并。医工诊之，不在脏腑，不变躯形，诊之而疑，不知病名。”人之所以与动物区别开来，在于人不仅是生命体，还有意识、有情感，并存在于和活动于一定的社会关系之中。因此虽然人体未受到邪气的侵袭，但社会环境、经济状况的剧变也会对脏腑经络功能产生较大影响，从而产生疾病。“大抵富贵之人多劳心，贫贱之人多劳力……劳心则中虚而筋柔骨脆，劳力则中实而骨劲筋强”（《医宗必读·富贵贫贱治病有别论》），“王公大人，血食之君，骄恣纵欲，轻人”（《灵枢·师传》），政治、经济地位的不同同时还会影响个体性格、体质的形成。由于社会环境的改变主要通过影响人体的精神情志而对人体的生命活动产生影响。因此葛琳仪常说为医者不仅要知晓医道之理，还要通晓事理人情，疏导病者情志精神，提高其对社会环境的适应能力，才能取得较好的疗效。

《素问·疏五过论》指出：“圣人之治病也，必知天地阴阳，四时经纪，五脏六腑，雌雄表里。刺灸砭石，毒药所主，从容人事，以明经道，贵贱贫富，各异品理，问年少长，勇惧之理，审于分部，知病本始，八正九候，诊必副矣。”人是自然界的产物，自然环境是人类赖以生存、繁衍的外在环境；人是群居动物，社会环境影响着人的身心健康。故葛琳仪指出为医者，须上知天文，下通地理，中晓人事，融合多学科的知识，才能多角度认知生命，全方位呵护生命。

（二）举止严谨，诊可十全

葛琳仪强调，严谨是做一名医生最需要的素质，工厂里的产品做坏了可以重来，但对待生命来不得半点马虎，如果患者的诊断治疗错误，这种失误是无法弥补的。正如孙思邈所云：“胆欲大而心欲小，智欲园而行欲方。《诗》曰：如临深渊，如履薄冰，谓小心也。”所以做医生一定要严谨，临床思维、医疗行为都要十分严谨，而葛琳仪自己也一直恪守这个行为准则。

2017 年，有位王姓患者高烧 2 周，当时浙江省和上海有名的感染科的西医专家虽经多轮会诊，病情仍无明显起色，遂邀请葛琳仪前去进行中医诊治。因患者年过百岁，已是期颐之年，且同时伴有基础疾病，病情十分容易发生变化。故诊治初期，葛琳仪每次只开三帖药，不顾自己年逾八旬，结束门诊工作后，趁着中午休息时间去看望病人，对于服药后的病情变化她都要求主管医生及时告知。有时病情反馈已是晚上 10 点，葛琳仪依旧认真询问情况，并及时给予指导意见。在葛琳仪认真负责的诊治下及相关医护人员的精心照顾下，患者很快恢复了健康。在病房工作时，葛琳仪每天要查房数次，病人的情况都了如指掌，甚至每次分泌物的状态都会详细记录，如消化道出血患者的呕吐物和大便的性状、颜色、数量，支气管扩张患者和肺脓疡患者每日的咯痰量与性质等，都亲自查看并记录在案，以便及时调整治疗方案。

“是以诊有大方，坐起有常，出入有行，以转神明，必清必净，上观下观，司八正邪，别五中部，按脉动静……逆从以得，复知病名，诊可十全，不失人情。”（《素问·方盛衰论》）明确指出医者必须德行高尚，心地纯正，举止庄重，精神专一，怀着对病人高度负责的精神去从事诊疗工作，庶有定见而不致差错。反之，“不十全者，精神不专，志意不理，外内相失，故时疑殆”（《素问·征四失论））[sic]，难免在诊治上出差错。“是故持脉有道，虚静为保”（《素问·脉要精微论》），诊病时患者宜精神平定，而医者则应凝神静志，调整脉息，一丝不苟，即“不可轻言谈笑，乱说是非，左右瞻望，举止忽略，此庸下之医也”（《古今医统大全·内经脉候》）。

二、守“以和为贵”

《论语·学而》言“礼之用，和为贵”。“和”自古以来便是中华民族人文精神的核心。《春秋繁露·循天之道》曰：“德莫大于和”。在古代先哲看来，和是至德，是大德。和不是同，和是人的道德品质的高境界。正如孔子强调："君子和而不同，小人同而不和。"君子之道在于肯定差异性，尊重差异性，尊重彼此的见解，但拒绝苟同，却又能相处融洽，故能和才是君子；而小人之道在于苟同，只求与别人完全一致，却不是真正的和谐贯通。故古代先哲"崇和"是既承认世界的差异性、多样性，但更追求不同或对立的事物之间的互动互应，追求从差异、对立，走向和谐、丰富，体现先哲对客观世界的一种积极与主动的哲学态度。

（一）仁心仁术，医患和谐

《素问·汤液醪醴论》强调："病为本，工为标，标本不得，邪气不服。"指出在病人与医生的关系上，病人为本，医生为标。病人须信赖医生，医生要精心为病人治病，医患和谐，才能战胜疾病。

晋代杨泉在《物理论》言："夫医者，非仁爱之士，不可托也；非聪明理达，不可任也；非廉洁淳良，不可信也。是以古今用医，必选名姓之后。其德能仁恕博爱，其智能宣畅曲解。……贯微达幽，不失细小，如此乃谓良医。"医学自古便是"仁"学，以"善"为核心；医学同时又是人学，医学中的人文精神不仅应该永存，而且医学越发展，越应该得到充分体现。葛琳仪认为，为医者，须加强修身，以促进医患和谐。正如《礼记·大学》所言："自天子以至于庶人，壹是皆以修身为本。"孔子曰："弟子，入则孝，出则悌，谨而信，泛爱众，而亲仁。行有馀力，则以学文。"故修身者，一是修德，二是修智。因此，应将"仁心仁术"四字作为医者的立身之则。

"仁心仁术"一词最早来源于"今有仁心仁闻，而民不被其泽，不可法于后世者，不行先王之道也"（《孟子·离娄上》）；"无伤也，是乃仁术也，见牛未见羊也"（《孟子·梁惠王上》），在此，"仁心"指的是"民被其泽"即老百姓受到君王的恩泽，"仁术"指的是"无伤也"即不伤害之术，"仁心仁术"指的是君王的为政之道，而后才引申至为医之道。《本草纲目》曰："夫医之为道，君子用之以卫生，而推之以济世，故称仁术。"《言医》曰："仁，即天之理，生之源，通物我于无间也。医以活人为心，视人之病，犹己之病。"故将为医之道称为"仁心仁术"，也就要求医者能惠泽世人，行"无伤"之术，而只有医术"精"，才能行"无伤"；能"视人之病，犹己之病"，救济天下。正如孙思邈所言："凡大医治病，必当安神定志，无欲无求，先发大慈恻隐之心，誓愿普救含灵之苦。若有疾厄来求救者，不得问其贵贱、贫富、长幼、妍蚩、怨亲善友、华夷、愚智，普同一等，皆如至亲之想，亦不得瞻前顾后，自虑吉凶，护惜身命，见彼苦恼，若己有之，深心凄怆，勿避险巇、昼夜、寒暑、饥渴、疲劳，一心赴救，无作工夫行迹之心，如此可为苍生大医。反此则是含灵巨贼”，此即是“仁心”的具体表现。

（二）德艺双馨，大医精诚

在葛琳仪五十余年的行医生涯中，针对各种疠气疫毒所致的瘟疫（如早期的流行性乙型脑炎、流行性感冒、1988 年的甲型病毒性肝炎、2003 年的非典），她总是或挺身而出、冲在临床第一线；或献计献策，亲率省内名老中医根据疠毒之气的致病特点，研讨、制定出行之有效的防治方药，并提供给省卫生厅，为有效地控制省内流行病的发生、发展作出努力。

从医五十余载，不论患者高贵贫贱，葛琳仪都一视同仁，精心诊治。同时偏爱开小方，追求疗效好、价格低、药味少，尽可能减轻病人的经济负担。曾有一位肾癌术后进行化疗的老年患者，一服用化疗药物便开始浮肿，半年的化疗期使他身形已完全走样。他找到了葛琳仪来进行治疗，“当时葛医师第一次给我开药，7 剂药还没几块钱，我吓了一跳”，让患者更加惊喜的是，“这么便宜的药效果却特别好”。而且诊疗中除开药外，葛琳仪还常常传授如何养生保健、运动锻炼、修身养性，全方位为患者着想。尽管每次出诊时病人不少，但葛琳仪总会亲切地对等候的患者说：“你来了啊，稍等我一会。”因此患者常说：“身为临床经验丰富的专家，一点架子都没有，我们坐在外面等着心情也是舒畅的。”经常有病人从外地赶来专门找葛琳仪看病，因此加号延诊更是常事，葛琳仪时常还会为病人垫付药钱，甚或为行动不便或重症患者出诊。而且葛琳仪看病认真仔细，十分关注患者的心理诉求。曾有一个患顽固性失眠的患者在服了葛琳仪开的药（“癫狂梦醒汤”加减）效果显著，而最为让她感动、安慰的是葛琳仪对她的心理疏导，使她还未吃药，病就好了一半。葛琳仪强调，诊疗过程中要讲究以人为本，要尽可能帮助患者拂去心灵的尘埃。身心同治是葛琳仪一贯的诊疗风格。

事了拂衣去，深藏身与名，只愿余生从医行。作为曾经主导改革的风云人物，葛琳仪退居二线后最大的心愿就是回归临床。她对中医事业忠心耿耿，辛勤耕耘、探幽索微，虽已耄耋之年，却仍为中医事业尽心尽力。目前她仍坚持每周 4 个半天门诊，每周接待患者 120 余人次。葛琳仪坦言：“把病人治好了我心里开心。”

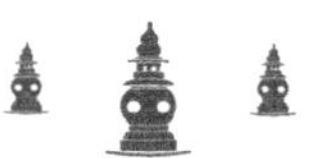

以人为本是中华传统医德最重要的思想基础和最突出的人文特征。从传说中神农、伏羲的“尝百草、制九针”，到张仲景的“勤求古训、博采众方”和孙思邈的“精勤不倦，大医精诚”，中华医德从久远的古代孕生并经历代医家“言传身行”而不断传承演进，经久不衰，以至成为医学和医疗事业持续向前发展的内在动力。在长期的历史发展过程中，我们的祖先在开展医疗活动的同时，催生了中华医学“以人为本”的原始医德。首先，中华传统医德将医学定位为“仁术”，赋予医学以仁慈至善的精神内涵；将医生良好的德性称为“仁心”，鼓励、鞭策医者以仁爱之心尊重生命、善待患者、博爱群生；将“德性”好的人或医德好的医生称为“仁人”。“仁心、仁术、仁人”是中华传统医德仁学内涵的三大要素，葛琳仪认为只有“心存仁义之心”的“仁爱之人”，才能将医学真正变成济世活人的“仁术”。

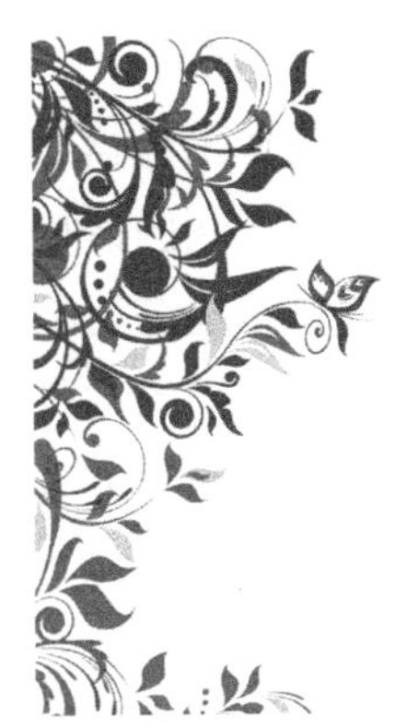

第六章

桃李天下

葛琳仪学有渊源、博采众长，形成了葛氏“三位合一、多元思辨”“谨守病机、善用和法”以及“用药简练、衷中参西”等独特的学术思想和临证特色。在近60年的临床、教育、科研中，培养了一大批中医人才，既有博士、硕士，更有临床一线的中医师；既有国内的莘莘学子，亦有来自日、韩、欧、美、东南亚的中医爱好者及慕名而来的学者。他们有的还在学校学习，更多的已步入临床，有的投身科研，更有的已为人师，成为专家、名医。

葛琳仪的影响不仅限于自己的学生、传承弟子，更广播于葛琳仪推动的医院、学校、教育改革所牵动的一批批医者与学生中间。至今，仍有许许多多的中医学子受益于她的学术传承及改革成果。

第一节　肺系奠基石

一、孕育呼吸科

浙江省中医院呼吸内科的成立和发展与葛琳仪及其所传承的杨氏内科有着密不可分的联系。呼吸科的奠基者，要追溯到20世纪70年代的学术带头人——“浙派中医现代三驾马车”之一的杨继荪先生，当时的浙江省中医院中医内科主任、浙江省中医院院长。杨继荪幼承家学，博采众长，师古而不泥古，尤其推崇“浙派中医”之“温病学派”的学术理念，认为浙江地处多山多水的亚热带地区，易于感受温热、温疫之邪。早年，杨继荪先生采用卫气营血辨证治疗属于“瘟疫”范畴的流行性出血热，积累了丰富的经验，随

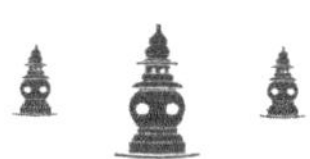

着疾病谱的变更，杨继荪先生在老年病、脾胃系特别是肺系疾病的诊治上有着极为丰富的经验，形成了病证合参、治病求本、衷中参西等的学术风格。在他的带领下，浙江省中医院较早进行中西医结合防治呼吸系统疾病的诊疗实践，并在当时承担全国肺心病协作组组长单位的任务。为了更好地进行临床研究，还成立了以肺系疾病为主要研究对象的中心实验室。作为杨氏内科的学术传承人，后续又涌现出了葛琳仪、徐志瑛、王会仍、宋康、蔡宛如、王真等诸多中医名家，他们见证着浙江省中医院呼吸科的不断成长、壮大。

葛琳仪 1962 年到浙江省中医院工作时，中医内科诊治的病种非常广泛，病房收治的病种不限。到了 20 世纪 70 年代，杨继荪先生调入浙江省中医院。随着全国“防治老年慢性支气管炎”工作的展开，“浙江省防治老年慢性支气管炎协作组”在杭州周边及台州、诸暨等地随访、治疗了上万名患者，取得了非常满意的成果。随着工作重点的转移，作为临床组组长的葛琳仪回到了浙江省中医院中医内科，在完成日常工作的同时，继续对肺系疾病开展进一步的研究。由于“慢性支气管炎”的病情容易反复、病程较长，因此当初搞“防治工作”时受惠的很多患者和不断增加的新病人都慕名找到浙江省中医院继续求医，因而肺系疾病的患者比例明显增多，诊治、研究肺系疾病的医生队伍不断壮大，葛琳仪与科室同道一起在主任杨继荪先生的支持下，将前期的大量研究经验和成果运用于临床，极大地提高了中医诊治肺系疾病的能力和疗效，在患者和同行中享有极高的声誉。同时，有关呼吸系统疾病的检查与诊断技术亦日益提高。由此可以说浙江省中医院的中医内科是“呼吸科成长发展的摇篮”。

作为杨氏内科的传承人之一，葛琳仪受恩师悉心教导，不仅传承和发展了杨氏内科的学术思想，还在担任科主任、院长期间延续着杨继荪先生的发展理念，大胆改革创新，力倡“衷中参西”。她非常重视临床实践与先进的科学实验相结合，积极增添现代医疗仪器设备，倡导用先进的科学技术充实中医临床与研究。在国内著名的呼吸生理专家——马孔阜主任（中心实验室负责人）的努力下，引进了当时国内最先进的肺功能测定仪，还开展了多项当时具有国内先进水平的如血气分析等新技术和新项目，为以后肺功能研究室的成立及后期被卫生部指定为“全国呼吸生理及肺功能研究三大基地之一”等奠定了基础。

中心实验室（后期发展为肺功能研究室）的成立，为肺系疾病的研究打下了坚实的基础，在葛琳仪积极鼓励和支持下，一系列科研项目得以快速展开。1984年，在院长葛琳仪的推动支持下，以徐志瑛为主任的中医内科成立了慢性阻塞性肺疾病诊治研究组，由于成绩显著，在全国第四次肺心病会议上，浙江省中医院被指定为全国中西医结合肺心病研究协作组组长单位，并在省内最早开展慢性肺系疾病的“冬病夏治”临床和科研活动，取得了明显的疗效和良好的社会效益。

葛琳仪认为，一个科室的可持续发展，关键在于人才的培养和梯队的建设。因此葛琳仪不管是在担任科主任还是院长期间，都极为重视学术思想、临床经验等的传承，精心培养了一大批后起之秀，尤其对先后担任呼吸科首任主任的蔡宛如、第二届主任的王真等的培养倾注了大量的心血。为呼吸科的独立成科，并发展成如今的国家临床重点专科、国家中医药管理局重点学科打下了扎实的基础。

随着呼吸病诊治经验的逐渐累积及人才的培养，1996年，在医院实行二级分科时，呼吸科从中医内科中脱离出来独立建科，并迅速走上发展的快车道。通过四十余载、几代省中人的不懈努力，呼吸科目前已成为集医疗、教学、科研于一体，享誉全国的综合型呼吸疾病的诊疗科室。科室专业特色鲜明、诊疗水平高、受益地域覆盖面广，因有创新能力强、社会影响大而具有较强的示范带动作用，已成为国家中医药管理局中医肺病重点学科，国家卫生部重点专科，全国肺病协作组大组组长单位，国家食品药品监督管理局中药新药临床试验基地，浙江省中西医结合临床重点学科，浙江中医药大学中西医结合临床专业的硕士点和中医内科专业的博士点，中医内科学的博士后流动站，浙江省中医药管理局重点实验室，浙江省中医呼吸病学科培训基地等。这些地位和荣誉的取得，与当初杨继荪、葛琳仪等作为科主任、院长对处于萌芽状态“呼吸科”的孵育作用是分不开的。

二、培肺系人才

20世纪80年代葛琳仪担任中医内科主任、浙江省中医院院长后，仍对肺系病证的研究投入了大量精力，并从更深入的角度考虑人才的培养、团队的建设和科室的发展。1982年“文革”后第一批改革高考制度后的本科毕业生来到了医院，身为中医内科主任的葛琳仪对这批刚刚走上临床的新人爱之切、教之严，言传身教，悉心培养，将临床经验、学术观点毫无保留地传授与人。并根据每个人的所长有计划地进行培养，浙江省中医院呼吸科首位主

任蔡宛如就是其中的一员。

蔡宛如，女，出生于1960年5月，大学毕业后被分配到浙江省中医院中医内科工作，在时任科室主任葛琳仪教授的言传身教下，迅速成长为专业与管理能力兼具的后起之秀，二级分科后被任命为呼吸内科主任，由于其出色的管理能力，又曾先后担任浙江中医药大学医院管理处副处长、浙江中医药大学附属第二医院院长。蔡宛如从事临床、科研和教学工作37年有余，长期致力于中医药防治呼吸系统疾病的基础理论与临床研究，擅长呼吸系统疾病的中西医结合诊治，目前已是主任中医师、教授、博士生导师，第六批全国老中医药专家学术经验继承工作指导老师，浙江省“国医名师”，浙江省名中医，浙江省“151新世纪人才工程”成员；兼任中华中医药学会肺系病分会副主任委员，浙江省中医药学会呼吸病分会主任委员，浙江省中西医结合学会呼吸病专业委员会副主任委员，浙江省中医药学会内科分会副主任委员，浙江省中医药学会副会长，浙江省中西医结合学会副会长，全国中西医结合学会常务理事，浙江省医学会呼吸系病分会常务委员，浙江省医师协会呼吸医师分会常务委员，世界中医药学会呼吸病专业委员会常务委员；同时又是国家中医药管理局重点学科“中医全科医学”和重点专科“肺病科”带头人，浙江省中医药重点学科带头人，浙江省一流学科建设项目中西医结合呼吸病学方向学科带头人。近年主持和参与国家级、省部级等课题20余项，在国内外核心期刊发表学术论文100余篇，参编教材和学术专著10余本，先后获省部级、厅局级各类奖项10余项。由于她在浙江省呼吸病领域做出的突出贡献，被浙江省医师协会评为第三届“浙江省优秀呼吸医师”。

蔡宛如工作以后跟随杨继荪、葛琳仪等名医学习，在继承老师们的学术思想和临床经验的基础上，逐渐形成了自己的理论观点和诊疗特色。首先，她提倡“治病求因，中西合参”。治病求因需要明确诊断，这包括中医辨证的准确性和西医疾病诊断的准确性，即辨病与辨证相结合，她主张取长补短，在明确诊断的情况下，合理把握中医治疗的时机。其次，她认为肺系疾病虽然表现不同，但万变不离其宗，慢性阻塞性肺疾病、支气管哮喘、支气管扩张等均有共同的发病规律，都可分为急性加重（发作）期和慢性稳定（缓解）期，因此主张“缓急分治，随证治之”。在急性期配合西药治疗，注重祛邪、宣通肺气，体现“急则治其标”；在慢性期注重扶正，以调理脏腑为主，调畅气机为辅，体现“缓则治其本”。同时注重根据疾病发生发展过程中的动态变化，治法、方药亦随证改变，即为“观其脉证，随证治之”。再者，遣方用药方面，她形成了“活用经方，善用药对”的特色。最具代表性的是将《伤寒论》中缓解止痛的芍药甘草汤应用于治疗咳嗽变异性哮喘、支气管哮喘等疾病，她认为此类疾病症状因气道痉挛所致，与仲景所论筋脉失养所致的挛急有相通之处。同时，她又不拘泥于古方，用药便廉，善用药对，前胡、桔梗升降相因，黄芩、沙参燥湿相济，鱼腥草、野荞麦清肺化痰，陈皮、厚朴降气化痰，穿山龙、地肤子祛风止咳。蔡宛如认为肺系疾病除肺脏本身功能失调外，还涉及心、脾、肝、肾，以及大肠的病理传变，治疗上注重“脏腑同治，非独取肺”。其中“肺与大肠相表里”理论的应用尤其广泛，在临证时对于肺胀、哮病伴有大便干结者不忘保持腑气通畅，常酌用通腑之品，如瓜蒌、枳壳、郁李仁、火麻仁等，以使腑气通而肺气降；对于急性肺损伤，更是注重清下并施，常用王会仍教授的经验方“芪冬活血饮”达到肺肠同治的目的。对于慢性肺系疾病，她认为发病始动因素为肺气虚，久病累及脾肾，扶正益气应贯穿于疾病始终，补肺健脾纳肾法灵活应用；又因“久病必瘀”、“有虚必有瘀”，故而她主张在运用治咳、平喘、定哮、扶正诸法时加入活血化瘀之品，气、痰、瘀同治。

得益于葛琳仪等老师的培养，蔡宛如已成为一代名医、名师。如今她已培养博士 11 人，硕士 36 人，师承学生 5 人，其中正高级职称 4 人，副高级职称 10 人，也是桃李满门。在传承中葛琳仪的学术思想哺育了一代又一代人，而在人才的培养过程中，葛琳仪的学术思想也得到了发展。

第二节 脾胃琢玉成

一、提挈消化科

如今浙江省中医院消化科，已成为集医疗、教学、科研于一体，中西医力量均较强的国家中医临床研究基地。而在消化科的成立发展过程中，葛琳仪的作用亦不可忽视。消化科主要是由当时的西医内科消化组以及中医内科的一批擅长消化专业的中医医生组成。

浙江省中医院原为浙江省立医院，是一所综合性西医医院。1956 年调入叶熙春、魏长春等 33 名中医专家而改组成浙江省中医院。1962 年，葛琳仪进入浙江省中医院工作时，中医内科收治的病人不限病种，因而经过十几年的临床锻炼，不断学习总结，葛琳仪对内科疾病的诊治已是得心应手，在不

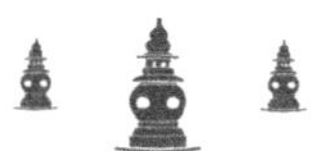

断提高的同时，中医中药诊治的优势病种也逐渐显现。

20 世纪 80 年代葛琳仪开始主持中医内科工作。一方面，由于当时的客观原因，遗留下很多由于血吸虫病所致的肝硬化、门静脉高压、腹水患者；另一方面，由于生活习惯和社会环境等影响，消化性溃疡和严重胃炎的患者就诊比例较高。消化系统疾病成为当时浙江省中医院中医内科病房（又称三病区）收治的主要病种之一。

在中医病房的工作中，葛琳仪大力开展脾胃病的中医药诊治研究。不管是肝硬化、门脉高压、还是胃溃疡、十二指肠溃疡，出血是常见的临床表现。因此病房里便血、吐血（上消化道出血）的患者非常多，血证成为当时主要的病种之一。为了攻克上消化道出血，葛琳仪带领科室人员，通过不断的研究，成功研制“止血Ⅰ号”治疗上消化道出血，取得了满意的疗效。“止血Ⅰ号的研究”还获得了浙江省医药科技进步奖三等奖。

此后，患者人群不断扩大，病种也发生了变化，在科主任葛琳仪的带领下，胃痛、腹痛、泄泻（胃黏膜损伤、肠易激综合征、溃疡性结肠炎、急性胰腺炎、慢性萎缩性胃炎）等的中医药诊治研究逐步展开，为后来消化科中医药临床及基础研究的发展奠定了基础。

另一方面，葛琳仪不拘中医西医门户之见，大力培养各种脾胃病中医人才。将自身的脾胃病诊治经验倾囊相授。无论是肝硬化门静脉高压所致的呕血、便血，还是胃炎、胃溃疡、十二指肠溃疡所致的出血，血止之后往往尚存有一定的消化系统问题，因此常常需要进一步的治疗，以防止病情的反复及发展。在这一过程，葛琳仪逐渐形成了以“和法”治疗脾胃系病的学术思想。在葛琳仪的传授培养下，朱曙东以及后来的张烁、姜宁等人深得其术，各自在脾胃病诊治领域广受好评。在培养中医诊疗能力同时，葛琳仪也重视利用现代医学科技能力的培养，积极鼓励中医师们掌握胃镜、肠镜、ERCP、小肠镜的诊断及内镜下的各种治疗。葛琳仪培养的朱曙东、张烁、姜宁等人均成为消化内科的骨干力量。

葛琳仪担任浙江省中医院院长和浙江中医学院院长期间，不仅对中医内科的发展予以较大的关注，更是对整个医院的发展、各学科的成长进行了规划和支持，消化内科逐渐走上了中、西医携手并进的发展通道。现有浙江省“151 人才工程”、省卫生领军人才、省有突出贡献中青年专家、省高校中青年学科带头人等杰出人才多位。并有十余位同志担任了全国及省级学会的主委、副主委、常委、委员、秘书等职务，具有很强的科研能力、辐射力及影响力。目前消化科已成为国家中医临床研究基地、国家中医药管理局重点学科、国家卫计委中医临床重点专科、卫生部临床药理研究基地、浙江省中医药（中西医结合）重点学科、浙江省中西医结合整合胃肠病学重点学科、浙江省消化道疾病病理生理重点实验室、中医消化优势学科培训基地，是浙江中医药大学中西医结合临床（消化专业）博士点、中医、西医及中西医结合硕士点。消化科现为浙江省医学会消化分会主委单位、浙江省中医药学会脾胃病委员会主委单位、浙江省中西医结合学会消化专业委员会主委单位。承担了浙江中医药大学本科、研究生、留学生及成教大量教学和带教工作，集临床、科研、教学为一体，已初步建设成为国内一流、极具中医药特色和优势的中医临床、科研、教学基地。

二、育脾胃人才

葛琳仪的脾胃系病的研究成果及诊治经验的传承，为后来浙江省中医院消化科的独立成科提供了良好的基础。她的学术思想，也在消化科传承不息。葛琳仪培养的如朱曙东、姜宁、张烁等人均已成为浙江省内脾胃病方面的较有名的专家。

已是主任医师、教授的朱曙东，亦是恢复高考制度后的浙江中医学院第一批毕业生，在他跟随葛琳仪学习的过程中，葛琳仪发现朱曙东操作能力特别强，因此在传授他中医知识的同时，积极培养他掌握消化科疾病现代诊疗手段，如胃镜、肠镜、ERCP（经内镜逆行性胰胆管造影术）等的操作，同时鼓励他积极进行科研工作，朱曙东当时所造的胃溃疡动物模型，为“止血Ⅰ号”的实验研究打下了坚实的基础。后来朱曙东高超熟练的胃镜、肠镜、ERCP操作技术一直深受同行及患者的好评，有着“消化道镜巧手”的美誉。朱曙东擅长中西医结合治疗慢性萎缩性胃炎、胰腺炎、胆囊炎、胆石症、反流性食管炎，擅长胃镜、肠镜、ERCP 等内镜的治疗；在慢性萎缩性胃炎、胆石症、反流性食管炎、食管癌、直肠癌等治疗方面有较大的优势。凭着在业界的学术声誉，曾任浙江省中医脾胃病专业委员会副主任委员、浙江省抗癌协会营养委员副主任委员、浙江省中西医结合学会科普专业委员会委员等职。

在医术上，朱曙东深得葛琳仪“和法”精髓。“和法”是葛琳仪治疗脾胃系病的主要学术思想。脾胃为后天之本，燥湿相济，纳运相成，为气机升降之枢纽，故脾胃之病需以调和。葛琳仪治疗脾胃系病，辨证以阴阳为纲，首分阳明太阴，次辨寒热虚实，治疗以调和中气为要，而立“健脾化湿、温中散寒、健脾益气、疏肝和胃、滋阴益胃”等法。在消化内科的工作中，朱曙东发现，无论是肝硬化门静脉高压所致的呕血、便血，还是胃炎、胃溃疡、十二指肠溃疡所致的出血，血止之后往往尚有一定的消化道问题，因此常常需要进一步的治疗，以防止病情的反复及发展。这一时候，脾胃调和的就显得非常重要。因此，朱曙东在治疗疾病时非常强调和法的运用，力致气机条畅、血脉调和。

朱曙东认为，对于脾胃病如胃痞、胃痛、嘈杂等无论是分析病因病机、辨证分型还是随证治疗，都应该牢牢抓住“气”这个关键因素。气机是否调畅关系到本病的方方面面，而调气药物选用得当更是治疗上不可忽视的重要环节。朱曙东指出，本病病机的关键环节都涉及气机的问题，若脾气充实，则其气升清，水谷之精得以输布，胃气降浊，水谷及其糟粕得以下行，相表里之脾胃作为气机升降之枢纽，则清升浊降、气机调畅。脾胃的升降又有赖于肝气疏泄，肝的生理特性是主升主动。肝气疏泄，可使气散而不郁，其升动可使气向上运动和向外发散以使气的运行通而不滞。故正气充实，脾胃升降，肝气调达，气的升降出入处于平衡协调的状态，则不易罹患脾胃病。慢性胃炎病在胃腑，涉及肝脾。以脾虚为本，气滞、湿热、痰湿、血瘀等邪实为标，本病发病的中心环节乃脾胃升降失调、中焦气机失常。故治疗应遵循理气和胃、健脾疏肝之法。

朱曙东认为脾胃病的形成气机失调关系密切，调理气机在论治中是必不可少的。脾胃升降相因，保证了纳运机能的正常运行，又可维护内脏位置的相对恒定。故调理气机时应注意升脾气、降胃气，在辨证施治时可加入升麻和葛根、川厚朴和枳壳、旋覆花和煅代赭石等药对。肝的疏泄功能正常，是脾胃正常升降的重要条件。“木疏土健，土疏木荣”，临证施药时更要兼顾肝气的疏泄有度，可酌情加入香附、八月札、青皮等。然肝气不可疏泄太过，对于肝气郁滞程度较轻者可选用较平和之佛手、香橼、玫瑰花、荔枝核等。肝气从左升发，肺气由右肃降，二者升降协调，对全身气机的条畅及气血的调和有着重要的调节作用。肝肺在病理状态下可互相影响，肝气不调时常伴有肺气的不通、不降。此时可用瓜蒌皮、大腹皮、甘松、紫菀、苦杏仁等以通降肺气，以求肺气降则肝有所制，脾胃调和。

朱曙东常常强调临床用药时，不应死板地选择调理气机药物，而应灵活地掌握病症轻重，适当选择平和而效专之品。患者气滞不明显时选择性味较为平和的紫苏叶、紫苏梗、木香、槟榔等药都可起到很好的效用。常用辛香理气药应注意中病即止，不宜过剂且不可久服，以免耗气伤阴。

秉承葛琳仪“衷中参西”的理念，20 世纪 90 年代朱曙东考虑到辨证的结果往往受操作者主观能动性左右，不能达到完全客观化。运用电子纤维胃镜和电子计算机技术，将胃黏膜的胃镜下表现纳入辨证系统，把胃镜成像作为望诊的延续，对慢性胃炎进行较为客观的辨证论治。

对于消化科，朱曙东之外，葛琳仪更是培养了张烁、姜宁等人，亦皆已成为一方名医。

第三节 杏林结硕果

多年来，葛琳仪对中医教学与科研倾注了大量心血，在担任浙江省中医院院长、浙江中医学院院长期间，便十分重视中医人才的培育。退居二线后，更是把大量精力投入到中医人才的培养当中。2007 年浙江省名中医研究院创立，葛琳仪任研究院院长，为研究院的建设和发展做出了较大贡献，身为第二批全国老中医药专家学术经验继承工作指导老师，建立名中医传承工作室后，10 年来，毫不保留地传授自己的临床经验和学术思想，培养出了海内外硕士、博士研究生和学术继承人数十人。

一、研究院育才

2007 年 2 月经浙江省政府批准，浙江省在全国成立首家名中医研究院，葛琳仪出任院长至今。浙江省名中医研究院汇集省内包括国医大师、全国名中医、浙江省国医名师、全国老中医药专家学术经验继承工作指导老师、省级名中医等 100 多位专家。以促进中医临床经验、学术思想的整理、挖掘、继承和创新发展，加强中医药人才队伍建设，繁荣我省中医药学术，加快浙江省中医药强省建设步伐为使命。

（一）引领新模式

1. 群师带群徒

传承与创新发展的关键是人才。每位名老中医都有自己独特的学术思想与诊疗特色，为了传承名老中医的学术经验，从 2010 年开始，国家中医药管理局启动全国名老中医工作室项目。浙江省名老中医辈出，仅浙江省中医院

就先后成立了20个国家级名中医工作室和13个省级名中医工作室。以往，都是年轻医生们跟着各自的指导老师一边学习一边总结他们的学术经验，继承的往往仅限于各自师门的经验。为了打破师门间的壁垒，让学生们博采众长，名中医研究院利用省中医院丰富的师资力量，推出了“群师带群徒”模式。

兼听则明，偏听则暗。这句话也可以用到中医的学习中来。对于某一个理论、病案、脉象每个老师都有自己的观点，对于中医的经典，各自也有不同的理解，为了更好地培养年轻中医，就必须打破门户之见，让他们听到多个名师的观点、理论。这样才能学得广，学得深，学得好。

名中医研究院多次以专题演讲、学术讲座等形式和途径，先后邀请了何任、刘保延、王琦、王永钧、李学铭、连建伟等数十位全国知名中医药专家为培养对象进行理论指导，讲授他们的学术理念及多年的临床诊治心得，进行学术交流，为培养对象与知名中医药专家提供一个良好的互动交流平台，努力培养一批医德高尚、中医药理论功底深厚、临床技艺高超、群众公认的优秀中医临床人才。

研究院建院以来，多次组织举办“名中医学术经验传承与创新研究论坛”、“中医临床研究方法学学习班”、“学经典、做临床”、“中医经典（温病学）学习班”、“中医‘治未病’高峰论坛”、“‘治未病研究与实践’培训交流会议”、“名中医工作室在行动”等大中型学术交流活动，邀请全国知名专家、名中医研究院研究员为临床一线中医药工作者授课，促进和繁荣中医药学术研究。

为进一步弘扬祖国医学，活跃浙江中医药学术氛围，更好地促进名老中医药专家学术思想和临床经验的传承和创新，研究院于2012年起组织举行“名中医工作室在行动”系列学术讲座。定期邀请全国名老中医药专家传承工作室指导老师开展讲座，内容包括名中医学术经验、临证特点、临床医案讲解等。讲座内容鲜明生动，形式多样，得到了医院各科室临床人员、名中医工作室成员、规培医生、研究生、进修生和实习生等人员的积极响应和广泛参与，为名老中医药专家学术经验的传承和推广提供重要的交流平台。浙江“名中医工作室”这一摇篮，传承人中先后成为全国老中医药专家学术经验继承工作指导老师及省市级名中医有数十人，工作室内部培养出团队人员数百人，培养高层临床团队人数上千人。另外，各名中医工作室接纳国家中医临床研修人才、基层名中医和“西学中”人员，并开展全科医师培训等外单位学习和进修活动，建成了多个学术方向传承梯队。

浙江名中医传承由最初的一对一“师徒结对”逐渐发展成了“名中医工作室”带徒模式，形成了独具浙江特色的“群师带群徒”运行模式。

比如搞同一专业研究的名中医很多，指导老师有计划的一起给多个工作室的成员讲课；不同专业的指导老师可以给同一个工作室的成员传授，也可以同一个指导老师给不同工作室的成员予以指导。如此，就可以获得不同的学术观点，在学术经验、中医理论等方面的学习均可取得 1+1 大于 2 的效果。工作室并不限制传承弟子的专业，例如在国医大师葛琳仪的工作室，除了呼吸内科、内分泌科的中青年医生外，还有来自消化内科的专科医生。消化科医生一方面娴熟地应用消化内镜为患者施行手术，另一方面则跟着葛琳仪深入研究中医，为患者提供更好的治疗。特别是胃癌手术后配合中医药治疗，不仅使病人康复快，后期生活质量也得到了大大地提高，甚至一些晚期肿瘤患者亦能长期带瘤生存。在名中医研究院的多个工作室里，这些现象比比皆是。

这一模式有助于学员博采众长，融合多位名中医、多个流派的学术特色，贯通成才，并对消除学术偏见，开放中医思维大有裨益，促使名中医学术经验得到更广泛的传播，有利于学术传承的不断创新。

自“群师带群徒”模式推出以来，已培养出了近 50 位学术传承人，全国优秀中医临床人才 6 人，以及中青年中医骨干百余人。目前，这一模式推广到了浙江省中医院的广大医联体成员单位之中，让基层医院的优秀中医师也加入到浙江省中医院的名医工作室学习，以培养出更多的基层名中医，从而让优质的中医药服务惠及更多老百姓。

更有意义的是，由浙江省中医院首创的“群师带群徒”模式被业内称为“浙江模式”，曾多次在全国性会议上被热议，如今正在全国范围予以推广。

2. 师生同临床

中医学是一门实践性强的科学，唯有在实践中才能更好地开展名中医的学术传承工作。浙江省中医院的名中医门诊位于医院门诊大楼，环境古典幽雅，共设有二十余间名医工作室，其中 2 间为名医示范工作室，安装了先进的声像采集系统，能够把名中医望、闻、问、切的每一句话、每一个环节、每一个动作都记录下来并同步传播。这些声像资料既可以供研究、交流使用，也可供教学使用。利用现代技术传承中医药是浙江省名中医研究院的思路之一。

名中医门诊邀请了国医大师、全国名中医、全国老中医药专家学术经验指导老师、浙江省名中医等 60 余位专家及工作室成员中部分主任医生坐诊，涉及内、外、妇、儿、骨伤、肿瘤等多类学科，工作室成员跟师学习过程中

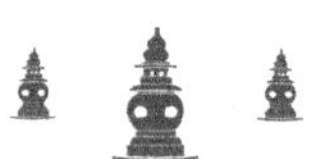

记录保存了名中医临床典型病例的诊治过程，收集保存着各位专家日常门诊的中医脉案手稿，最终整理汇编成册，将各位专家的临床诊治记录输入数据库，分析其诊治特点及临床特色，研究中医药诊疗特色与优势，为中医药的传承积累宝贵的史料。

3. 建立工作站

为更好地传承和发扬名老中医学术经验，名中医研究院目前已建成全国名老中医药专家传承工作室49个，第一批全国中医学术流派传承工作室4个，全国基层名老中医药专家传承工作室14个，浙江省名老中医传承工作室45个。名中医工作室落地基层，建立基层工作站，带动基层医疗机构中医药服务能力的提升。此外，研究院发挥自身资源优势，选派名中医到基层开展内容广泛、形式多样的医疗合作和学术交流，形成研究院与地市联动模式，巩固合作网络体。

目前，名中医研究院创新的“群师带群徒”“师生同临床”和延伸基层“建立工作站”等模式，已成为传承名老中医学术经验的“浙江模式”，引发全国各地的热烈反响和纷纷效仿。

（二）成就新未来

十余年来，浙江省名中医研究院在浙江省委省政府的支持关心下、在浙江省卫计委和省中医药管理局的指导下，始终牢记习近平总书记的亲切关怀和殷切希望，积极投身中医药振兴发展事业，在培养中医药人才、总结传承名老中医学术经验、科技创新发展等方面取得了显著成效。

培育名中医和学术经验继承人是研究院的重点工作任务之一。研究院成立以来，共培养了全国老中医药专家学术继承人118名，全国优秀中医临床研修人才44名，省中青年临床名中医27名，省基层名中医137名。研究院团队共有省级名中医151人，其中2人获国家教学名师称号。2017年葛琳仪荣获第三批“国医大师”称号，王永钧、范永升、王坤根3位专家荣获“首批全国名中医”称号，并有7名专家荣获浙江省首批“国医名师”称号，2019年，又有10名专家荣获浙江省“国医名师”称号，这既是对我省中医药事业的充分肯定，也是对我省广大名中医工作者的极大鼓舞。

研究院认真做好名老中医药专家学术思想的传承工作，探索中医药学术传承和推广应用的有效方法，建立创新模式，加快培育一批名院、名科、名医，为中医药事业发展提供人才和学术支撑。截止到2016年，全浙江省有全国名老中医药专家传承、学术流派传承工作室和基层工作室共67个，省级工作室45个。延续着名中医传承以独具特色的“群师带群徒”、“师生共临床”为主要形式的“浙江模式”。

十余年来，研究院先后组织举办了“国医国药大讲堂”、“名中医工作室在行动”等30余场大中型学术交流活动，更好地促进了名老中医药专家学术思想和临床经验的传承和创新。全面总结浙江省中医学术流派传承中的经验，杨继洲针灸等3个中医药项目入选国家级非物质文化遗产名录，8个入选省级非物质文化遗产名录，编著出版了《一代良医叶熙春》、《浙江医药文物及遗址图谱》等一批著作。

研究院成立以来，共获各级各类科研项目立项488项，发表论文2618篇，取得专利49项，获各级各类奖项186项、其中国家科技进步奖2项，浙江省政府科技成果奖40余项、其中省政府一等奖3项。2011年，范永升教授的“从毒瘀虚论治系统性红斑狼疮的增效减毒方案构建与应用”获国家科技进步奖二等奖；2016年，王永钧教授与陈香美院士联合申报的“IgA肾病中西医结合证治规律与诊疗关键技术的创研及应用”，获得国家科技进步奖一等奖。

鲲鹏展翅领万里，逐梦扬帆再起航。中医药事业迎来天时、地利、人和的大好时机，振兴中医药，中医人责任重大、使命光荣。浙江省名中医研究院成立十年以来，始终秉承“中医药学术的传承基地、服务病人的临床阵地、中医人才的培养摇篮”的宗旨，认真做好名老中医药专家学术思想的传承工作，探索中医药学术传承和推广应用的有效方法，建立创新模式，加快培育一批名院、名科、名医，为中医药事业发展提供人才和学术支撑。

二、工作室传术

2010年，葛琳仪名老中医药专家传承工作室项目启动。那时，葛琳仪已年届耄耋，但仍然坚持每周4个半天的门诊，并亲自带教，在她的诊室，总能看到侍诊左右的工作室成员、研究生以及慕名而来的求学者，他们认真的收集病案、总结归纳，如饥似渴的吸收着葛琳仪传授的医学知识。对于一些临床上比较典型或者疑难案例葛琳仪会作专门的病案分析；举行专题讲课，组织工作室成员进行学术讨论；开展教学查房，结合住院病人的详细资料进行系统的整理，引经据典、深入浅出地进行分析。此外，工作室每年还举办国家级或省级继续教育项目，葛琳仪必亲自作专题报告，毫不吝惜地将医术

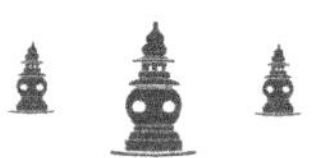

传授给全省的中医人士。

工作室成员在整理、总结葛琳仪的诊疗病例、典型医案，全面收集整理葛琳仪的论文、著作、传记、学术观点等资料，并分析、概括和总结其独到的学术思想及临证经验的过程中，学术水平得到极大提高，发表研究葛琳仪学术思想与临床经验的有关论文 20 余篇。完成国家自然科学基金项目 1 项、在研 3 项；完成国家自然科学基金面上项目 1 项，在研 1 项；完成浙江省自然科学基金项目 2 项，在研 2 项；完成浙江省科技厅“十二五”重大专项项目 1 项；浙江省科技厅“十三五”重大专项项目 1 项；完成浙江省中医药科技计划项目 2 项，在研 2 项，还有其他的省部级、厅局级项目十余项。

2018 年，葛琳仪成为第六批全国老中医药专家学术经验传承指导老师，继续指导学术传承人。工作室成立至今，成员中有 3 名博士生、1 名硕士生以优异的成绩完成学业，顺利获得相应的学位；3 名主治医生晋升副主任医生；2 名工作室成员被评为浙江省省级名中医。工作室培养了博士研究生 2 名，硕士研究生 52 名；接受进修医生 16 名。有的回原单位后评上了基层名中医，并正在积极筹建“葛琳仪专家传承工作室基层工作站”。人能弘道，中医在传承中发展壮大。葛琳仪 50 余年的行医过程中，培养了大量中医人才，得其经验者已不可计。入室者如王真、黄平、夏瑢、魏佳平、袁晓、姜宁、葛星、王东、杨敏春等人，传承葛氏医术，已在各自的领域展露光芒。

（一）王真

王真，教授，主任中医师，博士生导师，浙江省名中医。国家中医药管理局重点学科“中医肺病”学科带头人，国家临床重点专科“中医专业”专科带头人，浙江省“新世纪 151 人才工程”第三层次人才，全国卫生计生系统先进工作者，浙江省 “三育人”先进个人，中华中医药学会肺系病分会常务委员，中国中西医结合学会呼吸病专业委员会常务委员，浙江省中西医结合学会呼吸病专业委员会主任委员，浙江省中医药学会呼吸病分会副主任委员。

从事中西医结合防治呼吸系统疾病的教学、科研、临床工作 30 余年，擅长肺癌、肺部小结节、慢性咳嗽、支气管哮喘、慢性阻塞性肺疾病、间质性肺病、睡眠呼吸暂停综合征等呼吸内科常见疾病的中西医结合治疗；对呼吸系统疑难病、危重病的诊治有丰富的临床经验。主要研究方向为中西医结合防治慢性气道疾病的临床和基础研究、肺部小结节与中医体质研究等。近年来主持并完成国家科学自然基金项目 1 项，浙江省科技厅“十二五”重大专项 1 项，省厅局级项目 2 项，作为主要参与者参与多项国家级、省部级课题的研究，并获得省部级科技奖励 1 项，省部级科技奖励奖 4 项，出版专著、教材 3 部，发表论文 50 余篇，其中 SCI 论文 5 篇。

王真出自于一个中医家庭，父母及一个叔叔均是中医师，父亲是首批全国名老中医以及浙江省首批国医名师之一，在肾系病证方面的诊治研究颇有建树，享誉海内外。然而，当他从中医学院毕业进入浙江省中医院工作时，却被葛琳仪等一批名师在肺系疾病诊治中的精湛技艺与创新理念所吸引，义无反顾地投身于肺系病证的诊治研究中，并在随后的工作中，时常得到葛琳仪的教诲，因此与呼吸科结下了不解之缘，现在王真担任浙江省中医院呼吸科主任，国医大师葛琳仪工作室负责人。而葛老的学术思想，也通过这一缘分源源传承。

1. 葛老教诲，风采初现

虽然时间过去了 30 多年，但王真每当回忆起初到医院时印象最深的，就是葛老的治学态度。记得他刚到省中医院报到时，葛老已是省中医院的院长，但葛老经常会在晚上来病房看望病人，查看病历，对诊断不清楚、治疗效果不明显的病人，葛老要一一过问，并留下处理意见，对病历中不规范、不仔细的地方会留下纸条，要求予以改正，如敷衍了事，那下次就等着挨批吧。因此，当时年轻医生都非常“怕”她，但，这种严谨的治学作风给后辈留下了深刻的印象，从某种意义上讲，也影响了王真的一生，让他发自内心地想在自己的岗位上做好这份工作。

正是凭借着这份热情，王真如同海绵汲水一样，从临床中如饥似渴地汲取着知识，积累着自己的心得体会，提高着自己的医疗水平。2018 年王真在门诊坐诊时，进来了一个 80 多岁的老太太，进门就说，“王医生，我又来看你啦，身体可还好啊！”爽朗的笑声充斥着诊室，这样子不像是个病患呀，再追问，原来这个是 20 多年前的“老病人”了。眼前的这位“李老太”在 20 多年前还是刚退休的“李女士”，是以发热、咳嗽为主要表现住在省中医院的病房里，影像学示肺部炎症，可是规律抗感染治疗后体温却怎么都下不来。家属很焦虑，医生也很着急。作为管床医生的王真总习惯在忙完工作后，去她的床边看望她，问问病情，聊聊家常，两人相聊甚欢，变成了忘年交。问着问着，问出了她平时喜欢吃醉石蟹，几乎到了“无蟹不欢”的地步，发热之前也有吃过，似乎是件不太有关系的事情，但是如同一道闪电一样，一个念头在他的脑海中跳了出来，立马进行了寄生虫的检测，结果显示患者罹患的正是肺吸虫病，和她嗜食醉蟹有关系。诊断明确后，合适的治疗也跟上了，

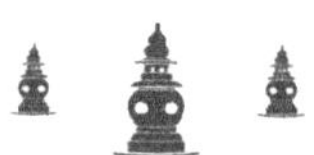

患者马上好转出院了。王真还不忘叮嘱她的家人都去做了寄生虫检测，家人中也有好几个检测出了寄生虫，更是证实了前面的论断。出院的时候，李女士连声道谢，后来她成了省中医院的忠实“患者”，什么头疼脑热都往省中跑，而每次来看病，总是会来看看王医生，道一声好。这份延续了20多年的医患情，让在场的人都感慨万分。王真总结道，病例千千万，每个病人的表现都不一样，可是就像侦探破案一样，其实只要抓住事情的本质，就能从日常中找到线索并发现真相。

2. 大医精诚，大医习业

从各位前辈的身上，王真看到了他们的精湛医术，更看到了他们高尚的品德修养，而他自己也是这样践行的。30年来王真兢兢业业地在自己的工作岗位上奉献自己的光和热。每到节假日，别人出去休假，他总是作为医院紧急医疗小组成员，坚守岗位。无论是院内院外，无论是黑夜白天，只要有危重病人需要抢救、会诊，他都会第一时间赶到，积极处理患者的各种突发情况。呼吸科的特点是病情复杂多变、来势凶险，需要医生具有“快速、及时、有效”的工作能力，有临危不惧、指挥若定的领导能力和冷静快捷的思维能力。生死一瞬间，每位医护人员都必须具备强健的身体和良好的心理素质。这何尝不是对身心的巨大挑战。而他在呼吸科一干就是几十年。

还记得2003年那场突如其来的灾难吗？在面对“非典”这一可怕的敌人时，作为一名医生，比任何人都更了解疾病的凶险，深知自己如果与可能随时出现的“非典”病人密切接触会有什么样的风险，但关键时刻，王真以大局为重，挺身而出，主动要求在发热门诊坐诊，在第一线对发热病人进行筛查，排除其他原因发热的患者，对有可疑症状的患者进行检查明确诊断。当然也有担忧，也有不安，但是他告诉自己，越是这种时候越要保持镇定，当前需要解决的首要问题是如何应对发热病人的沉重的思想负担。有一天来了一位发热的患者，在没有确定为排除对象之前，其本人及家属的恐惧几乎到了极点，焦躁不安，不能配合检查和治疗，王真主任和其他医护人员，一起制定专门的医疗方案，对患者进行心理疏通，安抚病人，最终，该患者镇定下来，很好地完成各项检查，最后顺利排除“非典”可能，高高兴兴地回了家。在危险时刻，王真发扬了白衣战士的救死扶伤精神，把风险留给自己，把安全留给他人，充分展现了一名医生的风采，漂亮地打赢了这场没有硝烟的战争。

3. 走遍基层，支援他乡

在王真的笔记本里，有一张小小的浙江地图，上面布满了各种颜色的小记号。这是什么？王真戏称这个是他的“宝藏”，原来这是一张用来标记的地图，每去一个地方义诊，他就在地图上做一个记号。早在1994年，他还是一名主治医师，就主动请缨下乡到浙江云和，支援贫困山区，一待就是一个多月。那个时候，还没有修建高速公路，一路颠簸过去，不顾路上的辛劳，就立刻开始坐诊。考虑到当地患者的经济条件，他总是在具有同样功效的前提下尽量选择一些价格便宜的药物。无论工作有多繁忙，现在每个月第一个周六，王真还是会空出时间，自行驱车前往东阳市人民医院坐诊，对患者进行诊治，问诊、查体、做检查、开药方、约好下次就诊时间，从不忽视每个小细节，每次都需要下午1点多才能看完病人，匆匆扒上几口饭，他也不以为意，总是笑笑说就当减肥了。而对于需要前往大型医院进行检查的患者，他总是详细告知需要做哪些具体检查内容，并在病历上做好记录，方便患者检查。自从浙江省中医院与松阳县人民医院、安吉县中医院、永康市中医院等多个医院签订合作协议之后，王真要跑的医院更多了，可是他却乐此不疲，总说“没事的，大家来找我看病，是对我的信任，不能让他们失望啊！下面医院有些病人的确很重，身体条件不允许他们到上级医院来就诊。他们上不来，那我就下去吧，不能耽误他们的病情。”这么多年标记下来，地图上的记号早已做得密密麻麻，甚至超出了浙江省范围，大有需要改成中国地图的趋势了。去年的阿坝州之行，短短的10余天时间，却让王真颇有感触，“当地病人以慢阻肺、呼吸衰竭、感染性疾病为主。呼吸衰竭病人不少，不禁让我想起20世纪90年代我院老四病区的时候，但他们没有呼吸机，没有高档抗生素，也没有抗曲霉菌药物，我在力所能及的范围内与当地医生讨论修改诊疗方案。当地青年医生的求知欲是非常强的，提了许多问题让我解答，并认真笔记。”许多医生都和王真添加了微信，通过新手段，将继续保持联系。今后也将以医院平台为依托，构建科室间的视频远程会诊机制，希望能够帮助他们解决一些疑难杂症。回来后，王真还经常感叹说，那里的风景很美，那里的人很淳朴，那里的医疗资源真的很有限，有机会我还想再去那里，把我们这里的新技术新手段都带过去，让那里的百姓受益。

4. 羽翼丰满，大展拳脚

时光飞逝，30多年前的小医生现在已经成长为一名颇有建树的大医生了，在支气管哮喘、慢性阻塞性肺疾病、肺恶性肿瘤、间质性肺病等呼吸内科常见疾病的中西医结合治疗上颇有心得，对呼吸系统疑难病、危重病的诊治有丰富临床经验。虽然身上肩负着教授、博士生导师、浙江省名中医、学科带头人、医学会主任委员等多项职务，可是他认为最重要的还是回归本质，做一名能够造福百姓的临床医生。在这么多年的从医之路中，他见过许多特别的病例，印象深刻的是一个慕名前来的患者。第一次见面的时候，患者是由家属推着轮椅进来的，说上几句话就咳嗽连连，仔细询问病史，患者表示近十余年来经常出现咳嗽、气喘，在某医院诊断为哮喘，按医嘱治疗却效果不佳。这些年来按哮喘治疗，症状越来越重，中药西药吃了个遍，却没有一个药能真正起效的。王真突破常规思路，跟患者沟通后，进行了支气管镜检查，在镜下看到了一个被包绕得严严实实的异物，费了九牛二虎之力把这枚硬物从他的气管深处取了出来，仔细观察才发现是枚骨头。原来，这就是困扰了他多年的“哮喘”原因，如鲠在喉难以名状的咳嗽瞬时消失了。看到这枚已变形的骨头，反复回忆，患者才想起了自己 17 年前的一次吃饭经历，正是这次吃饭卡到了鸡骨头，才导致了患者经久不愈的“哮喘”。第二次复诊的时候，患者是自己走进诊室的，高声谈笑，紧紧地握住了王真主任的手，“多亏了您哪，真是太感谢了！”。

除了擅长应用现代医学的手段外，在中医治疗肺系疾病方面，王真亦是颇有心得。他认为中医是反复实践、推敲，逐步完善的一门学科。辨证论治是中医的精髓，而辨证的关键，在于掌握疾病的性质及临床演变规律，从而能够有的放矢。他擅长集各家之长，从伤寒、温病学等经典中汲取知识，并将之融会贯通。临床辨证，他认为治病必求于本，创新不离其宗。例如在治疗慢性咳嗽中，重视前人“风、寒、暑、湿、燥、火皆令人咳”、“风为百病之长”的论述，结合自己多年临床实践体会，针对较为常见的风咳，将风咳和四时之气相关联，提出了“祛风解痉、宣肺利咽止咳”的基本治则，擅用风药，在辨证论治的基础上，因时因人制宜，临床取得较好疗效。而在肺部肿瘤方面，他并不固步自封，一味讲究独用中医，而是注重中西医结合、中医整体观，通过攻补兼施的手段，将中医作为放化疗、手术的辅助方法，大大缓解了患者在放化疗过程中出现的各种副反应，加快术后患者恢复情况，改善患者临床症状。

5. 拓展思路，中医传承

“融汇中西医学，贯通传统现代”，王真始终贯彻着杨继荪院长这一理念。他认为，传统中医要发展，首先要做好继承工作，没有继承中医，谈何发展中医。继承中医，首先要重视中国传统文化的继承。中华传统文化，是中华文明成果根本的创造力，是民族历史上道德传承、各种文化思想、精神观念形态的总体。王真平时的涉猎也非常广泛，历史、古典小说、古诗词、美术都是他的心头爱好，闲暇时喜欢去古玩市场、博物馆逛逛，日常聊到什么历史典故，也都能娓娓道来。继承中医，也要重视中医经典的继承。四大经典是中医学的理论根基，金元明清各家学说则是在经典医著上的继承和发展。其中四大经典是他反复研读的书籍，自觉每读一遍就有新的体会新的收获。门诊跟诊抄方的学生，时常会发现他开的药方有所变化，他就会说，是重新读了经典之后产生的新想法、新思路。他认为中医之道，在于变和不变。变的意思是，每个患者的情况都不一样，即中医所说的因人制宜，门诊坐诊时，他的方子都是自己根据辨证论治所创造的，而非简单地在协定方基础上进行修改。不变的意思则是，要以不变应万变，患者的主诉、症状往往各不相同，但追究到底，可能发病的原因是相同的，因而治法也是相同的。继承中医，还在于重视中医古籍文献的整理研究。中医理论磅礴宏大，是前人积累的丰富经验和宝贵财富，想要全部整理完自然是不可能的。恰逢浙江省中医院肺病科进行国家重点专科、国家重点学科的建设，以此为依托，王真带领团队积极挖掘中医肺病学的内涵与外延，探讨中医基础理论在肺系疾病中的应用，通过对中医理论的研究以指导临床治疗。中医肺病学是一门临床医学学科，其基本内涵是明确的，即运用中医药理论阐述肺系疾病的发生、发展变化规律，揭示肺系疾病的病因病机及其证治规律的一门临床学科。它以脏腑、经络、气血津液等病理生理学说为指导，系统地反映中医肺系病证的辨证论治特点，是中医内科学的重要组成部分，是内科理论体系研究的延续和深化。中医肺病学的发展，是以中医药理论为基础的，是建立在中医基础理论、中药学、方剂学等学科发展的基础上的，同时需要与其他学科相互交叉渗透。

中医之路，除了传承，还要发展。近年来，除了做一名临床医生，王真还在做一名临床研究者。他带领自己的研究团队，针对慢性气道疾病、睡眠呼吸障碍疾病等这些人们容易忽视，却又危害极大的呼吸系统重大疾病进行了一系列研究。哮喘患者往往依从性较差，对应用激素有一定的顾虑，特别是年轻的患者，对激素更加抗拒。团队通过国家级、省部级等系列研究表明，中医药在防治哮病方面具有一定的优势，对哮病急性发作期，病情属轻中度的患者，采用中医药早期干预，阻止病情向重度发展，减少激素用量、防止激素依赖，挖掘整理与哮喘防治相关的中医药传统外治法，形成具有中医药特色和确切疗效的中医药防治哮病“冬病夏治”的外治法，取得较好临床疗效。肺胀病即现代医学的慢阻肺，其患病人群众多，病情反复发作，有效的药物

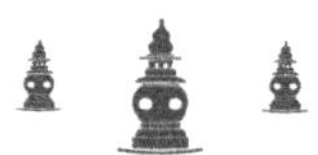

不多，是对临床医生的一个极大挑战，王真带领的团队研究发现通过中西医结合治疗能够提高患者生活质量、改善患者症状，通过诊疗方案的应用，规范化诊治，采用中医药与西药协同增效的手段，在稳定期运用冬病夏治、冬令膏方等手段，未病先防，减少患者急性发作次数，减少住院天数和住院次数，改善患者生活质量。同时团队还对浙江省慢阻肺患者的中医证型进行了多层次多中心系统规范的调查研究，填补了浙江省在该领域的研究空白，为浙江省中医药防治慢阻肺稳定期患者方案的形成和推广打下坚实基础。在哮喘、慢阻肺这些要人命的疾病面前，打呼噜似乎是个无关紧要的疾病，甚至有些人羞于承认自己晚上睡觉打呼，但在打呼的背后，肥胖、高血压、糖尿病这些令人闻之变色的疾病其实都如影随形。采用中西医结合治疗手段治疗睡眠呼吸暂停疾病，能够取得较好的疗效，患者的接受度和依从性也较高。此外，作为全国肺病协作组的大组长单位的负责人，王真一直致力于中医指南和临床路径的全国推广，积极配合国家中医药管理局完成了多项中医指南的书写及修订工作，并在全国范围内进行试点单位的应用推广。通过大规模的样本进行中医现代化研究，借助现代科技思想、方法和手段检验中医，保留科学的合理内容，完善中医的科学理论体系，从而在临床上能够科学合理地运用好中医，提高临床疗效，使中医能够规范化、合理化地使用，是王真作为一名现代中医师的毕生追求。

6. 学科合作，共创未来

多学科合作是近年的研究和工作热点之一。医学领域的跨学科合作本身也体现了当代医学科学探索的一种新形式。医学的进步需要各科之间相互协作，并利用各自领域所长共同开展多学科研究。如何真正做到多学科合作，是目前仍在探讨的工作重点，而王真在多学科合作方面，率先迈出了自己的步子。随着胸部 CT 技术的发展，并且越来越多地应用于早期的体检筛查，肺部发现有小结节的人明显增多。针对肺小结节患者的惶恐紧张却又投医无门的情况，2016 年初，王真萌生了成立关于肺部小结节多学科联合门诊的念头。经过几个月的筹备，2016 年 3 月 23 日，呼吸内科牵头，联合医学影像科、胸外科等各科专家组成的“肺部小结节 MDT（多学科联合）特色门诊”正式开诊，后续病理科专家们的加入，更是提供了强有力的支持，令团队如虎添翼。

许多患者来就诊时，往往已经跑了许多地方，听了许多专家意见，身心疲惫。为此，团队的秘书组早期做了大量的工作，采取预约预诊制度，提前为患者进行胸部 CT 的三维重建，评估小结节的容积、大小、性质等。患者只需提前电话预约，在就诊当天带齐所有化验、检查、影像等病历资料，即可与团队专家们面对面沟通、咨询，专家们会尽可能地为其答疑解惑。明确诊断后，患者的总体治疗方向也会在专家们讨论之后当场给出结果。对于建议定期随访的患者，建立随访档案，并在每周四开设专病门诊，由团队秘书组进行统一管理，有短信温馨提醒服务。患者当天复查当天取片，让患者吃上一颗定心药，大大缩短患者的就医流程，节省大量排队等候的时间，又能及时有效得到施治。联合门诊的开设，大大方便了结节患者，而专家们的经验也在后续通过手术、抗感染治疗中得到了验证，对于发现早期肿瘤、干预患者心理方面，有很大的受益。

7. 平易近人，奉献自我

第一次来看病的患者往往都还不了解情况，号早已挂不上了，只能抱着试试看的心态来看看能不能加号，其他患者就会在边上热情介绍，“王主任很和气的，他一定肯给你加号的！”事实也正是如此，每当有患者来加号时，王真主任总是说“好的好的，你外面等一下，不好意思今天比较忙，要等的时间比较久了”，而他自己总是在所有患者就诊结束才离开诊室。往往总是要看到中午 1 点多，才能匆匆忙忙地去食堂吃上一口饭，而下午的临床工作又马上要开始了。但是每位患者的就诊时间，从不会因为患者太多，而有所缩短，要把病史问清楚了，才开始仔细辨证、施治。每次门诊碰到一些路途偏远需要赶车回家的病患，王真总是尽可能耐心告知患者就诊流程，有时候甚至让学生带着患者尽快完成各项检查，让病人少走冤枉路，少花冤枉钱。有时候，他甚至自己掏钱替没有带够钱的患者垫付医疗费用。和蔼可亲的风格，使得他的诊室从来都是欢声笑语的，患者愁眉苦脸地进门，安安心心地出门。

无论工作多繁忙，他对待病患总是笑脸相迎，热情接待，他常常说：“病人得了疾病已经够不幸了，不能再让他们心理造成伤害，作为医生，我们一方面要解决他们身体的痛苦，更要给他们爱的力量，生活的力量。”有些刚参加工作的医生可能在与病人沟通时不够到位细致，王真总是会再次向患者及家属耐心解释病情及下一步治疗方案。

每年，王真主任都能收到大量的感谢信和锦旗，患者感谢的短信和话语更是数不胜数。很多患者多年未能确诊或根除的疾病在王真主任的精心诊治下得到确诊和治疗，出于发自内心的感谢，给他送钱送物，都被拒绝了。王真总是笑呵呵地说，每次看到病人康复出院或是转危为安，是我最大的欣慰，也是我工作的动力。多做一点，就能多为患者减轻痛苦。

对患者是这样，对待同事更是这样。在同事中，王真的好脾气可以说是出了名的。遇上年轻的医护人员，认识的不认识的，请王真看片子或是看病，他都会认真地接待，给出合理的处置。曾经有一位年轻的护士，说自己咳嗽反复发作，吃点药能好但是停药了又会发作，平时工作实在太忙了，一直没空去检查，本意就是想请王主任开个中药口服治疗。他在仔细询问病史及查体后，当机立断，让她去做了肺功能检查，结果判定她是一个咳嗽变异性哮喘，常规的抗生素治疗是无效的。采用了中西医治疗的方法后，这位护士的症状很快就得到了缓解，她高兴坏了，逢人就夸王主任的中药灵，一贴就好了啊！有人跑去问王真是不是真的这么神奇，他笑笑说，找到了病因，下对了药，当然好得快啦！

8. 授人以渔，学有所长

作为一名教学医院的医生，从参加工作开始，除了承担临床工作外，就肩负着教学的任务。王真始终坚持工作在医疗、教学第一线，具有扎实的专业基础，及一手过硬的内科操作技术。他坚信，只有不断加强自身修养，医德、师德兼备，才能成为一名优秀的教师。要有好的师德，首先，应该做到敬业爱岗，把教育作为一项崇高的事业来追求。他有着极强的事业心和责任感，诚恳对人、认真处世、胸怀豁达、宁静致远、严于律己、宽以待人、爱岗敬业、无私奉献，在工作中起模范带头作用。其次，做到言传身教。教书先育人，育人先育己，他始终牢记基本的品质和作风，将育人寓于整个教学过程之中，言传身教、为人师表、做人表率。

王真一直说“医学是一门人的艺术，从事医学方面的教学工作，需要老师也是一名艺术家”。“王老师知识刷新率很高，是源头活水型的老师”，他的研究生们这样评价他。从他那里能学到解剖、生理、临床经验全面结合的串珠式医学知识讲授，他构建的教学体系新思路，教学内容设计紧紧围绕医学生实践能力、创新意识以及医学人文素养。各阶段的教学有机衔接，相互呼应，形成完整的教学链，在潜移默化中熏陶培养学生的医学素质。

“临床医学是经验医学，见习、实习、就业同样重要”王真这样对学生说，强调临床技能培养的重要性。他认为见习、实习对于医学生来说很关键，没有足够有效的实验实践教学不可能培养出合格的医生，他要求学生珍惜学习机会，掌握扎实的专业知识和熟练的操作技术。要遵守医院规章制度，严格遵守医疗技术操作规程。“患者是最好的‘老师’”。病人从来不会按教科书生病，医学教科书写的只能是疾病的共性，医生只有从病人身上才能学到临床经验，逐渐成为一名优秀的医生。王真教育学生尊重病人，珍爱生命，敬畏生命。在查房时，如发现阳性体征和特殊病例，他都耐心地给学生讲解，适时提出问题，培养学生分析问题及解决问题的能力。

教师是知识的传授者，更是引路人。王真视学生为朋友，对待学生不仅是学业上的传授，更有生活上的关心、体贴。有一位研究生，因胸痛查肺部CT显示纵隔肿物，正当她完全不知所措的时候，王老师一方面安慰学生，另一方面当机立断，联系上海的专家会诊，安排她接受最权威专家的手术，最终学生非常顺利地进行了手术，平平安安出院，转危为安。当然，这样的事情多不胜举，学生们每每提到王真教授，总会说一句“王老师对学生真的很好”。

中医内科学硕士生导师、博士生导师、中医内科学、中西医结合内科学教研室主任，王真身上的教学担子越来越多了，面对的学生也更多了。他明白那句话的意思，能力越大，责任越大。光在嘴上说说是没有用的，还需要自己做到，而他真的做到了。只要有学习的机会，就抓紧时间给自己充电，结合最新研究进展对教案进行补充和更新，保证传授给学生最新医学知识。他始终把教研放在重要的位置，不断改革课程体系、教学内容、教学方法，实现课程教学与现代信息技术的整合。在中医内科教学中率先进行多形式教学法的改革与探索，注重人才梯队的建设和青年教师的培养，不断加强集体备课及教学经验交流，取长补短，共同进步。近年来，更联合国内著名的呼吸病学专家编写了专著《中医肺病学》，以及医学教材《中医内科学》，希望可以将自己的临床经验传播给更多的中医学子。

王真的研究生毕业后大部分都回到了当地，他的学生可谓遍布全国，北至河北，南至海南，都有他的学生，现在也都成长为了能独当一面的临床医生了。提起这些学生，都是满满的得意和高兴。春风化雨，润物无声。平时他说教的并不多，他以自身为表率，学生看在眼里，自然也就照着做了。这和他自己的想法也是一致的，老师要做的不是每天鞭策学生、敲打学生，而是激发学生内心的觉醒，给学生方向感，然后老师只要做一个在路边鼓掌的人就行了。

9. 团队建设，人才培养

浙江是中医药大省，具有发展中医的历史基础和现实条件，坚持并丰富发展中医理论体系，传承发扬中医特色和精华。王真深知，要发展中医，仅有自己的能量是远远不够的，单打独斗的日子已经过去了，现在是合作的时代。人才是中医事业发展的关键，需要多渠道多层次培养中医人才，采取多

种有效形式，不拘一格发掘培养人才，引导有志于中医事业的人才潜心钻研。

王真始终认为，临床医生应该充分利用自身在平时医疗工作中总结积累的经验，投身相关领域的前沿科研，锻炼科学研究的能力，与同学科、跨学科的高水平同行进行不断深入的交流和探讨，才有希望保持团队的活力和生命。通过“走出去，请进来”相结合的方式对团队内学科带头人、学术骨干等进行培养，鼓励团队内的成员通过学习中医经典、师承中医名师、中医大家授课等方式，取长补短，提高自身中医水平，同时通过医学沙龙、医案分析、学术探讨等形式，优化中医中药发展互动机制，激发中医人才积极性，形成良好学术氛围，确保学科核心竞争力的提升和可持续发展，不断促进中医药事业发展。

在他的鼓励下，团队成员也迅速得到成长，培育出了一批高水平的学术领军人才，各自有明确的研究领域和研究方向，形成了一支高素质、年轻化、富有创新能力的学科队伍，中医事业得到良性循环发展。

路漫漫其修远兮，吾将上下而求索。现在王真依然在路上，还在坚持学习和工作，因为时间不等人，想做得更多、更好，只能马不停蹄。虽然自己能做的很有限，但是他还是选择努力学习新的知识、努力用心对待工作，在不断实践和不断尝试的过程中，传承并发展中医药事业，实现自己的中国梦。

（二）黄平

黄平，1987年8月于浙江中医学院毕业后留浙江省中医院中医内科工作。黄平教授先后任浙江省中医院、浙江中医药大学附属二院内分泌科主任中医师、系浙江中医药大学教授、博士生导师，第七批浙江省名中医，全国第三批优秀中医临床人才获得者，国医大师葛琳仪学术经验继承人。曾任浙江省中医院党委副书记，浙江中医药大学附属二院副院长。从事中医、中西医结合治疗内分泌方向疾病临床及科研工作30余年，曾先后跟从杨继荪、葛琳仪、盛玉凤、连建伟、范永升、黄煌、徐志瑛等名医名家进行学习，尽得其传，博采众长，衷中参西，学验俱丰。以治病救人为己任，德能并重，屡起沉疴，深受广大患者敬重。

1. 春华秋实，累累硕果

黄平教授潜心于中医药临床研究，具有较高的学术造诣和丰富的临床工作经验。先后担任浙江中医药学会中医内科分会主任委员，浙江省中医药学会糖尿病分会副主任委员，浙江中医药学会名老中医经验与学术流派传承分会常委，浙江中西医结合糖尿病专业委员会委员、浙江医学会骨质疏松委员会常务委员，中华中医药学会内科分会副主任委员、中华中医药学会糖尿病分会常务委员、世中联糖尿病分会理事，中华中医药学会方药量效研究分会常务委员，全国老年病学会骨质疏松委员会委员、全国名老中医经验与学术流派传承分会委员，全国中医药高等教育学会临床教育研究会理事，国家级大学生校外实践教育基地——中医临床技能综合培训中心负责人。每年参加糖尿病、内分泌、骨质疏松等方向的全国性或省级年会及交流会，并在会上发言或讲课，与同行深入交流临床心得及科研成果。此外，他还热心投身于浙江中医药学会内科分会学术团体建设之中，并倾注了较大的心血，在担任主任委员的三年中，在黄平的带领下内科分会连续三年（2016、2017、2018年度）被评为学会中的优秀专科分会。黄平每年都要安排时间下基层社区、偏远山区、双下沉单位等开展科普宣讲、义诊活动，还多次应邀在媒体、单位、学校等进行中医养生保健类节目的讲座，并负责主办国家级、省级中医、中西医结合继续教育班9届次，并亲自授课，受到广大同道及听众的喜爱。

黄平教授在重视临床工作的同时，善于将看病经验进行总结并付诸科学研究加以验证，先后主持省部级、厅局级课题多项，如浙江省中医药科技计划项目“绞股蓝总皂苷对早期糖尿病肾病大鼠转化生长因子（TGF-β）表达的实验研究”、浙江省中药现代化专项资金“治疗糖尿病中药新药糖克宁颗粒的前期研究”、浙江省科技厅项目“治疗糖尿病中药新药复方降糖滴丸的研究开发”、浙江省中医药管理局“治未病”项目“糖尿病前期证候分布规律及中药干预研究”、浙江省中医药管理局科研课题“绞股蓝颗粒剂对早期糖尿病肾病肾脏RAS系统的作用研究”、浙江省自然科学基金课题“巢蛋白对糖尿病足细胞凋亡的影响机制及绞股蓝总皂苷的干预作用”、浙江省中医药管理局项目“绞股蓝皂苷对DN足细胞Nephrin、VEGF影响”等，目前在研课题为浙江省自然科学基金项目“基于mTOR信号通路研究绞股蓝总皂苷促进足细胞自噬防治糖尿病肾病的作用机制”。其研究课题多次获得浙江省中医药科技进步奖等奖励，其中“绞股蓝颗粒剂对早期糖尿病肾病肾脏RAS系统的作用研究”、“治疗糖尿病中药新药糖克宁颗粒的前期研究”获浙江省中医药科学技术二等奖，“绞股蓝多甙片对糖尿病肾病TGF-β1作用的实验研究”获浙江省中医药科学技术创新二等奖，“巢蛋白对糖尿病足细胞凋亡的影响机制及绞股蓝总皂苷的干预作用”荣获2018年浙江省中医药科技进步奖一等奖。

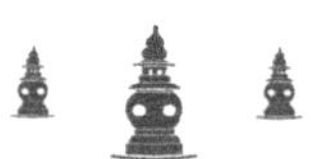

此外，黄平述而有作，笔耕不辍，不断总结个人学术经验，先后发表论文 40 余篇，并将学术观点进行归纳整理成册以供学生学习及同行交流。2009 年，参与编写《临床用药便携指南》，2010 年，参与编写的《中老年医疗保健 10000 个为什么》，2013 年作为浙江省中医药学会糖尿病分会的一员，他以副主编身份积极参与编写了《糖尿病血管病变的防治与研究进展》一书。2014 年主持编写了《中医临床思维教程》。该书作为浙江省重点教材，被应用于中医相关专业的本科与研究生教学。

2. 传道解惑，桃李芬芳

黄平教授具有较高的学术造诣和丰富的科研工作经验，积极培养科技进步和社会发展所需要的高层次人才。他常将苏格拉底的名言“教育不是灌溉，而是点燃火焰”记于心中。为了上好每一节课，他总是耐心编排讲课内容、精心制作上课课件，采取独特的教学模式，帮助学生理解，并启发学生的思考。黄教授于三尺讲台之上，为同学们声情并茂地讲解博大精深的医学知识，旁征博引，深入浅出，如抽丝剥茧般将晦涩难懂的疑点难点为同学们一一化解。此外，他常常注意听取学生对教学内容以及教材的反应，以不断改进教学模式，将抽象的理论与临床实践相结合进行讲授，通过直观易懂的方式提高学生们的学习兴趣。黄平不仅在学习上给予学生孜孜不倦的教诲，而且在生活上给予了无微不至的照顾和关怀，常在课后向学生们分享人生经验与生活哲学，让学生们受益匪浅。他深知学校是德育的重要场所，对学生的尊重与期望不仅仅表现在口头上，更是注意言行一致。再如，黄平教授勇于学习新的事物，学习新的知识，使自己和学生谈心时充满时代气息。他明确地认识到“身教最为贵，知行不可少”，知道自己的一言一行都会影响到学生的行为准则规范。因此，黄平不断地修身养性，完善自身，谨言慎行，时时处处做学生的榜样，用自己的善言善行为学生树立榜样。他深知自己的学生大都是未来的医务人员，医疗行业作为特殊的服务行业，要求工作人员有美好的礼仪，因此他还特别注重学生礼仪的培养，让学生明白学习礼仪的重要性。他引用孔子的话“不学礼，无以立”来教导学生，告诉学生合适的礼仪可以减少人们之间一些隔阂，有助于形成相互尊重、友好合作的医患关系。中国古代就有“入境而问禁，入国而问俗，入门而问讳”的说法，黄平教授对学生的教导总是从小处着眼，从细微入手，方方面面都体现着对学生的关爱。

黄平教授诲人不倦、桃李颇丰，其扎实的专业知识，严谨的治学态度，精益求精的工作作风，高尚的道德情操对学生影响深远。古人云：“学高为师，身正为范。”黄平不仅时刻走在临床与科研领域的前沿，不断向学生们传授新知识，还通过自身严谨治学、求真务实的学术态度，爱岗敬业的职业精神引导并感染学生。黄平的学生中有很大一部分已经走上工作岗位，他们都受益于黄平的言传身教，在各自的工作单位中发光发热，起到骨干作用。

3. 治学严谨，师古不泥

黄平教授从医三十余载，潜心于中医的医、教、研工作，基础扎实，得医学正传，学识渊博，学术造诣深厚。他认为做学问必须要有严谨的治学态度，从踏上医学之路第一天开始便遵张仲景之意，勤求古训，博采众方。他对中医各大经典均有精深的研究，认为只有熟读经典，广泛涉猎名医医案以及相关著作，精读与泛读相结合，才能集先贤之智慧，厚积薄发，完善自身的治证经验。但黄平亦深知“师古切忌泥古不化，博采必须扬长避短”，因此他全面分析各家之说，识其真要，取其精华，吸收各家之长处与特色，主张活学善思多开卷，博览群书采其长。由于长期从事中医内科临床与教学工作，黄平教授积累了很多宝贵而有特色的经验，尤其擅长糖尿病及其并发症、甲状腺疾病、骨质疏松、痛风、单纯性肥胖、高脂血症等内分泌系统疾病；慢性胃炎、慢性腹泻、胃肠功能紊乱等胃肠疾病；女性月经不调、多囊卵巢综合征等妇科疾病；急慢性鼻炎、咽炎、咳嗽等呼吸系疾病的诊治，积累了丰富的临床经验，在临床上取得较为满意的疗效，在学术界同行中具有较高知名度。从医数十年来，黄平救治各类疑难重症患者数千百例，多次应邀赴丽水、金华、绍兴、衢州和温州等周边地区医院进行会诊指导，每周专家门诊接诊患者近百人次，其中约有 30% ～ 40% 为区域外患者。在黄平看来，前来就诊的患者没有高低贵贱之分，所以对每一位患者他都会提供相对充足的诊治时间，细心进行望闻问切，耐心了解患者需求，四诊合参，用自己的所学努力解决他们的病痛，因此深受患者的好评。

4. 注重经典，兼收并蓄

黄平十分重视对中医经典著作的深入研究，在多年的临床与教学实践中仍孜孜不倦、刻苦钻研。《黄帝内经》、《伤寒论》、《金匮要略》、《温病条辨》等中医经典更是被黄平作为枕边书，反复诵读研习。国医大师邓铁涛曾言中医成才之道，第一要慧眼识中医，第二是专心学好四大经典。黄平教授深谙其道，以为一名合格的中医生不可不读经典，坚持四大经典是中医学的源泉，必须要好好学习，才能掌握好中医学的辩证思维方法和辨证论治精华。在实践中，他逐渐体会到中医经典是取之不尽的源泉，辨证论治是中

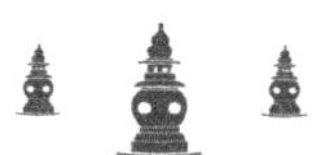

医的精髓，因此常教育学生要重视中医经典的研读，然后才可扎实基础，触类旁通。他还教育学生学习经典应分三层境界，第一，应逐篇通读，旁征博引，系统掌握概况，切不可断章取义；第二层，应做到精读与深思，即选择重点篇章、重点段落和重点句子进行熟读背诵，精辟之处更应择优而识之，重点掌握中医的思维特点与规律。此外还应配合深入的思考，正如孔子云“学而不思则罔，思而不学则殆”，中医的学习必定是一个漫长的累积与沉淀的过程，若仅停留于口头的背诵而不加以理解，终将误入死读书的困境；第三层，应做到博采众长，黄平教授认为在探索中医真谛的求道路上，“兼收并蓄，博采众长”不仅是一种提高技艺、开阔视野的学习手段，更是一种襟怀与气度。在前面的基础上能举一反三，练精悟通，方能转益多家，广采博收，吸纳百家之说为己所用。因此，黄平主张在学习经典的同时，也要汲取后世诸家的养分，遍览叶天士、孙思邈、朱丹溪、张景岳、汤本求真及众多现代医家之著作。中医文化蕴涵着丰富的哲学思想和人文精神，是中华民族几千年来创作的具有中医本质与特色的精神文明和物质文明的综合。除中医书籍外，黄平亦熟读《周易》《道德经》传统经典，他认为中医的思想深深根植于博大精深的中国传统文化经典中，应该刻苦钻研才能从认识论与方法论的高度更好地掌握中医学体系与背景。如《周易》的“一阴一阳谓之道”思想、《道德经》的“道法自然”思想等，只有真正体悟这些思想并能够切实运用，才能将中医思维理解通透，不至陷入“以其昏昏，使人昭昭”的困境，从而在临床上保持足够的定力及正确的治疗方向。正如孙思邈所言：“凡欲为大医，必须谙《素问》《甲乙》《黄帝针经》、明堂流注、十二经脉、三部九候、五脏六腑、表里孔穴、本草药对、张仲景、王叔和、阮河南、范东阳、张苗、靳邵等诸部经方。又须妙解阴阳禄命，诸家相法，及灼龟五兆，《周易》六壬，并须精熟，如此乃得为大医。”

5. 继承创新，衷中参西

中医发展到今日，受到西方医学和科学技术发展等多方面的影响，面临着新的困难与挑战，要如何在这场挑战中突围成功，值得每一个中医工作者的思考与参与。黄平教授认为，在继承中医学整体的思维方法及深厚的科学理论基础上，开放创新是现代中医人义不容辞的责任，是现代中医走向世界的必经之路。中医和西医都是服务于人类健康与防范疾病的有效工具，各有其特色与优势。中医宏观思辨方法历经千百年的时间证明其存在的正确性，西医研究则着眼于微观领域，将中西医相结合即是取中医思维方法之长，从宏观与微观角度剖析研究客体。黄平强调古代文献体现了古人在当时条件下的用药经验和思路，应当与现代临证结合，从临床实践中发现问题，在古代文献中寻找思路及证据，再回到临床实践中解决问题。

因此，在临床诊治疾病时黄平总是强调中医与西医的结合，将辨证与辨病、辨体质相结合，重视疾病诊断，治疗突出中医特色，以中医中药为主，同时主张中西医各取所长，增强诊断疾病的深度和广度。例如，对不孕症的诊治，除对患者辨证外，还要对患者进行必要而系统的西医检查，如妇科常规检查，基础体温测定，妇科 B 超，内分泌性激素测定等；如子宫内膜薄者，可加用鹿角胶、紫河车等血肉有情之品；如为多囊卵巢综合征月经量少者，常表现为肥胖，多毛，双侧卵巢增大，卵巢包膜增厚，多为脾肾虚失调，津液成痰而致，可在补脾肾同时酌加化痰通络之品，如苍术、橘红、浙贝母、僵蚕、皂角刺等；将中医的辨证经验与西医的诊断完美结合，可以达到标本兼治的疗效。此外，黄平还十分重视科学研究对临床的重要性，先后主持多项市级省级课题，在甲亢、糖尿病肾病等领域研究成果突出，成绩斐然，为上述疾病的临床治疗提供了实验证据及治疗思路。

6. 悬壶济世，医者仁心

大医孙思邈在《大医精诚》中曰：“人命至贵，有贵千金，一方济之，德逾于此”“凡大医治病，必当安神定志，无欲无求，先发大慈恻隐之心，誓愿普救含灵之苦”。黄平教授对患者常怀慈悲同情之心，他认为在医疗服务过程中，被服务对象也就是患者并不了解自己身体处于什么状况，而医务人员却了解并可以给出解决的方法，因此医患之间，患者处于心理劣势，医务人员处于心理优势，在这样的状况下，医务人员的一言一行，一举一动就会对患者产生很大的心理和健康产生很大影响，医务人员讲礼仪，外表整洁、举止大方、谈吐得体，尊重患者、体谅患者这些都会让患者增强对医务人员的信任感，增强战胜疾病的信心。

黄平教授的患者中不乏跟随他十几年甚至是几十年的老病友，他们提起黄医生时总是赞不绝口。“黄医生当真是好，我得糖尿病已经有 20 多年，在黄医生这里已经看了十来年了，血糖一直维持的很好。而且黄医生对我们病人非常关心，在他这里看病我是一百个放心，所以今天我把我小孙子也带过来调理一下身子。”一位老奶奶如是说。而此时已是下午 1 点多了，门外的病人依旧是络绎不绝，从上午 8 点开始黄教授已连续工作 5 个多小时了，为了不让病人等待太久，午饭还没吃，但他依然坚持以最好的工作状态面对每

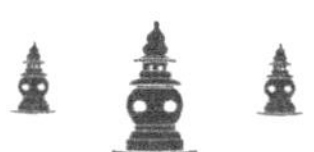

一位患者。从医三十余年来，他始终秉持“医者仁心”理念，以精湛医术、高尚医德服务患者，爱岗敬业，在平凡工作中书写大医精诚。

（三）夏瑢

夏瑢，教授，医学博士。全国第二批名老中医药专家学术经验继承人，1997年至2000年间师承于浙派中医杨氏内科创始人、现代著名中医临床学家杨继荪先生、国医大师葛琳仪先生，日本金沢医科大学医学博士。浙江中医药大学基础医学院教授，担任《中医基础理论》、《内经选读》、《中医学概论》、《中基研究进展》等本、硕、博士研究生课程的教学及研究工作，主攻方向为中医体质学在内分泌、代谢病学中的基础与临床研究；擅长糖尿病及其并发症、甲状腺疾病、肥胖症、月经病、多囊卵巢综合征、围绝经期综合征等临床常见病、多发病的中西医诊治。主持、参与省部级、厅局级科研、精品课程、教改课题等10余项，发表论文20余篇，参编著作近10部。曾获省高校科研成果1等奖，多次被评为校院两级优秀授课教师。曾任浙江省中医体质专业委员会副主任委员、浙江省中西医结合老年病专业委员会副主任委员、中华中医药学会中医基础理论分会委员、浙江省中医药学会糖尿病分会委员等。

跟师感言：随师三载，谨遵师训：精读经典，习各家之长，但不泥于古、不谬于古，博取精华。或跟师抄方、熟习脉案，或聆听讲学、研习医典，间有疑症怪病，必垂先生悉心点教，正错纠讹，深得教诲。先生明诫：医术固崇精湛，然医德至为首要。伺诊于侧，先生心系病患、正直廉洁、高风亮节的崇高医德，耳濡目染，谨守师训。《易传·系辞传》曰：“形而上者谓之道，形而下者谓之器”。中医学以“道”、“器”相兼名闻天下，作为国医大师，先生集医道、医术于一身，是我等后学之楷模。

（四）魏佳平

魏佳平，主任中医师。第二批全国老中医药专家学术经验继承人，师承于杨继荪先生及国医大师葛琳仪，随师学习，承习导师的学术思想及为医之道。

魏佳平回忆，1982年刚踏上工作岗位时，葛老是中医内科主任，对他们那些刚踏入医门的小医生从临床试诊、病历书写，到分管病人，每一步都手把手地教，工作上决不允许半点马虎。葛老以身作则，工作上一丝不苟，常常亲自查看患者的分泌物、排泄物，以便准确掌握第一手资料。正是这样的严格要求和言传身教，使魏佳平养成了良好的工作习惯。

当时病房中医氛围浓厚，收治患者的病种不限，对于急危重症患者，葛老必亲力亲为，仔细查看、明确诊断、精准治疗，必要时守候在患者身边，时刻关注病情变化、及时调整治疗方案。当魏佳平他们逐渐能够接诊住院病人的时候，葛老经常对他们书写的病例认真审阅、提出修改意见；对他们进行的医嘱处理、特别是辨证施治、遣方用药等进行点评；结合典型病例或危重患者进行深入浅出的分析，使魏佳平等年轻医生们迅速成长，业务水平不断提高。

1997 年，葛老成为第二批全国老中医药专家学术经验继承工作指导老师，魏佳平有幸成为继承人之一，葛老严谨的治学态度、独特的学术思想、独到的治疗方法和用药特色深深地影响了魏佳平的医学生涯，故她在临诊中也注重总结，在内科常见病、多发病的治疗上积累了一定的临床经验，尤其是在内分泌系统的治疗上颇具心得，善于衷中参西，更立足于中医的辨证施治，在疾病的不同阶段分重点治疗，取得了较好的临床疗效。曾任中华中医药学会糖尿病分会委员，浙江省中医药学会糖尿病分会常委，浙江省中西医结合学会糖尿病专业委员会委员，担任全国执业医师临床技能考试（中医、中西医结合类别）浙江考区首席主考官数年。主持并完成科技部课题 1 项，作为主要成员参与多项国家自然基金、省自然基金、省卫生厅、省中医药管理局科研项目。

葛老医学造诣深厚，肩负着“上以疗君亲之疾，下以救贫贱之厄”的重任，用高超的医术，为每一位患者施治。不仅望、闻、问、切精心体察患者身体的疾病，更是悉心洞察患者的内心隐忧，既治体病，还治心病，力争手到病除，心到疾愈，求得最佳的疗效。这对魏佳平的诊疗理念影响颇大，作为医者，临诊时若能增一分爱心，多一分细心，治疗必将起到事半功倍的效果。

而今葛老虽已耄耋之年，仍坚持门诊不懈，待病人如亲人，不问“贫富贵贱”，必发“大悲恻隐之心”，诊疗时总会换位思考，尽量多替病人着想，选择最佳治疗方案，减少他们各方面的负担。葛老的“仁心仁术”让魏佳平时时感叹，这大概就是对“大医精诚”最好的诠释。

（五）姜宁

姜宁，副主任医师，浙江省医学会营养与代谢分会青年委员，主持浙江省教育厅项目1项，作为主要参与者参加国家自然科学基金、省自然科学基金等科研项目10余项。擅长中西医结合治疗消化系统常见病、多发病，对中医药防治胃癌及癌前病变的基础与临床有一定的研究。她很荣幸成为了全国第六批老中医药专家学术经验继承人，师承国医大师葛琳仪。在跟师学习中，她深深体会到：葛老从接诊患者的态度到临床用药，再到处方形成，医嘱布置等，均有许多可学习之处。

葛老擅长安抚患者焦虑情绪。现代社会，压力过大，大多患者都有或多或少的焦虑情绪，加之部分身体不适，往往会扩大病症。尤其部分年轻患者，医疗知识获得途径多，医药涉及面广，通过互联网、书籍、朋友等方式对自身疾病有一定认识，在似懂非懂中焦虑不安。葛老总是耐心给予语言安慰和鼓励，以自身积累的生活和医疗经验，从饮食、二便、生活习惯，并结合临证舌脉，进行心理疏导，同时，葛老在处方中亦会酌加疏肝理气的药物，如郁金、香附、苏梗、枳壳、柴胡等，临证效果颇佳，很多病人在走出诊室时就说自己的病已经好了一大半了。

葛老认为现代人生活节奏快，又常常熬夜，疏泄不足，故易阴虚，阴精一伤，虚火就接踵而至，故主张清热滋阴为法，所以在处方选用和药物选用方面，以滋阴清热为多。肺阴虚者选用生脉饮，百合、人参叶等。胃阴虚者用四君子汤，选用太子参为多，加用补胃阴的药物，如山药、党参、黄精、玉竹、石斛等。肾阴虚者选六味地黄丸，加用龟板、女贞子、旱莲草等。葛老组方精简，用量亦不大，多不超过15克。对于阴虚患者，也不一味滋阴，而常在益阴药中加味活血药，以增加滋阴药物的灵动性。在补气药物中加理气化湿药，提升补气药物的吸收能力，以得益气最大化，补而不滞，理而不破，发挥药效。

葛老临证以呼吸及消化系统疾病居多，但无论患者罹患何种疾病，葛老都较注重舌诊，只要见到腻苔，葛老的思路首先就是化苔，在化湿的基础上再辨证用药。多半患者腻苔消失之后诸症消失，部分仍有症状的患者，舌苔正常之后再行其它治法，多取得满意疗效。葛老认为，腻苔由厚变薄，提示疾病有向愈之趋势，反之病变将恶化。

葛老针对厚腻苔，多选用芳香化湿药物，常用药物包括：川朴、佩兰、草果、苍术、豆蔻、姜半夏、陈皮等。遇白腻苔多用草果，辛香浓烈，燥湿散寒；遇黄腻苔多用苍术，芳香燥烈，燥湿健脾。同时，须辅以理气的药物，给湿邪以出路，方能驱邪外出，达到清化之目的。对于薄腻苔，葛老常用苏梗、木香、枳壳、佛手、苏罗子等清轻之品，对于湿阻气滞明显的情况，以乌药、槟榔等辛开温散或辛散苦泄，疏通气机，顺气畅中，行气消积导滞。葛老认为，化湿理气相辅相成，芳香化湿之后，配合理气药物才能使化湿的药物“动”起来，药是“活”的，才能达到理想的治疗效果。

此外，葛老常叮嘱，腻苔患者同时见虚证证候表现明显的，不宜过多使用滋补药，特别是养阴补血药物，否则临床容易出现胃脘饱胀，纳差呕恶等现象，且治疗病症不能得到有效的缓解，即所谓的“闭门留寇”。

姜宁是一位消化科医师，临证中碰到的患者有较多舌苔厚腻者，根据葛老所传授经验，采用芳香化湿药物，辅以理气导滞，往往能化苔祛除大部临床症状。若仍不能达到满意的化苔效果时，再加以消食导滞的神曲、莱菔子、鸡内金、焦山楂等药物。化湿的同时消食导滞，可以使湿邪出路更加通畅，导滞的同时化湿，可以避免食滞的产生。临床效果好，并且方小价廉。关于选择价廉药物处方，也是在葛老的潜移默化下形成的用药习惯。

姜宁还说，如果你跟过葛老的门诊，你会发现葛老有很多“陌生的老病人”。这些病人到葛老的门诊来，第一句话就是“葛医师，您多年前给我开了方子，我吃了 1 次就好了，现在老毛病又发了，所以就想到你了，就又来了”。葛老听了就会笑笑，然后又细细地问诊，给这些患者开了方子，还不忘跟往常一样嘱咐到：“如果觉得方子有效，就在当地复方一次，不用每周都来，如果无效，下周就来。”碰到有些年老体弱，行动不便的老人，比如患有老慢支急性发作的，葛老还会根据经验，把患者缓解期的调理中药都开了。在葛老看来，给病人提供方便是必不可少的。这一点对姜宁的感触很深：以病人的角度考虑问题，是做医生一辈子都需要牢记在心的。

（六）袁晓

袁晓，毕业于浙江中医药大学，医学博士，主治中医师。现任中华中医药学会糖尿病分会青年委员，中华中医药学会方药量效研究分会青年委员，浙江省中医药学会中医内科分会秘书，浙江省中医药学会糖尿病分会青年委员。曾主持或参与省部级、厅局级课题多项，发表论文 10 余篇，其中 SCI 论文 2 篇。2018 年 1 月，成为第六批全国老中医药专家葛琳仪学术经验继承人。秉承葛老的中医学术思想和临证特色，擅长肺系、内分泌、脾胃及老年病等的中西医结合治疗，临床主张衷中参西、辨病和辨证相结合，尤其在糖尿病、甲状腺疾病、多囊卵巢综合征、痤疮等疾病的诊治上取得了较满意的临床疗效。

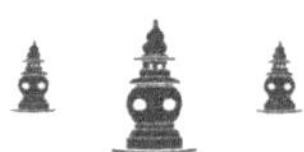

在袁晓的心中，恩师葛琳仪就是他中医路上的领路人。葛老临证近六十年，学验俱丰，擅治肺系、脾胃、内分泌及疑难病、老年病等。跟随葛老师承学习的过程中，在医术、医德等各方面都让袁晓受益匪浅。每当门诊抄方，遇到疑惑之处请教老师，葛老总会耐心及时地进行解答，并与大家分享她多年来临证所治的一些典型病例和经验总结。让袁晓记忆深刻的一件事，是葛老擅以“癫狂梦醒汤”加减治疗不寐一证，初次接触此方时，葛老曾提问于袁晓此为何方，看这几味中药袁晓未能回答上来，葛老指导说此为“癫狂梦醒汤”，它临床治疗不寐疗效很好。袁晓回想起《中医内科学》“癫狂”中就有提及此方，但素来只读其方名，未曾进一步学习其方药组成和临床应用。这让袁晓认识到研读中医书籍，绝不可蜻蜓点水、浅尝辄止，必须脚踏实地深入学习，方能习得中医精髓，灵活运用于临床。

在第六批师承的学习过程中，袁晓更是深切感受到了恩师葛琳仪严谨的治学态度、高尚的医德医风和忘我的敬业精神。葛老虽已耄耋之年，但仍坚持每周 4 个半天门诊，不仅为中医药事业的薪火相传辛勤耕耘，尽心尽力，而且从不计较个人得失地为广大患者服务。在袁晓的记忆中，每次跟随葛老门诊抄方学习，他总是尽量赶在医院开诊之前到达，但常常是看到葛老已经换好工作服做好准备工作了；同时，葛老为患者加号延诊则更是常事。葛老总是对学生们说，“我们为医者应该尽可能地多为患者着想，患者挂我的号很难，我早点开始看诊，或是中饭晚吃一些时候，这样就能多看几位患者了。”所以，中午时分师徒们在诊间匆匆吃着盒饭的情景便成了一道独特的风景。对于第六批全国老中医药专家学术经验继承工作中要求指导老师手写批改继承人作业的规定，袁晓开始不免有些担心：葛老年事已高，带教指导两位学生，每份作业都要手写批改吃得消吗？但是后来的事实让袁晓敬佩不已，葛老对于继承人在师承过程中的病案记录、每月心得、经典学习心得等作业，总是及时逐字逐句进行批改审阅、书写评语，还指出其中不足之处。葛老总是说：“既然交给我带教学生的任务，我就应该认真执行，不能有半点马虎，这样才能对得起指导老师的称号。”每当谈起恩师葛琳仪，袁晓总是说恩师为人为医都是自己一生学习和敬佩的榜样！

（七）张烁

张烁，医学博士、教授、主任医师、博士生导师，国医大师葛琳仪工作室成员。现任浙江中医药大学附属第一医院（浙江省中医院）党委委员、副院长、下沙院区执行院长。现任中华中医药学会脾胃病分会常委、中国中西医结合学会消化病专业委员会委员、中华医学会消化病学分会青年委员、浙江省医学会消化内镜分会副主委等。擅长中西医结合诊治食管炎、胃炎、消化不良、幽门螺杆菌感染、胃肠功能紊乱等。擅长消化内镜诊治，尤其是早期胃、肠癌筛查和内镜下微创治疗、胃肠黏膜隆起性病变内镜诊治、消化道狭窄支架置入、胰腺肿物穿刺和超声内镜腹腔神经节阻滞等各种治疗。对消化系疑难、危重病症诊治积累了丰富的经验。主持国家自然基金 2 项，省部级课题 2 项，厅局级课题 5 项，获得各类厅局级科技奖项 8 项。参编著作多部，发表论文 40 余篇，其中 SCI 论文 13 篇。

葛老从医五十余载，治学严谨，学验俱丰，临证选方用药精练轻妙，独具匠心，强调中医“知常善变”和“治病求本”的辨证观，在临床治疗脾胃病方面有独到的见解，葛老治疗脾胃病重视气机的调畅，认为脾胃同属中焦，互为表里。葛老指出，中焦如沤，脾胃气机贵于畅行协调，斡旋有序，若升降失司，则脾失于运化、升清，胃的受纳、和降功能障碍，导致腹胀疼痛、便溏、食欲不振、嗳气、恶心、呕吐、呃逆等脾胃疾病常见症状发生，因此治疗脾胃病时尤其重视脾胃气机的调畅。葛老还认为现代脾胃病患者多属“本虚标实，虚实夹杂”之证，其中本虚以脾胃气阴不足为主，标实则可分为气滞、湿阻、热蕴的不同。故在治疗上常以“正本清源，补虚泻实”为原则。并强调疼痛等脾胃病症状多与慢性炎症有关，结合辨病指出，除了本身热蕴之外，阴虚也可生内热，气滞、湿阻亦能化热，故在治疗时善以“清”法为要，贯穿始终，临床常用药如黄芩、蒲公英、石菖蒲等。并根据具体病情，灵活施治，治疗标实时以清为主，佐以补虚，而当病情缓解，正虚明显时以补养为主，辅以清利。葛老临床脾胃病主要治法为：①行气疏肝：常并用疏肝解郁与理气和胃之法来治疗主要表现为脘腹胀满为甚，疼痛连及胸胁，或有情志抑郁，善太息，急躁易怒，苔薄或腻，因情志因素致病或加重病情的患者，同时常常倍加耐心予以情志疏导。②理气化湿：临证重视舌质、舌苔变化，强调苔厚腻者，视为痰湿阻滞之象，宜尽早祛除湿邪，迟则徒耗正气，但应因势利导，不可盲目截堵病邪出路。③通滞清利：临床常见脘腹灼热疼痛、腹胀、纳呆、发热、身重、口苦口臭，或口舌生疮，舌质红、苔黄腻，脉濡数或滑数的患者。葛老认为此类患者多由于喜食辛辣煎炸，致湿热内生，热重于湿，或因气滞日久，化热生火，亦或气阴不足，内热素盛，而无论气滞或湿阻均易化热，这也是葛老治疗脾胃病以“清”法为要的原因。④导气消滞：葛老临证时，

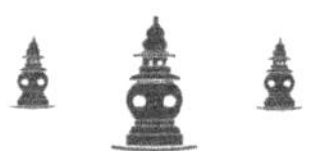

必以理气和胃缓中为要务，临床上喜用理气行通之物消胀止痛，同时在遣方选药时主张用柔忌刚，重视对胃气的顾护。强调胃为阳土，喜润恶燥，其病易化燥伤阴，故用药忌辛窜香燥苦寒之品。⑤清利补养：脾胃病日久耗气伤阴，气阴不足日久又可化热生火，招致湿热内蕴，葛老认为此时以脾胃气阴不足为其根本，所谓“胃为阳明之土，非阴柔不肯协和”，指出调理应以益气养阴为主。在辨证论治的基础上，葛老将中药的五味四气，升降沉浮均了然于胸，善配伍药对，理气与化湿：苏梗、佩兰；理气与燥湿化痰：半夏、陈皮；行气与疏肝：佛手、玫瑰花；理气与止痛：木香、枳壳；通滞与清利：黄芩、蒲公英；行气与消食：山楂、神曲。

葛老的中医学术思想及临床诊治心得让张烁教授在现代医学消化系统疾病的诊治中多了一项技能，也启发了张烁教授将中医辨证论治观点与科研学术思想相结合。在功能性胃肠疾病的临床诊治中应用肠道菌群调节剂及调节胃肠动力的药物之外，中药常常是张烁教授的重要治疗手段，常以理气健脾为主要治法，并根据患者的临床症状和疾病的变化辨证论治，随证加减，综合应用行气疏肝、理气化湿、通滞清利、导气消滞、清利补养等治法，将葛老的药对经验灵活应用，将既往单纯的现代医学治疗向中西医结合治疗转变，使得临床功能性胃肠病的治疗获得更进一步的疗效。同时，功能性胃肠病患者往往伴有焦虑、抑郁的心理因素，因此在葛老的影响下，张烁教授将心理疏导作为一项很重要的治疗措施，心理疏导往往可以缓解患者的焦虑、抑郁等情绪，从而更好地缓解消化道症状。在功能性胃肠病中医临床治疗效果显著的同时，张烁教授成功申报浙江省自然基金、中管局等多项相关课题，在探究功能性胃肠病的发病机制过程中，为中医药治疗胃肠道功能性疾病奠定实验和理论的基础。NSAIDs 相关性消化道损伤目前发病机制不明，现代医学治疗手段缺乏，中医药以其良好的疗效及较少的副作用在其防治上发挥了独特的优势。葛老认为药物相关性消化道损伤以脾阳亏虚、气滞血瘀为主，主张温中为主要治法，受此启发，张烁教授多年来致力于温中药物云母防治 NSAIDs 肠病的机制研究，成功申报多项课题，其中国家自然基金 2 项。在消化道肿瘤的诊治过程中，葛老注重“治未病”思想，并教导学生利用现代医学技术，早发现，早诊治，在此思想的指导下，张烁教授学习并开展消化道早期治疗的内镜下诊治，并建立相关诊治系统，提高了早期消化道肿瘤的发现率，并应用内镜下黏膜切除术（EMR）、内镜下黏膜剥离术（ESD）等，获得早期消化道肿瘤的治愈性切除，提高治愈率和生存率，降低死亡率和复发率，缓解患者生理及心理痛苦，提高患者生活质量。

葛老对中医教学、科研及医院管理倾注了大量心血，担任浙江省中医院院长和中医学院院长期间，重视人才培育，先后有多位专家被评为全国老中医药专家学术经验继承工作指导老师及省级名中医。对教学、科研、医疗等管理制度方面采取了一系列改革措施，加强理论和实践结合，提高教学质量，实施医教结合；增设了针灸、推拿、中医骨伤、中药学等专业，结束了学院24 年单一中医专业设置的局面，初步形成了“多层次、多规格”的办学格局，并推动浙江省中医对外高等教育的交流。葛老的教学、科研、管理方面的成就和品格也对张烁教授日后的科教研及医院管理方面有很大的指导意义。

作为工作室的成员之一，张烁教授也鼓励所指导的消化科研究生积极参与跟师学习。在学习过程中，葛老平易近人，循循善诱，耐心教导，在对每一位患者进行诊治时都详细地把自己的辨证论治过程与学生分享交流，各位研究生深受葛老中医学术思想的影响，总结葛老的中医治疗脾胃病的思想，发表学术论文多篇，并应用于临床诊治过程，对自身中医思维的完善及临床诊治能力的提高大有裨益。参与临床跟师的研究生获得成果颇丰。

谈到葛老，张烁教授满怀感激道：葛老是我学习中医的启蒙老师，使我对医学的认知又上了一个新的台阶。在跟随葛老学习的过程中，充分领略到了中医诊治脾胃病的独特魅力，让我在临床上多了一项服务患者的本领和驱除疾病的有效武器，更整体地认识消化系统疾病。葛老也是指导我做好医院管理的恩师，作为一位曾经的大学校长、医院院长，葛老言传身教，教育我要提高站位、找准定位、服务大局，以员工和患者为中心，强化责任、敢于担当，切实做好本职工作。葛老在行医过程中平易近人，低调正直，处处为病人考虑，教学过程中循循善诱，耐心教导。同时，葛老健朗的身体和良好的心态展现了她的养生之道，也充分体现出中医治未病的优势。在未来的医学生涯中，我将会继续钻研中医、应用中医，继承她的学术思想和处事原则，一方面切切实实提升消化系疾病的中西医结合诊治的疗效，另一方面也扎扎实实做好医院的管理。葛老的中医思想、治病良方以及高尚的品格将会让学生我终身受益！

（八）黄真

黄真，教授、博士生导师。出身于西医药学专业的她，却对中药的临床疗效特别感兴趣，一心要了解中药、研究中药。1997 年开始即跟随葛琳仪学

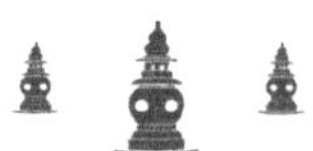

习，同时刻苦自学中药以及中医学的一些理论，在葛琳仪的指导下从不懂到懂，从浅入深，对中医的认识更上了一层楼。现为浙江中医药大学药学院副院长、国家级中药学实验教学示范中心主任。主持国家自然科学基金项目3项；主要成员参与国家973项目1项；主持卫生部科研基金、省自然基金、省科技厅重点科研项目等20余项。荣获浙江省政府科技进步奖二等奖2项、三等奖2项，浙江省高校科研成果奖一等奖1项；获国家新药批件2项；获4项国家发明专利（授权）；发表学术论文50余篇，其中SCI论文20余篇。主编或副主编国家规划教材15部。

说起跟师的经历，黄真回忆道：记得当年我穿着白大褂有模有样地跟着葛老学习时，门诊病人非常多。随着一次次跟师学习，葛老结合临床耐心给我讲解中药组方功效、中药不同炮制品的运用、中药质量对临床药效影响等方面知识内容，让我从理论到实践对中药有了更深层的理解；一次次抄方学习，也让我真切看到了葛老对患者诊治过程中认真、敬业、负责的态度和高超的医术；在患者心中，她是与病人零距离的老专家，在徒儿眼里，她是学术上的导师、精神上的支柱；读研期间我一有时间就去跟葛老学习，去中药房看药材，沉下心如饥似渴地学习；再次坐在葛老身边抄方时，我感受到的是一位医者的责任、医德、医术和大医精诚。抄方也练就了我的硬笔书法，至今大家都说我的钢笔字中规中矩，有一种正气，就是得益于当年在葛老身边抄方，是一种由外而内的提升，在葛老身上学习到的点点滴滴也慢慢地让我感悟到人生哲理，做人要品行端正，工作要认真、负责、踏实。葛老对我的精心培养，让我在教学、科研等各方面都有了很大提升，我也从讲师一步步走到了教授、博导，分管教学的副院长。每一步成长都凝聚了葛老对我的帮助，是她给了我一种无形的力量，一种认真、负责、踏实工作的信念，一种遇到困难永不言败的精神与勇气。葛老的医德医术一直影响着我整个人生轨迹。

（九）王东

王东，主治中医师，现任浙江省中西医结合学会糖尿病专业委员会秘书，浙江省中医药学会糖尿病分会青年委员。主持厅局级课题2项，以主要参与者参研国家级课题4项，发表SCI及国内核心期刊论文10余篇。秉承葛老的学术思想。擅长中西医结合治疗糖尿病及其并发症、甲状腺疾病、肾上腺疾病、脑垂体疾病、代谢综合征、多囊卵巢综合征、更年期综合征等内分泌代谢疾病，尤其是在糖尿病的教育、强化治疗及并发症的综合防治方面有丰富临床经验。

在王东的心目中葛老更像是一位亲人。葛老独特的人格魅力，与葛老接触过的人，无论学生还是患者都倍感亲切。葛老经常挂在嘴边的一句话就是遇事要多替别人想一想。很多病人在葛老这里看过一次病后都会把葛老当作最亲的人，心里的话都会跟葛老讲。曾经有一位患有严重心理问题的阿姨，心事跟自己最亲的配偶或子女都不讲半句，但是在葛老的悉心开导下，再结合中药调理，最终痊愈。葛老总结说：治病先治心，一位好的医生一定是病人的知心朋友，胜似亲人，让王东感触非常深。在跟葛老抄方的过程中，让王东印象最深的是葛老在遣方用药上，以“用药简练、轻重有度”为特点，葛老平时处方简练，从不开大处方，而且每每处方时都会为病人考虑，在有效治疗疾病的同时尽量为病人减轻经济负担，其医德高尚令人敬佩。另外葛老在临床上一直强调：“辨病时不仅是明确中医病属，也要明确西医诊断。”而其核心在于衷中参西，不拘泥于古方专方，随证化裁，遣方用药融辨证、辨病及经验用药于一体。这一观点对王东影响很深，也体现了葛老的眼光和胸怀，她并没有因为自己是中医而歧视西医，一直强调中医西医不存在根本矛盾，中医讲求辨证施治，从宏观入手，西医讲究循证医学，从微观出发；二者本就可以结合，最重要的就是要给病人解决问题。葛老经常教导王东在行医过程中，一定要牢记自己是一名医生，要设身处地为病人着想，全力以赴替病人解除病痛！

在王东从医工作的10多年里，内心牢记葛老的教导，学会了换位思考，并体会到做医生不是简简单单的医治患者的疾病，而是要真心实意地为病人着想，最终的目的是改善病人的生活质量，葛老让王东明白了做一个医生真正的意义所在。

（十）杨敏春

杨敏春，博士，副主任中医师，浙江中医药大学硕士生导师。主要从事中医内科疾病诊治，主攻方向为消化系统疾病、代谢性疾病、老年病以及妇科疾病的中医诊治。师从葛琳仪等多位国医名师，具有丰富的临床经验。

主持国家级自然基金1项、浙江省自然基金1项和浙江省中医药科技项目3项，并参与多项省自然基金项目。发表论文20余篇，参编著作2部。

说起葛老，印象最深的是先生高超的医术、高尚的医德。葛老认为膏方不仅仅起到补益的功效，而且寓含着补中兼调，调补兼施。中医学将高脂血症多归属于痰饮、血瘀、肥胖等范畴。葛老认为本病乃本虚标实之证，“本虚”主要以脾虚为本，涉及脾、肝、肾；“标实”多为痰湿、瘀血、气滞、肝郁。葛老认为高脂血症多由于饮食不节，过食肥甘厚腻，脾胃运化升降失序，气机阻滞，痰湿中生。由于脾胃同居中焦，通连上下，是升降运动的枢纽。因此运脾化湿改善代谢，对于治疗高脂血症有疗效。脾虚为本，痰湿、瘀血、气滞为标，在治疗上，从健脾化湿祛痰，理气活血通络，清热祛湿理气进行论治。在应用膏方施补的同时，参以调理之法，调理中焦气机的升降有序，使气血生化有源，又防膏药滋腻。再根据辨证，施以活血之法。

在葛老经验的基础上，申请了多项课题“两种膏方胶类对大鼠子宫肌瘤的影响”研究发现阿胶具有降低大鼠子宫肌瘤的子宫系数、抑制子宫平滑肌增生的效应。阿胶联合鳖甲胶能进一步增强抗子宫肌瘤的作用，其含药血清对子宫肌瘤原代细胞有明显的抑制增殖、诱导凋亡作用；其协同效应可能通过抑制 IGF-1R 信号转导通路实现。该研究解决临床中医师使用膏方选用胶类的困惑，同时为“阿胶、鳖甲胶”治疗子宫肌瘤提供科学依据。“阿胶、鳖甲胶对高血脂症大鼠血脂水平及血液流变学的影响”研究发现阿胶、鳖甲能一定程度缓减高脂血症症候，改善高脂血症大鼠厌食症状，且不会引起高脂血症大鼠血脂进一步升高；阿胶、鳖甲均能一定程度上改善高脂血症大鼠血液流变学，可能适合高脂血症病人服用。以此为基，又申请了国家自然科学基金项目，对内在机理进行更深入的研究。

葛老经常跟病人说“吃得好，你不用来了！”这句话过去跟师时听和现在听有不一样。过去只是觉得医德高尚，医术高超，为病人着想，解病人长途排队所苦。如果首诊方子有效，让病人当地复方，省钱安心。后来发现对于真正需要长期调理和时常调整方子的患者，葛琳仪更多地付出大量的时间和精力来达到最好的治疗效果。葛老还主动打电话通知需要的病人来复诊；对于急症，更是三天一会诊，做到了急病人所急。

（十一）葛星

葛星，副主任中医师。曾师从连建伟、范永升等名家，为葛琳仪国医大师学术经验传承工作室成员。擅长中西医结合治疗糖尿病及其并发症、各类甲状腺疾病、多囊卵巢综合征、更年期综合征、痛风、高脂血症、疲劳综合征、中风、失眠及咳嗽等疾病，积累了丰富的临床经验，并取得了较满意的疗效。

葛星说起葛老，满怀敬佩："有幸师从于国医大师葛琳仪先生，令我受益良多，受用终生！葛老秉持先要有仁心，才能施展仁术的思想，且医术精湛，是我遇到的最正直低调、最平易近人、医德医风最美的老师。以精湛的医术治好了一个个患者，以无私的奉献精神感染着身边的每一位医护人员，视患者为家人，为患者考虑、为病人着想。"

"在临床实践中，葛老擅长运用中医药治疗脾胃、肺系等内科疾病及疑难杂症。在跟师学习的日子里，我深深地体会到葛老是一位博学的老师，她善于把自己行医多年的临床诊疗经验上升为理论，用于指导学生的工作，使我开拓了思路，活跃了思维，开阔了视野，更新了观念，逐步提高了诊疗技术，坚定了对中医药的信心。从葛老的身上感受到的是，她对中医及其发展前景充满了信心。随着现代科技的发展，现代医学在现代自然科学成就的基础上蓬勃发展，而中医至今已经几千年了。但现代医学棘手的肺气肿，哮喘，西医治疗需长期服激素类药，副作用较大，而葛老用中医药的益气、化痰、活血法治疗有较好的疗效。葛老用大剂量黄芪治疗补气，以及用大量温补肺肾药治疗肺气肿等都取得了不错的效果。类似这种临床经验不胜枚举。"

"师从葛老后，我的学习态度不一样了。过去在学校是在'填鸭式'的学习方法下接受教育，死记硬背，不管是否理解，只求能把书本的内容全部背下来，待考试时一字不漏地默写出来，便大功告成，学习是被动的。而今，跟从葛老临床实践中医，辨证施治，方药根据患者的症状、体质、舌脉，甚至于时令节气而变化无穷，非常具有挑战性和成就感。使我逐渐'开窍'。中医是一门经验医学，讲究的是辨证论治，目前的跟师模式恰好是印证这个特点的模式，使自己少走很多弯路。"

"由于葛老这种开明包容、与时俱进的积极向上的心态，使她成为医学界经久不衰的常青树，在病人中有良好的口碑。她教导我们'立业先立德'，作为她的学生，我不仅受益匪浅，更领悟到了葛老高尚的医德和强大的人格魅力。"

"书中有云:'博学之，审问之，慎思之，明辨之，笃行之。'葛老真正将'博学笃行'四个字融进了她的实际行动中，且把自己宝贵的医学经验毫无保留地传授给学生，人生中能遇到葛老这位恩师是最大的幸运。"

（十二）岳艳

岳艳，主任中医师。曾师从针灸名家方剑乔。虽出身于针灸专业，但因仰慕葛老的高超医术而慕名跟师学习。葛老曾告诫她："中医的治疗方法不单纯是中药，针灸也是。在抓住针灸的同时，也要了解中药辨证施治的原则、方法，在了解原则、方法的基础上，逐渐形成自己的经验，这样双管齐下，才能取得更好的效果。"2017年开始，每周从绍兴新昌赶到杭州跟随葛老学习，虽然辛苦但乐此不疲。在葛老的指导下，医疗水平有了切实地提高。目前正在筹建葛老国医大师基层工作站，向更多的人推广葛老的学术思想和临证经验。

岳艳说到：跟师学习期间，在葛老的口传心授中，逐渐理清了很多中医概念。在老师的指导下，重新学习中医经典，结合现代医疗概念，不断在知识框架中填充内容，更新知识点，用中医的思维构架，理解疾病、理解现代西医诊疗技术，从最朴素的"阴阳"理论，到"三阴三阳"，再到中药方剂、经络腧穴、临床诊疗，从临床多年点状的知识分布，逐渐系统化，形成了完整又具有个人特点的中医诊疗体系。

作为针灸专业的中医师，中药治疗方面略显欠缺，葛老始终鼓励岳艳针药并用，将最朴素的中医精华以内外兼修的方式表达出来，服务于临床。葛老擅长治疗呼吸、消化系统疾病，而这一类疾病在针灸临床并非主导，针灸医师诊疗这两类内科疾患的机会也不是很多，临床经验也相对不足，但在现代疾病谱中，很多慢性的呼吸、消化系统疾病都是中医的专长。葛老常常鼓励岳艳多接手呼吸、消化系统的病人，像老慢支、过敏性支气管炎、慢性咳嗽、慢性胃炎、溃疡性结肠炎等疾病，有些不能根治，但可以用各种各样的方法减轻症状、减少发作次数，提高生活质量，葛老常告诫岳艳，无论什么样的方法，只要是对患者有利的，就可以用，不必拘泥。当葛老得知她们开展"三伏贴"治疗慢性支气管炎多年之后，悉心传授自己在这方面的用药经验，告诉岳艳，缓解期和发作期，都需要做出努力，治疗疾病，要精益求精，用出十八般武艺，让疗效最大化。她甚至说起当年自己一半时间在基层临床，一半时间在实验室研究的经历，共同分享做医生的乐趣。岳艳自从跟了葛老，慢性支气管炎不怕了，急性上呼吸道感染也不怕了，很多老患者感冒后的第一时间，是到针灸科找岳艳，而不是像从前一感冒就吃抗生素，很多小朋友在他们中医粉丝父母的养育下，也成了不怕拔火罐、不怕吃中药的小中医粉丝。

葛老治疗消化系统疾病的经验，让岳艳在针灸治疗这类疾病的认知上有了新的提高。如何化湿、如何补气、如何理气、如何升提？在葛老的"清法"

治疗消化系统疾病的理念中，岳艳也尝试着用“轻浅”刺激治疗这类内科疾病。消化系统疾病受情志因素影响大，葛老在诊疗过程中的耐心询问、有效沟通、注意细节，用清轻之品调畅气机，让岳艳深有启发，对于气滞的患者，除了理气的药物，医嘱、饮食起居及情志的指导必不可少。同时，医生在诊疗此类疾病中，辨证的精当，自信的建立，无一不对患者产生积极的影响，岳艳学着葛老鼓励患者的语气语调，在治疗过程中不断开导患者，减少他们的顾虑，从针、药、举止多维度进行治疗，也收获了一大批消化系统疾病的患者，而对那些体质欠佳、气虚阳虚明显的患者，从葛老那里学来的四君子汤的应用就派上了大用处，单靠针灸激发自身修复能力不足的时候，葛老的“清补”之法如同注入的能量，让患者迅速恢复。“清化”法是针对胃肠湿重、舌苔厚腻的人群，去湿不易，迁迁延延，岳艳过去很头痛这类患者，跟随葛老后，岳艳终于明白了“理气化湿”的含义，那种叫作“风吹云散”的感觉一直是葛老所推崇的，自此，大腹便便，油腻难缠的患者，岳艳不再恐惧，针灸缓解肌肉紧张、中药化湿健脾、生活指导促进胃肠动力，这个理念甚至可以用来减肥，治疗三高的患者，于是，岳艳除了针灸科的门诊，还开展起了“治未病”科的门诊工作，葛老说：“哪有那么多的毛病，都是作出来的”，合理的生活起居，心胸宽广才是健康的秘籍。

老师理论实践的指导，让岳艳的思维变得开阔，以中医理论为基础思考疾病，从患者出发，不拘泥于手段，用针药结合的中医方法，治疗基层常见病多发病，取得了满意的疗效。作为基层医生，或许没有太多的机会见到各式各样的疑难杂症，但就是葛老的“清轻”之法，让岳艳在常见病、多发病的治疗中游刃有余，圈粉无数。葛老总是说“中医是块宝”，也总是不遗余力地将一点一滴的临床经验传授给岳艳。跟师学习之前，岳艳对很多内科疾病的针灸治疗并无把握，对舌苔、脉象的意义也很肤浅，跟师学习之后，通过对以往知识的重新复习总结，在葛老手把手的指导下，梳理、提炼，现已能更好地结合舌苔脉象，四诊合参，结合脏腑辨证、经络辨证，多维度考虑疾病的病因，多种选择方法进行治疗，针灸、中药互相协同，理论指导临床，先从针灸入手，或是单纯针灸，或是单纯中药，或是针药结合，或是针药交替运用，从医生涯更显坚实。

葛老八十多高龄，性情却如孩童质朴，她注重经典，也极易接受现代医学的新发展，她常说，不要排斥能够帮助到病人的方法，西医发展到今天，自有它的道理。西医的检查项目将我们的望诊扩大化、精细化，让我们能看

到人体内部的情况，以前我们要练习很多年的技术，现在直接可以看到，医生诊断的正确率大大提高，没有什么不好。现代医学的手段可以为中医所用，中医也可以解决现代医学棘手的问题，中西医有不同之处，但医学只有一个。葛老常常自我学习后，与大家分享对药物及新疗法的认知，然后用中医思维分析新方法的利弊和中医治疗的切入点，思考如何提升患者的疗效，甚至她过去不常使用的方剂，她在学习之后也重新理解使用，跟师期间，葛老多次使用王清任的“癫狂梦醒汤”治疗烦躁、失眠的患者，经过细细体会，不断总结思考，自此，岳艳也学到了“活血化瘀”法治疗精神类疾病的规律。葛老想着如何让中医更丰满，更好地服务于百姓，比想其他琐琐碎碎的事情多，在对知识的追求上，老师始终保持年轻的心态，不断追求卓越和更新知识体系，实令人钦佩不已。

葛老是严师，不会因为与学生间的亲密关系而降低对学生的要求；始终实事求是，保持中正，客观真实地点评学生，令人信服。葛老为人的温度，更是深深地印入岳艳心中。葛老开朗豁达、慈悲普世，对于一些不善沟通的病人，葛老多是客观陈述，耐心解释，极少情绪激动，对很多不如意也能一笑了之，不会深藏于心；对于一些慕名而来，疾病缠身又内心痛苦的患者，她总是鼓励、开导，除了药物的治疗，还给予耐心的心理疏导；对于经济条件不佳的患者，她会从性价比考虑，给患者提供最佳诊疗意见。葛老经常除了医病，也医人，让患者在生理康复的同时，心理也恢复到最好的状态。葛老常说，每个年龄段是每个年龄段的人生体会，每个年龄段，人的想法都不一样，年轻时喜欢新鲜刺激，向往闯荡江湖，年纪大了，则追求平和，更愿意平安，但无论哪个阶段，做人比做事更要紧，“德薄者，终学不成也”，不负青春，不畏将来，心平气和地学点本事才是要紧的。跟师葛老学习的日子是特别美好的一段时光，耳濡目染其为人为事，看到了真正传统中医人的形象，愿以之为楷模，保持初心，不断学习，不断进步。

在葛琳仪看来，她的事业永远在病人之中，“到我这个年纪，能看病的时间也不多了，也没什么要求和想法，只想尽自己所能为病人多服务”。有师如此，徒复何求。葛琳仪的弟子们也将秉承这一分“仁心”，永远的奋斗于医疗事业第一线。

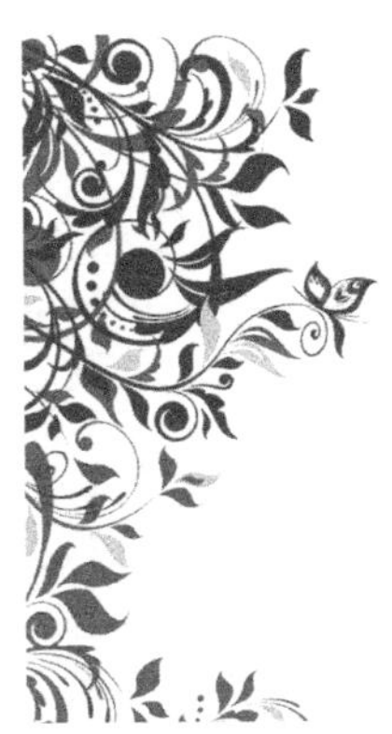

参考文献

[1] 冯彩章，李葆定 . 贺诚传 [M]. 北京：解放军出版社，1984，148.

[2] 朱德 . 朱副主席在第一届全国卫生会议上的讲话 [N]. 东北卫生，1950，2（6）：385-386.

[3] 贺诚 . 中央人民政府贺副部长在全国第一届卫生会议总结报告 [N]. 东北卫生，1950，2（6）.

[4] 翁心植，邱鹤庚 . 九年来我国慢性支气管炎防治研究的一些进展 [J]. 北京医学，1981，3（2）：65-67.

[5] 浙江省中医急症协作组，张丽珍 . "菌痢冲剂"治疗急性菌痢疗效总结 [J]. 浙江中医学院学报，1986，10（4）：17-18.

[6] 张丽珍等 . 止血Ⅰ号治疗上消化道出血疗效小结 [J]. 天津中医，1988，11：16-17.

[7] 王琦 . 中医体质学 [M]. 北京：人民卫生出版社，2009：322-326.

[8] 钟赣生 . 中药学 [M]. 北京：中国中医药出版社，2012：101.

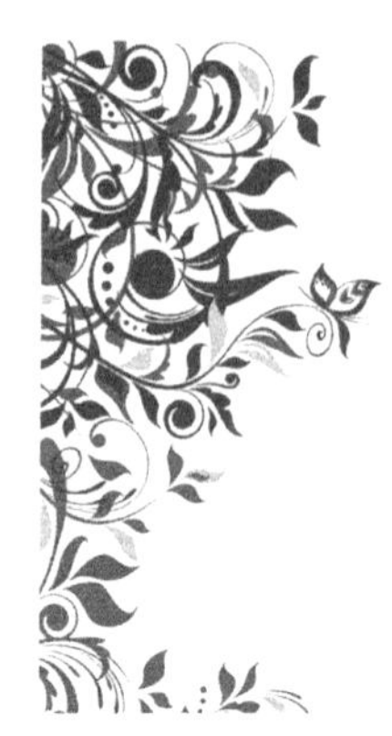

附录一

大事概览

1933 年　6 月出生于江苏吴县
1950 年　杭州惠兴女子中学毕业
1952 年　浙江省高级医事职业技术学校毕业
1952 年　8 月浙江第三康复医院任护士
1954 年　获浙江省人民政府卫生厅授予“创立功绩三等功”
1956 年　9 月进入上海中医学院学习
1962 年　进入浙江省中医院工作
1979 年　获“浙江省防治慢性气管炎先进工作者”称号
1980 年　上海中医学院高级师资进修班学习半年
1980 年　任浙江省中医院中内科副主任
1981 年　8 月加入中国共产党
1983 年　任浙江中医学院副院长
1983 年　任浙江省中医院院长
1984 年　任浙江省保健委员会专家
1985 年　任中华中医药学会内科分会理事
1985 年　任中华中医药学会浙江省内科分会主任委员
1986 年　晋升副主任中医师
1987 年　任浙江中医学院院长
1988 年　任浙江中医学院学位评定委员会主任
1988 年　任浙江省第七届人大代表
1989 年　任浙江中医学院学术委员会主任

1989 年　任浙江中医学院专业技术职称评定委员会主任
1992 年　主持项目“止血Ⅰ号的研究”获浙江省医药科技进步奖三等奖
1992 年　晋升主任中医师
1992 年　任浙江省老教授协会副会长
1993 年　任浙江省第八届人大代表
1995 年　任浙江省中医药学会副会长
1996 年　获省级名中医称号、获国务院特殊津贴
1997 年　第二批全国老中医药专家学术经验继承工作指导老师
1998 年　任浙江省中医药高级职称评定委员会主任
1999 年　领导组织的“著名中医杨继荪学术经验整理研究”获浙江省科技进步奖三等奖
2007 年　任浙江省名中医研究院院长
2008 年　“蒋文照、葛琳仪学术思想及临证经验研究”获浙江省中医药科学技术创新奖二等奖。
2010 年　成立葛琳仪国家级名中医工作室，任指导老师
2017 年　获第三批“国医大师”称号
2017 年　获浙江省首批“国医名师”称号
2017 年　第六批全国老中医药专家学术经验继承工作指导老师
2018 年　成立葛琳仪国医大师工作室，任指导老师
2018 年　浙江省首届“医师终身荣誉”获得者

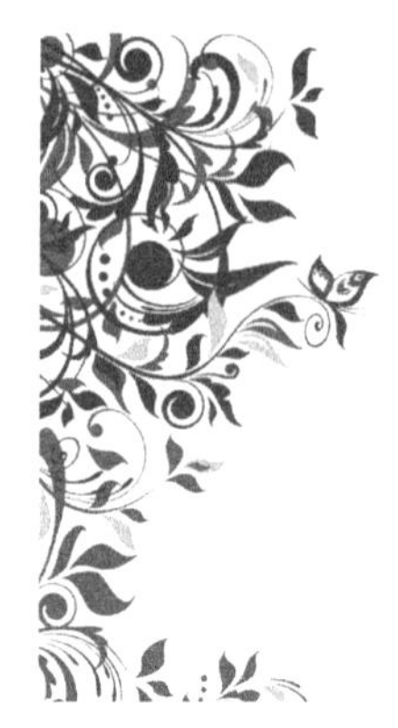

附录二

学术传承脉络

- 葛琳仪
  - 王　真
    - 陈瑞琳
    - 郑苏群
    - 韩佳颖
    - 李鸿霖
    - 毛　佳
    - 沈莹莹
  - 黄　平
    - 钱　康　陶利花　金李君
    - 朱崇梅　裘生梁　叶红芳
    - 彭　敏　王陈芳　王雁秋
    - 魏晓燕　陈　丹　华　健
    - 谢晓娟　林海珍　杜静静　张淞铭
    - 潘　泓　陶茂灿　赵俊峰
    - 张　璐　张飞亚
    - 陶颖莉　王璐萍　邬洁涛
    - 沈　卉　陈　澄　傅丹青
  - 夏　瑢
    - 关　昊
    - 陈华群
    - 李晴晴
    - 赵珊珊
    - 唐苗苗
    - 倪致雅
  - 魏佳平
  - 宓雅珠
  - 要全保
  - 张世卿
  - 姜　宁
  - 袁　晓
  - 张　烁
    - 王颖颖　倪哲莹　吴罕琦
    - 叶芳旭　沈　维　杨　怡
    - 陈鑫丽　杨超宇　曾　琴　王倩倩　孙灵钰
  - 黄　真
  - 吴建浓
  - 王　东
  - 杨敏春
    - 汪　涛
  - 葛　星
  - 岳　艳
  - 沈凌波
  - 孙　菊
  - 张芙蟒
  - 傅声涛
  - 俞　洪